개정판

첨단바이오의약품 제조 및 품질관리기준 가이드라인

식품의약품안전처

Jinhan M&B

이 안내서는 첨단바이오의약품 제조 및 품질관리기준에 대하여 알기 쉽게 설명하거나 식품의약품안전처의 입장을 기술한 것입니다.

본 안내서는 대외적으로 법적 효력을 가지는 것이 아니므로 본문의 기술 방식('~하여야 한다' 등)에도 불구하고 참고로만 활용하시기 바랍니다. 또한, 본 안내서는 2025년 12월 현재의 과학적·기술적 사실 및 유효한 법규를 토대로 작성되었으므로 이후 최신 개정 법규 내용 및 구체적인 사실관계 등에 따라 달리 적용될 수 있음을 알려드립니다.

※ "민원인 안내서"란 민원인들의 이해를 돕기 위하여 법령 또는 행정규칙을 알기 쉽게 설명하거나 특정 민원업무에 대한 행정기관의 대외적인 입장을 기술하는 것(식품의약품안전처 지침서 등의 관리에 관한 규정 제2조)

※ 본 안내서에 대한 의견이나 문의사항이 있을 경우 식품의약품안전처 바이오생약국 첨단바이오의약품TF에 문의하시기 바랍니다.

☎ 전화번호: 043-719-3338

☎ 팩스번호: 043-719-3333

- 목 차 -

Ⅰ. 개요

1 배경 및 목적

첨단바이오의약품은 세포나 조직 또는 유전물질 등을 이용하는 특수성으로 인하여, 제조 및 품질관리에서 다양한 고려사항이 존재한다. 기증자(유래물) 또는 제조과정에서 감염이나 오염 사고가 발생할 수 있으며, 살아있는 물질을 첨단바이오의약품으로 제조하였으므로 유효기간이 합성의약품과 비교하여 짧다. 또한 첨단바이오의약품의 보관과 운송, 취급 단계에서도 합성의약품보다 더 주의가 필요하며, 한 번 체내에 투여되면 이후 수년간 체내 유지되어, 장기적인 추적관찰이 필요하다. 첨단바이오의약품은 최신의 기술인만큼 의학적 불확실성이 잠재되어 있어 이에 따른 위해관리가 필요하다.

「첨단재생의료 및 첨단바이오의약품 안전 및 지원에 관한 법률」의 제조업자 및 제조관리자의 제조 관리에 필요한 의무 등에 따라 첨단바이오의약품 제조를 업(業)으로 하려는 자는 식품의약품안전처장의 제조업허가를 받아야 하고, 제조업자가 제조한 첨단바이오의약품을 판매하려는 경우에는 품목별로 식품의약품안전처장의 제조판매품목 허가를 받아야 한다 [1]. 「의약품 제조 및 품질관리에 관한 규정」은 식품의약품안전처가 가입한 의약품실사상호협력기구(PIC/S)의 의약품 제조 및 품질관리 관련 규정 개정사항을 국내 의약품 제조 및 품질관리에 관한 규정에 반영하여 국제조화 함으로써 우수한 품질의 의약품 공급과 제약산업의 수출경쟁력을 강화하고, 「의약품 등의 안전에 관한 규칙」에 따라 GMP 적합판정 대상 완제의약품 세부제형, 절차 및 방법 등 규칙에서 위임된 사항과 그 시행에 필요한 세부사항을 정한 것이다 [2].

PIC/S는 2021년 5월 첨단바이오의약품에 특화된 별도 GMP 부속서(Annex 2A)를 제정하였다 [3]. 식품의약품안전처는 '생물유래의약품'으로 통합·관리하였던 첨단바이오의약품 GMP가 PIC/S의 의약품 제조 및 품질관리 관련 규정과 조화되도록 별도의 제조 및 품질관리 규정 및 가이드라인 제·개정을 추진하여, 2023년 12월 28일에 「의약품 제조 및 품질관리에 관한 규정」을 일부개정하였다. 생물유래의약품 제조 및 품질관리 기준 세부사항[별표 2]을 정비하고, 기존 생물유래의약품 기준과 분리하였다. 또한 첨단바이오의약품 특성을 고려한 첨단바이오의약품 제조 및 품질관리 기준 세부사항[별표 2의2]을 별도 마련하여, PIC/S의 의약품 제조 및 품질관리 관련 규정 개정사항을 국내 규정에 맞게 반영하였다 [4].

이 안내서는 첨단바이오의약품 유효성분 및 첨단바이오의약품(완제품)의 제조에 대한 제조 및 품질관리기준에 대해 기술하고 있다. 첨단바이오의약품 업계가 PIC/S의 첨단바이오의약품 제조 및 품질관리 관련 규정 개정사항이 반영된 「의약품 제조 및 품질관리에 관한 규정」의 이행에 도움이 되고자 한다.

2 적용범위 및 원칙

이 안내서에서는 시드로트 및 세포은행에 대한 관리부터 완제의약품의 마무리 공정 및 시험에 이르기까지 첨단바이오의약품 제조와 관련된 전반적 지침과 첨단바이오의약품의 개별 유형 및 그 성분과 관련된 추가적인 지침 등을 포함하고 있다.

2-1 적용범위

[표 1]에서 이 안내서에서 적용되는 예를 설명한다. 이 표는 단지 예시로서 정확한 범위를 의미하지 않는다.

[표 1] 이 안내서의 적용범위(■)의 제조 활동(예시) [4]

<table>
<tr><th>제품 예시</th><th colspan="4">가이드라인 적용 제조 단계 (회색 부분)</th></tr>
<tr><td>유전자 치료제: mRNA</td><td>선형 DNA 템플릿 준비</td><td>시험관 내 무세포 전사</td><td>mRNA 정제</td><td>제형화, 충전</td></tr>
<tr><td>유전자 치료제:
체내 바이러스성 벡터</td><td>플라스미드 제조</td><td>마스터세포은행 (MCB),
제조용세포은행 (WCB) 구축</td><td>벡터 제조 및 정제</td><td>제형화, 충전</td></tr>
<tr><td>유전자 치료제:
체내 비바이러스성 벡터 (naked DNA, lipoplexes, polyplexes 등)</td><td>플라스미드 제조</td><td>bacterial bank 구축</td><td>발효 및 정제</td><td>제형화, 충전</td></tr>
<tr><td rowspan="2">유전자 치료제:
체외 유전자 변형 세포</td><td rowspan="2">공여, 출발 조직/세포의 채취 및 시험검사</td><td>플라스미드 제조</td><td rowspan="2">체외 세포의 유전적 변형</td><td rowspan="2">제형화, 충전</td></tr>
<tr><td>벡터 제조</td></tr>
<tr><td>체세포 치료제</td><td>공여, 출발 조직/세포의 채취 및 시험검사</td><td>마스터세포은행 (MCB),
제조용세포은행 (WCB) 또는 단일세포계나 세포 pool의 구축</td><td>세포의 분리, 배양, 정제, 비세포 성분과의 결합</td><td>제형화, 배합, 충전</td></tr>
<tr><td>조직공학 제제</td><td>공여, 출발 조직/세포의 채취 및 시험검사</td><td>초기 공정수행, 분리 및 정제, 마스터세포은행(MCB), 제조용세포은행(WCB) 또는 단일세포계나 세포 pool의 구축</td><td>세포 분리, 배양, 정제, 비세포 성분과의 결합</td><td>제형화, 배합, 충전</td></tr>
</table>

이 표에 표시된 제조 단계에 대한 의약품 제조 및 품질관리기준 또는 원칙을 준수하는 것은 관련 규정에 따라 달라진다. 제조 및 품질관리기준 요구사항 수준은 첨단바이오의약품 유효성분 제조의 초기 단계에서 후기단계로 가면서 높아진다.

이 안내서의 적용 범위가 일부 초기의 제조 단계를 포함하더라도 식품의약품안전처의 실태조사 대상 선정, 의약품 제조 및 품질관리기준 적용 수준 등은 관련 규정 및 지침에 따라 달라질 수 있다.

➢ 이 안내서의 적용은 짙은 회색(■)으로 표시된 제조 단계에 적용한다.

➢ 빗금(▨)으로 표시된 단계에 대해서는 다른 규정의 요구사항에 따라 이 안내서를 적용한다.

"인체세포등 관리업"과 "첨단재생의료세포처리시설"은 「첨단재생의료 및 첨단바이오의약품 안전 및 지원에 관한 법률」 시행(2020년8월28일)에 따라 신설된 업종이다 [1].

이 안내서는 인체세포등을 채취·수입하거나 검사·처리하여 첨단바이오의약품의 원료로 공급하는 "인체세포등 관리업"과 인체세포등을 채취·검사·처리하여 첨단재생의료실시기관에 공급하는 업무를 하는 "첨단재생의료세포처리시설" 및 첨단바이오의약품의 임상시험용 또는 연구 및 개발활동을 위한 물질에 적용되지 않는다. 다만, 첨단바이오의약품의 원료 특성에 따라 "인체세포등 관리업"의 시설, 장비, 인력 등과 첨단바이오의약품 원료의 초기 단계에 대한 안전성과 품질 확보에 대한 기준에 대해서, 이 안내서의 일부를 참조할 수 있으며, 이 안내서에 기술된 많은 원칙들이 시판 전 단계에 적용될 수 있다.

GMP에서 생산되지 않은 초기단계 세포은행을 출발물질로 사용하는 경우, 초기단계 세포은행의 기원 조직 (tissue) 등 및 생산에서 행하는 모든 조작 (manipulation)에 문서는 확보되고 추적될 수 있어야 한다.

2-2 원칙

첨단바이오의약품의 제조 공정은 제품 특이적이며 다양한 설계 접근방식이 가능하다. 의약품 제조 및 품질관리기준의 적절한 적용은 품목허가증에 기술되고 정당화되어야 하며 관련 규정에 따라야 한다. 출발물질, 첨단바이오의약품의 유효성분 또는 완제품 제조 시 어떠한 제조 공정 단계를 적용해야 할지 고려해야 하며, 어떤 경우에는 첨단바이오의약품의 유효성분과 최종 제품의 제조 공정이 연속적일 수 있다. 체외 유전적으로 변형된 세포의 경우, 벡터 제조에 대해서는 관련 규정에 의해 별도 승인된 경우를 제외하고 「의약품 제조 및 품질관리에 관한 규정」 [별표 2의2]의 의약품 제조 및 품질관리기준 원칙을 적용해야 한다 [4].

이 안내서에서는 다음의 규정을 적용하였다.

1) 「의약품 등의 안전에 관한 규칙」

➢ [별표 1] 의약품 제조 및 품질관리기준, [별표 1의2] 원료의약품 제조 및 품질관리기준, [별표 3] 생물학적제제등 제조 및 품질관리기준, [별표 3의4] 혈액제제 제조 및 품질관리기준

2) 「의약품 제조 및 품질관리에 관한 규정」

➢ [별표 15] 원료의약품 제조, [별표 17] 완제의약품 제조

또한 첨단바이오의약품의 출발물질의 특성에 따라 해당 물질에 별도의 다른 규정을 적용하였다. (예: 「의약품 제조 및 품질관리에 관한 규정」[별표 1] 무균의약품 제조, [별표 9] 컴퓨터화 시스템, [별표 13] 적격성평가와 밸리데이션, [별표 16] 참조검체 및 보관검체)

첨단바이오의약품의 제조는 제품 및 제조 공정의 특성을 고려하여 수행되어야 하며, 첨단바이오의약품의 제조, 관리, 투여에 특별한 주의가 필요하다 [4].

1) 첨단바이오의약품 제조 공정에 사용되는 물질 및 공정 조건은 특정 세포 및 미생물의 증식을 위한 조건이 되므로 외래성 미생물 오염물질(예: 세균, 진균)도 성장 가능성이 있다. 또한, 어떤 제품들은 특히 외래성 바이러스 오염물질을 불활화 또는 제거하기 위하여 특별히 설계된 광범위한 정제기술을 적용하는 데는 한계가 있을 수 있다.

2) 공정에서의 오염을 최소화하기 위해 공정, 장비, 시설, 지원설비, 완충액 및 시약의 조제 및 첨가 조건, 검체 채취, 작업자 훈련과 관련하여 방안을 마련하여야 한다. (예: 공학적 및 기술적 제어) 또한, 제품에 변동성을 더하지 않도록 제조 공정을 잘 설계하고 관리하여야 한다.

3) 제품과 관련된 규격(공정서, 품목허가증 등)에 공정의 각 단계에서 사용되는 성분 및 물질의 바이오버든 수준과 멸균 필요 여부를 정한다. 마찬가지로, 제조 공정 역시 품목허가증에 명시된 다른 기준규격[예: 시드로트 또는 세포은행 간의 세대 수(배가, 계대)]과 일치하여야 한다.

4) 멸균이 불가능한 생물학적 물질의 경우, 오염물질의 유입을 최소화하기 위해 반드시 무균환경에서 공정을 수행해야 한다. 오염물질이 존재할 수 있는 경우에는, 제조 공정 밸리데이션에 바이러스 제거 또는 불활화 공정을 포함하여야 한다. 적절한 환경관리 및 모니터링을 실시하여야 한다.

5) 첨단바이오의약품은 품질관리를 위해 고유한 생물학적 방법과 표준 물리화학적 분석을 함께 사용할 필요가 있다. 대부분 세포 기반 제품의 경우, 제조 공정 또는 공정 중 관리(In-Process Control)로 해결할 수 없는 출발물질을 통해 유입되는 변동성이 있다. 출발물질 및 원자재의 적절한 관리, 명확히 정의된 첨단바이오의약품 유효성분의 특성 및 첨단바이오의약품 출하 승인 시험은 품질관리의 중요한 부분이다. 품질관리는 첨단바이오의약품 제조에 필요한 생물학적 물질의 본질적인 변동성을 고려해야 한다. 따라서, 첨단바이오의약품의 제조 공정은 완건성(robustness)을 갖추어야 하며, 특히 생물학적 유효성분 및 제품의 공정 중 관리(IPC)를 더욱 철저하게 수행하여야 한다.

첨단바이오의약품의 출발물질 및 원자재에 대한 기준규격은 해당 물질의 미생물학적 품질 등에 대해 적절히 관리될 수 있도록 공급처, 기원, 공급망, 제조 및 관리 방법에 대한 문서화가 추가적으로 필요하다. 일부 유형의 제품에서는 어떠한 물질이 제조단위를 구성하고 있는지에 대하여 명확히 할 필요가 있다. 자가 이식 및 공여적합자(donor-matched) 이식의 경우 제조된 제품은 하나의 제조단위로 보아야 한다 [4].

유전자변형생물체의 제조 및 관리는 관련 규정을 준수하여야 하며, 유전자변형생물체를 취급하는 경우에는 시설 내에 적절한 차폐 시설을 설치하고 유지하여야 한다. 또한 관련 규정에 따라 교차 오염을 방지하기 위한 조치를 포함하여 적합한 생물안전수준(BSL)을 정립하고 유지하여야 하며 의약품 제조 및 품질관리기준의 요구사항과 상충되어서는 안된다 [4].

3 약어

이 안내서에서 사용되는 약어는 다음과 같다 [4, 8, 10, 11].

ATMP	Advanced therapy medicinal products [4]
API	Active Pharmaceutical Ingredient [4]
APS	Aseptic Process Simulation [8]
BI	Biological Indicator [8]
BSC	Biosafety cabinet [4]
BSL	Biosafety Level [4]
CCI	Container closure integrity [4]
CCS	Contamination Control Strategy [4, 8]
CPP	Critical Process Parameters [4, 10]
CQA	Critical Quality Attributes [4, 10]
CFU	Colony Forming Unit [8]
DQ	Design Qualification [10]
FAT	Factory Acceptance Testing [10]
FFS	Form-Fill-Seal [16]
IPC	In-Process Control [4, 11]
IQ	Installation Qualification [10]
LAF	Laminar Airflow Unit [8]

PIC/S	Pharmaceutical Inspection Co-operation Scheme
PQ	Performance Qualification [10]
PRP	Product Risk Profile [4]
QbD	Quality by Design [4, 10]
QA	Quality Assurance [11]
QC	Quality Control [11]
QRM	Quality Risk Management [4, 10]
QTPP	Quality Target Product Profile [4]
RABS	Restricted Access Barrier System [8]
RTP	Rapid Transfer System/Port [8]
SAL	Sterility assurance level [4]
SAT	Site Acceptance Testing [10]
SUS	Single use system [4, 8]
TSE	Transmitting Spongiform Encephalopathy [4]
UDAF	Unidirectional Airflow Unit [8]
URS	User Requirements Specification [10]

Ⅱ. 첨단바이오의약품의 제조 및 품질관리

1 의약품품질시스템

1-1 원칙

제조업자는 의약품이 용도에 맞고 품목허가(신고) 사항에 부합하여 환자에게 안전성, 품질 또는 유효성으로 인한 위해가 없도록 제조됨을 보장하여야 한다. 품질 목표 달성은 경영진의 책임이며 회사 내 관련 부서의 모든 임직원, 공급업체 및 판매업체의 참여와 기여를 필요로 한다 [12].

1) 효과적인 의약품품질시스템의 수립, 충분한 자원 제공, 역할과 책임 및 권한에 대해 정의, 조직 전체의 소통과 이를 구현할 수 있는 환경을 보장해야 한다. 의약품 품질시스템에서 경영진의 리더쉽과 적극적인 참여는 필수적이다.

2) 의약품품질시스템과 관련된 조직과 제조소에 대한 지원을 보장해야 한다. 제품, 공정 및 시스템의 지속적인 개선 가능성을 확인하기 위해 경영진은 의약품품질 시스템 운영에 대한 경영검토에 주기적으로 참여하고 검토한다.

신뢰할 수 있는 품질 목표 달성을 위해서는 의약품 제조 및 품질관리기준과 품질위험 관리를 포함한 의약품품질시스템을 포괄적으로 설계하고 정확하게 시행하여야 한다. 의약품품질시스템은 충분히 문서화되고 그 효과가 점검되어야 한다. 의약품품질시스템 내 모든 영역에서 역량있는 작업원과 적합하고 충분한 시설, 설비 및 기계(기기)를 갖추어야 한다. 제조업자와 권한있는 책임자는 관련 법령에서 규정한 사항을 준수할 법적 책임이 있다. 품질경영, 의약품 제조 및 품질관리기준, 품질위험관리의 기본적인 개념은 상호 연관되어 있다. 의약품 제조 및 품질관리에 있어 이들의 관계는 중요하다 [12].

1-2 의약품품질시스템

품질경영은 개별적 혹은 종합적으로 의약품 품질에 영향을 미치는 모든 사항을 포괄하는 광범위한 개념이다. 품질경영은 의약품의 품질을 보장하는 것을 목표로 구성된 조직화된 체계의 총합이며, 의약품 제조 및 품질관리기준을 포함한다 [12].

의약품제조업자는 품질로 인해 안전성, 유효성의 문제가 없도록 의약품을 제조하여야 한다. 품질 목표 달성은 의약품 제조업의 경영진의 책임이며, 이러한 목표 달성을 위하여 의약품의 제조 및 품질관리에 관계된 의약품 제조업의 경영진과 작업원은 적절한 품질 보증시스템을 마련하여야 한다. 품질보증시스템은 제조 및 품질관리, 품질관리, 품질평가, 품질위험관리 등을 포함하여 적절하게 시행하여야 한다 [6].

1) 품질보증은 의약품의 품질을 확보하는 모든 활동을 포함한다.

2) 제조 및 품질관리는 의약품이 허가된 품질기준에 따라 일관성 있게 생산, 관리됨을 보장하는 체계이다.

3) 품질관리는 검체채취, 규격 및 시험, 그리고 조직, 문서화, 출하 절차와 관련된 체계이다.

4) 품질평가는 공정의 일관성 확인, 원료약품 및 완제품의 품질 경향 파악 및 규격의 적절성 확인, 제품 및 공정 개선이 필요한 부분을 파악하는 체계이다.

5) 품질위험관리는 품질에 대한 위험을 평가, 관리, 공유, 검토하는 체계이다.

의약품 제조 및 품질관리기준은 임상시험용의약품의 제조, 기술 이전, 시판용 의약품 제조부터 의약품 사용 중단까지의 단계에 적용된다. 그러나 의약품품질시스템은 의약품 개발 전주기(Life cycle) 단계까지 포함할 수 있으며, 지속적인 개선을 포함하여 의약품 개발 활동과 제조 활동의 연계를 강화할 수 있다.

새로운 의약품품질시스템을 개발하거나 기존 시스템을 변경 하는 경우 회사의 규모와 복잡성을 고려하여야 하며, 적절한 위험관리 원칙을 활용하여 시스템을 설계한다. 일반적으로 의약품품질시스템의 효과는 제조소 수준에서 입증한다. 의약품 제조에 적절한 의약품품질시스템은 다음 사항을 보장하여야 한다.

1) 일관된 품질의 의약품을 제조하기 위하여 의약품품질시스템을 설계, 계획, 도입하고 유지관리하며 지속적으로 개선한다.

2) 전주기에 걸쳐 의약품과 제조 공정에 대한 지식을 관리한다.

3) 의약품은 의약품 제조 및 품질관리기준의 요건을 고려하여 설계하고 개발한다.

4) 제조 및 관리에 대한 작업을 명확히 규정하고 의약품 제조 및 품질관리기준을 적용한다.

5) 관리 책임을 명확히 규정한다.

6) 적합한 출발물질 및 포장자재의 제조, 공급 및 사용, 공급업체의 선정과 점검 그리고 물품이 승인된 공급망을 통해 납품되었음을 입증하는 조치를 마련한다.

7) 위탁업무 관리 절차를 마련한다.

8) 공정 성능(process performance)과 제품 품질을 점검하고 관리하는 효과적인 시스템을 개발하고 사용함으로써 관리 상태를 확립하고 유지한다.

9) 제품 및 제조공정에 대한 점검 결과를 제조단위의 출하, 일탈조사 및 향후 발생

할 수 있는 일탈 방지를 위한 예방 조치에 활용한다.

10) 반제품에 대해 필요한 모든 관리와 기타 공정 중 관리, 밸리데이션을 수행한다.

11) 공정 및 제품에 대한 현재의 지식 수준에 따른 품질 향상을 통해 의약품품질 시스템을 지속적으로 개선한다.

12) 변경 후 제품품질에 유해한 영향이 없고 품질목표를 달성하였는지 평가한다.

13) 일탈, 제품 결함이 의심되는 경우 및 기타 문제에 대한 조사 시 다음의 사항을 참작하여, 품질위험관리를 통해 원인을 적절한 수준으로 분석한다.

가) 문제의 원인을 확정할 수 없는 경우 가장 가능성 높은 원인을 고려한다.

나) 사람의 실수로 인한 것으로 확인되는 경우에도 공정, 절차 또는 시스템 기반 오류나 문제를 간과하지 않도록 주의한다.

다) 일탈, 제품결함이 의심되는 경우 및 기타문제에 대한 조사에 적절한 시정 및 예방조치를 활용한다.

라) 품질위험관리 원칙에 따라 시정 및 예방조치의 효과를 점검하고 평가한다.

14) 의약품은 품목허가(신고) 사항 및 의약품의 제조, 관리, 출하와 관련된 규정에 따라 제조 및 관리되었음을 권한있는 책임자가 승인하기 전에 판매 또는 공급하지 않아야 한다.

15) 의약품의 사용(유효)기간 동안 품질이 유지관리되도록 보관 및 유통하고 있음을 보장하는 적합한 조치를 한다.

16) 의약품품질시스템의 효과와 적용가능성을 주기적으로 평가하는 자체실사를 실시한다.

무균의약품 제조는 제조된 의약품의 품질을 보장하기 위한 별도의 관리 및 조치를 필요로 하는 복잡한 작업이다. 따라서 첨단바이오의약품이 무균의약품인 경우에는 제조업자의 의약품품질시스템은 무균의약품 제조에 대한 별도의 요건을 전반적으로 다루어야 하며, 모든 활동이 효과적으로 관리되어 무균의약품에 대한 미생물, 미립자, 엔도톡신 및 발열성물질 오염 위험이 최소화됨을 보장하여야 한다.

무균의약품 제조에 대한 의약품품질시스템은 추가로 다음을 보증하여야 한다.

1) 미생물 오염을 최소화하고 제조된 무균의약품의 품질을 보증하도록 의약품 전주기의 모든 분야에 효과적인 위험관리시스템이 적용된다.

2) 제조업자는 제조된 의약품, 의약품 품질에 영향을 주는 사용된 설비, 엔지니어링 및

제조방법과 관련하여 충분한 지식 및 전문성을 갖춘다.

3) 절차, 공정 또는 설비 오류에 대한 근본 원인 분석은 제품에 미치는 위험성을 명확하게 파악하고 이해하여 적절한 시정 및 예방조치가 이행되도록 수행되어야 한다.

4) 오염 위험을 확인, 평가, 감소/제거(해당되는 경우) 및 관리하기 위해, 오염관리 전략의 개발 및 유지관리에 위험관리를 적용한다. 위험관리는 문서화되어야 하고, 위험의 감소 및 허용과 관련된 결정 근거를 포함해야 한다.

5) 고위 경영진은 시설 및 의약품 전주기의 관리 상태를 효과적으로 감독해야 한다. 위험 관리 결과는 지속적인 품질 관리의 일환으로 변경관리, 중대한 문제 발생 및 정기적인 제품품질평가 검토 중에 정기적으로 검토되어야 한다.

6) 무균의약품의 최종 작업, 보관 및 운송 관련 공정이 해당 무균의약품을 손상시키지 않아야 한다. 고려해야 할 사항으로 용기의 완전성, 오염 위험, 등록된 보관 조건에 따른 제품 보관 및 유지 보증에 의한 품질저하 방지가 있다.

7) 품질(보증)부서 책임자는 제조 및 품질 정보에 대한 적절한 접근 권한을 가지며, 무균의약품 제조 및 중요 품질 속성에 대한 충분한 지식과 경험을 가진다. 이는 품질(보증)부서 책임자가 무균의약품이 허가된 규격 및 승인된 공정에 따라 제조되었으며 필요한 품질을 갖추었음을 결정할 수 있도록 하기 위한 것이다.

무균시험 부적합, 환경모니터링 일탈 또는 확립된 절차로부터의 일탈 등 모든 부적합 사항은 제조단위 출하 전에 적절하게 조사해야 한다. 해당 조사에서 공정 및 제품 품질에 대한 잠재적 영향과 함께 다른 공정 또는 다른 제조단위가 잠재적으로 영향을 받는지 여부를 파악해야 한다.

제품 또는 제조단위를 조사대상에 포함하거나 제외하는 이유는 명확하게 타당성이 있어야 하고 기록되어야 한다.

1-3 의약품 제조 및 품질관리기준

의약품 제조 및 품질관리기준은 의약품이 용도에 적절한 품질기준과 의약품품목허가(신고)사항 및 제품 규격의 요건에 따라 일관성 있게 제조 및 관리됨을 보장하는 품질경영의 일부이다. 의약품 제조 및 품질관리기준은 제조와 품질관리 모두 관련이 있다.

의약품 제조 및 품질관리기준의 기본 요건은 다음과 같다 [12].

1) 모든 제조공정은 명확하게 규정되고 경험에 비추어 체계적으로 검토되며 요구되는 품질을 갖추고 기준에 적합한 의약품을 일관되게 제조할 수 있음을 보여준다.

2) 제조 공정의 중요 단계 및 유의한 변경에 대해 밸리데이션을 실시하여야 한다.

3) 의약품 제조 및 품질관리기준에 필요한 모든 시설에는 다음 사항을 포함한다.

가) 적절하게 자격을 갖추고 교육을 받은 작업원

나) 충분한 시설, 설비 및 공간

다) 적합한 기계(기기) 및 부대시설

라) 적절한 물품, 용기 및 표시

마) 의약품품질시스템에 따라 승인된 절차서 및 지시서

바) 적합한 보관 및 운송

4) 지시서와 절차서는 명확하고 모호하지 않으며, 특히 해당 시설에 구체적으로 적용할 수 있는 지시 형식으로 작성하여야 한다.

5) 절차(procedure)는 적절하게 수행되고 작업원은 절차를 적절하게 수행할 수 있도록 교육되어야 한다.

6) 제조하는 동안 정해진 절차서와 지시서가 요구하는 모든 단계가 실제로 이루어지고 의약품의 수량과 품질이 기대한 바와 같이 제조되고 있음을 입증하는 기록서를 수기나 기록장치 또는 모두를 이용하여 작성한다.

7) 원인 파악, 적절한 시정 및 예방조치 이행을 위하여 모든 유의한 일탈은 전부 기록하고 조사하여야 한다.

8) 판매를 포함하여 제조단위의 전체 이력을 추적할 수 있는 제조기록서를 포괄적이고 접근가능한 형식으로 보관하여야 한다.

9) 의약품 유통과정에서 발생할 수 있는 품질에 대한 모든 위험을 최소화하여야 한다.

10) 시판된 의약품의 특정 제조단위를 회수하는 시스템이 있어야 한다.

11) 시판된 제품에 대한 불만을 조사하고 품질 결함의 원인을 규명하며 결함있는 제품과 그 결함의 재발방지를 위한 적절한 조치를 취한다.

1-4 품질관리

품질관리는 검체채취, 규격 및 시험, 조직, 문서화 및 출하 절차와 관련된 의약품 제조 및 품질관리기준의 일부이다.

첨단바이오의약품은 각 제조단위가 품목허가증과 생산, 품질관리 및 출하승인과 관련된 규정에 따라 제조 및 관리되었음을 제조관리자(품질)가 승인하기 전에는 판매 또는 공급하지 않아야 한다. 2단계 출하 승인 절차(예비 시험 및 후속 시험, 「의약품 제조 및 품질관리에 관한 규정」 [별표 2의2] 제9.3호 라목 참조)가 있거나, 대체 가능한 의약품 또는 치료법이 없는 제품이 출하승인 기준규격을 충족하지 않았으나 공급할 경우 특별 조항이 적용된다(「의약품 제조 및 품질관리에 관한 규정」 [별표 2의2] 제9.3호나목 및 다목 참조) [4].

품질관리의 기본 요건은 다음과 같다 [12].

1) 출발물질, 반제품, 포장 전 반제품(Bulk Product) 및 완제품에 대한 검체채취, 시험, 의약품 제조 및 품질관리기준에 따른 환경조건 모니터링에 적절한 시설, 교육받은 작업원 및 승인된 절차서가 있어야 한다.

2) 출발물질, 포장자재, 반제품, 포장 전 반제품 및 완제품의 검체는 승인을 받은 작업원이 승인된 방법에 따라 채취하여야 한다.

3) 시험방법은 밸리데이션되어야 한다.

4) 모든 요구되는 검체채취, 검사 및 시험절차가 실제로 이루어졌음을 입증하는 기록서를 수기나 기록장치 또는 모두를 이용하여 작성한다. 모든 일탈은 전부 기록하고 조사하여야 한다.

5) 완제의약품은 의약품 품목허가(신고)사항의 원료약품 및 그 분량에 따른 주성분을 포함하고, 순도 요건에 적합하며, 적절한 용기에 담아 정확하게 표시하여야 한다.

6) 기록서는 검사결과로 구성되며, 원자재, 반제품, 포장 전 반제품, 완제품에 대한 시험은 기준과 비교하여 평가하여야 한다. 제품에 대한 평가는 제조 관련 문서의 검토 및 평가와 규정된 절차에서 벗어난 일탈의 평가를 포함한다.

7) 출하되는 모든 제조단위의 의약품이 관련 허가 요건에 부합한다는 것을 권한있는 책임자가 승인하기 전에 시판 목적으로 출하하지 아니하여야 한다.

필요한 경우 의약품에 대한 검사를 실시할 수 있도록 출발물질 및 완제품에 대한 충분한 참조검체를 보관하며, 보관하는 포장형태는 「의약품 제조 및 품질관리에 관한 규정」 [별표 16]제3호를 따른다 [13].

1-5 제품품질평가

수출하는 제품을 포함하여 모든 허가된 의약품에 대해 정기적으로 일정주기 또는 필요시 품질평가를 실시하여야 한다. 모든 경향성을 파악하고 제품과 공정의 개선사항을 확인하기 위하여 기존 공정의 일관성과 출발물질 및 완제품의 현재 기준이 적절함을 품질평가를 통해 입증하여야 한다. 제조업자의 권한있는 책임자와 품목허가를 받은 자는 품질평가가 적시에 정확하게 수행되도록 보장하여야 한다. 품목허가를 받은 자가 제조업자가 아닌 경우, 품질평가 실시와 관련하여 계약자간 각자의 책임을 규정하는 계약서가 있어야 한다 [12].

이전 평가사항을 고려하여 일반적으로 매년 실시하고 문서화하여야 하며, 완제품의 제조단위별 제조기록서 및 시험성적서를 조사한 후, 이를 근거로 기준에 맞는 제품이 일관되게 제조되고 있는지, 표준제조공정이 적절한지를 평가하여야 하며, 평가 시 최소한 다음 사항을 포함하여야 한다 [6, 12].

1) 제품에 사용된 포장자재 및 출발물질 검토(특히 신규 공급업체에서 납품된 경우) 및 주성분은 공급망 추적성에 대한 추가 검토

2) 중요한 공정 중 관리 및 완제품 시험 결과에 대한 검토

3) 설정된 기준에 부합하지 않는 모든 제조단위 및 그 조사에 대한 검토

4) 모든 유의한 일탈 또는 부적합 및 관련 조사와 시정 및 예방조치의 효과에 대한 검토

5) 공정 또는 시험방법 관련 모든 변경사항 검토

6) 의약품 품목허가(신고) 변경관련 신청, 승인 및 반려된 사항 검토(수출하는 의약품의 수입국 관련 사항도 포함한다)

7) 안정성 모니터링 프로그램의 결과 및 모든 이상 경향 검토

8) 품질과 관련된 반품, 불만 및 회수와 당시에 수행된 조사내용 검토

9) 제품 공정 또는 기계에 대한 모든 시정조치의 적절성 검토

10) 품목허가(신고) 및 시판 후 준수 사항의 이행 여부 검토

11) 관련 기계 및 공기조화장치, 제조용수, 압축가스 등과 같은 지원설비의 적격성 평가 상태

12) 모든 계약사항이 현재의 허가사항 및 의약품 제조 및 품질관리기준을 반영하고 있는지 확인하기 위해 「의약품 제조 및 품질관리에 관한 규정」[별표 17] 제7호에 규정된 바에 따른 계약사항 검토

제조업자와 품목허가를 받은 자는 의약품품질시스템에 따라 제품품질평가 검토결과를 평가하여 시정 및 예방조치 또는 재밸리데이션이 필요한지 여부를 판단하여야 한다. 시정 및 예방조치에 대한 지속적인 관리 및 평가를 위한 절차가 있어야 하며, 이러한

절차의 효과는 자체실사 과정에서 확인되어야 한다. 평가결과에 따른 일탈, 기준일탈 또는 편향에 대해서는 조사를 한 후 필요한 조치를 마련한다. 품질평가는 매년 정기적으로 실시하고 기록하여야 한다 [6, 12].

1-6 품질위험관리

의약품 제조 및 품질관리기준은 첨단바이오의약품의 제조, 기술이전 및 상업적 제조부터 제품 공급 중단까지의 전주기 단계에 적용된다. 생물학적 공정은 고유한 변동성을 나타낼 수 있으므로 부산물의 범위와 특성이 유동적일 수 있으며, 품질위험관리 (Quality Risk Management, QRM) 원칙을 적용한다 [4].

품질위험관리는 의약품품질에 대한 위험을 평가, 관리, 공유, 검토하는 체계이다. 품질위험관리는 사전적 또는 회고적으로 실시할 수 있다. 품질위험관리의 원칙은 다음과 같다 [12].

1) 품질에 대한 위험평가는 과학적 지식, 공정에 대한 경험을 바탕으로 하여야 한다. 이는 궁극적으로 환자의 보호와 직결된다.

2) 위험 수준과 비례하여 품질위험관리 과정의 노력, 공식화 및 문서화 수준을 결정하여야 한다.

1-7 자율점검(자체실사)

계획을 수립하여 자체적으로 제조 및 품질관리가 이 기준에 맞게 이루어지고 있는지를 정기적으로 자율점검하여야 한다. 다만, 기준일탈이나 제품회수가 빈번하게 발생하는 등 특별한 경우에는 추가로 실시하여야 한다. 자율점검을 실시할 수 있는 사람은 품질(보증)부서 책임자 또는 품질(보증)부서 책임자가 지정하는 사람으로서 이 기준에 대한 지식과 경험이 풍부한 사람이어야 하며, 필요한 경우에는 외부 전문가에게 의뢰하여 실시할 수 있다. 자율점검은 사전에 실시의 목적 · 범위 등을 정하여 실시하고, 자율점검 후에는 그 결과와 개선요구사항 등이 포함된 보고서를 작성하여야 하며, 개선요구사항에 대해서는 기한을 정하여 개선하여야 한다 [6].

의약품 제조 및 품질관리기준의 원칙 이행 및 준수 여부를 점검하고 필요한 시정 조치를 제안하기 위하여 자체실사를 실시하여야 한다 [12].

1) 의약품과 관련된 작업원에 대한 사항, 시설, 설비 및 기계(기기), 문서화, 제조,

품질관리, 판매, 불만 및 회수 처리절차, 그리고 자체실사는 품질보증 원칙에 부합하는지 확인하기 위해 미리 계획한 프로그램에 따른 주기로 검토하여야 한다.

2) 자체실사는 제조업체가 지정한 역량있는 작업원이 독립적이고 상세한 방법으로 실시하여야 한다. 외부전문가에 의한 독립적 감사도 활용할 수 있다.

3) 모든 자체실사는 기록하여야 한다. 보고서에는 실사하는 동안 관찰한 모든 결과와 해당하는 경우 시정조치에 대한 제안을 포함하여야 한다. 후속 조치에 대한 사항도 기록하여야 한다.

2 작업원

2-1 원칙

의약품의 올바른 제조는 사람에 의해 좌우되므로, 제조업자가 준수하여야 하는 모든 업무를 수행하기 위해 자격을 갖춘 충분한 인원의 작업원이 있어야 한다. 각 작업원의 책임은 작업원이 명확하게 이해할 수 있어야 하고 기록되어 있어야 한다. 모든 작업원은 의약품 제조 및 품질관리기준 원칙을 이해하고 있어야 하며 위생관리를 포함한 필요한 최초 및 지속적인 교육을 받아야 한다 [12].

2-2 일반사항

제조소에 서로 독립된 제조부서와 품질(보증)부서를 두고 각각 책임자를 두어야 하며, 이 경우 겸직해서는 안 된다. 제조소에는 제조관리 및 품질관리 업무를 적절히 수행할 수 있는 적절한 인원을 배치하여야 하며, 그 작업원은 이 기준 및 담당 업무에 관한 교육·훈련을 받은 사람이어야 한다 [6].

다만, 모든 품목을 위탁제조하는 업소의 경우에는 겸직할 수 있다. 각각 책임자는 「약사법」 제36조제3항에 따른 제조관리자로서 이 기준에 관한 충분한 지식을 가진 사람이어야 한다 [14].

제조업자는 필요한 자격과 실무경험을 갖춘 충분한 인원을 확보하고, 작업원에게 제품의 품질에 부정적인 영향을 줄 만큼 과도한 책임을 부여하지 아니하여야 한다. 경영진은 의약품품질시스템을 구현하고 유지하기 위해 적절한 자원(인력, 재정, 물품, 시설 및 장비)을 결정하고 제공하여야 하며, 지속적으로 그 효과를 개선하여야 한다. 제조업자는 제조부서 책임자, 품질(보증)부서 책임자의 관계를 명확히 나타내는 조직도를 갖추어야 한다 [12].

책임자의 구체적인 임무는 직무기술서에 기술되어야 하고 책임자는 책임을 수행할 수 있는 적절한 권한을 가져야 한다. 책임자는 필요한 경우 제품출하승인, 제조지시 등 주요 임무를 제외하고 그 임무의 일부를 충분한 자격을 갖춘 지정된 자에게 위임할 수 있다. 다만, 임무를 위임하는 경우 정기적으로 그 임무가 적절히 수행되고 있는지 확인하여야 한다. 의약품 제조 및 품질관리기준 적용과 관련된 책임은 누락되거나 부득이한 사유가 없다면 중복되지 아니하여야 한다 [12].

경영진은 품질 목표를 달성하기 위해 효과적인 의약품품질시스템이 마련되고, 조직 전체에 걸쳐 역할, 책임 및 권한이 정의되고 전달 및 구현되도록 할 궁극적인 책임이 있다. 경영진은 품질과 관련된 회사의 전반적인 의도와 방향을 기술하는 품질방침을 수립하고 검토함으로써 의약품품질시스템과 의약품 제조 및 품질관리기준 준수의 지속적 적합성과 효과를 보장해야 한다 [12].

품질부서는 모든 품질관련 문제에 관여하여야 한다. 품질부서는 모든 적절한 품질 관련 문서를 검토하고 승인하여야 한다. 독립적인 품질부서의 주요 책임사항은 위임해서는 안된다. 이러한 책임사항은 서면으로 기술하여야 하며 다음 사항을 포함하되 이에 국한되지는 않는다 [11].

1) 모든 원료의약품의 출하 또는 부적합 판정, 제조업자의 관리 범위 밖에서 사용될 중간체의 출하 또는 부적합 판정

2) 원료약품, 중간체, 포장 및 표시재료의 출고 또는 부적합 판정시스템 수립

3) 작성 완료된 중요 공정단계의 제조단위 생산 기록 및 시험관리 기록을 원료의약품 출하 이전에 검토

4) 중대한 일탈이 조사 및 해결되었음을 확인

5) 모든 규격서 및 표준 제조지시서 승인

6) 중간체 또는 원료의약품의 품질에 영향을 주는 모든 절차에 대한 승인

7) 내부감사(자체실사) 수행 확인

8) 중간체 및 원료의약품 수탁제조업자에 대한 승인

9) 중간체 또는 원료의약품의 품질에 잠재적으로 영향을 주는 변경에 대한 승인

10) 밸리데이션 계획서 및 보고서에 대한 검토 및 승인

11) 품질 관련 불만사항이 조사 및 해결되었음을 확인

12) 중요 설비의 유지관리 및 교정에 효과적인 시스템을 사용하고 있는지 확인

13) 원자재가 적절하게 시험되고 그 결과가 보고되었는지 확인

14) 적절한 경우, 원료의약품 및 중간체 또는 그 각각에 대한 재시험일자 또는 사용(유효)기한 및 보관 조건을 뒷받침하는 안정성 자료가 있는지 확인

15) 제품품질평가 수행

생산 활동에 대한 책임은 서면으로 기술하여야 하며 다음 사항을 포함하되 이에 국한되지는 않는다 [11].

1) 문서화된 절차에 따른 중간체 또는 원료의약품 생산을 위한 지시서의 작성, 검토,

승인 및 배포

2) 사전 승인된 지시서에 따른 원료의약품 생산. 적절한 경우 중간체 생산

3) 모든 제조기록서를 검토하고 제조기록서가 작성이 완료되고 서명되어 있는지에 대한 확인

4) 생산 과정 중에 발생한 모든 일탈이 보고되고 평가되었는지에 대한 확인 및 중대한 일탈이 조사되고 그 결과가 기록되었는지에 대한 확인

5) 생산시설을 청결하게 유지하며 적절한 경우 소독 작업을 실시하는지에 대한 확인

6) 필요한 교정이 수행되었고 기록이 보관되고 있는지에 대한 확인

7) 시설 및 설비가 유지 관리되고 기록이 보관되고 있는지에 대한 확인

8) 밸리데이션 계획서와 보고서가 검토 및 승인되었는지에 대한 확인

9) 제품, 공정 또는 설비와 관련하여 변경하고자 하는 사항에 대한 평가

10) 신규 시설, 적절한 경우, 변경된 시설 및 설비의 적격성에 대한 확인

2-3 주요 작업원 책임

경영진은 주요 관리자인 제조부서 책임자, 품질(보증)부서 책임자를 임명해야하며, 일반적으로 상근하는 작업원이 주요 직위를 맡아야 한다. 제조부서 책임자 및 품질(보증)부서 책임자는 서로 독립적이어야 한다. 회사의 규모와 조직구조에 따라 품질(보증)부서에 업무에 따른 별도의 책임자를 임명할 수 있다. 이러한 조직이 있는 경우 책임 중 일부를 품질(보증)부서 책임자와 제조부서 책임자가 공유하므로 경영진은 역할, 책임 및 권한을 주의하여 정해야 한다 [12].

제조부서 책임자는 제조공정관리, 제조위생관리 및 보관관리를 담당하는 부서의 책임자로서 다음의 사항을 이행하여야 한다 [14].

1) 제조관리를 적절히 하기 위하여 제품표준서, 제조관리기준서 및 제조위생관리기준서에 성명을 적고 서명하여 승인을 받아 갖추어 두고 운영하여야 한다.

2) 제조지시서에 의하여 작업을 지시하고 제조지시서에 따라 제조되는지를 점검 · 확인하여야 하며, 일탈이 있는 경우에는 이를 조사하고 기록하여야 한다.

3) 제조위생관리 및 보관관리가 규정대로 되고 있는지를 점검 · 확인하여야 한다.

4) 품질(보증)부서 주관하에 제조부서의 중요 기계 · 설비에 대한 적격성평가 및 공정에

대한 밸리데이션을 실시하고 이를 확인하여야 한다.

5) 필요한 교정을 실시하고 기록을 보관하여야 한다.

6) 건물 및 설비의 유지 · 보수 및 기록을 보관하고 확인하여야 한다.

7) 제품, 공정 또는 설비의 변경관리에 관한 사항을 평가하여야 한다.

제조부서 책임자의 책임은 다음과 같다 [12].

1) 요구되는 품질을 얻기 위해 적절한 문서에 따라 제품을 제조하고 보관하고 있음을 보장한다.

2) 제조작업과 관련된 지시서를 승인하고 그 지시서를 엄격히 이행하고 있음을 보장한다.

3) 제조기록서를 평가하고 서명하고 있음을 보장한다.

4) 제조부서의 시설, 설비 및 기계에 대한 적격성평가와 유지관리를 보장한다.

5) 적절한 밸리데이션을 실시하는 것을 보장한다.

6) 제조부서 직원에게 요구되는 초기 및 지속적인 교육을 실시하고 필요에 따라 교육을 조정함을 보장한다.

제조부서 책임자는 작업소 안에는 해당 제조업무에 종사하는 사람이 아닌 사람의 출입을 제한하고, 제조 중인 첨단바이오의약품이 오염되지 않도록 하여야 한다. 제조공정에 종사하는 작업원에게는 동물관리를 맡기지 않아야 한다. 공정관리는 가능하면 무균구역 밖에서 하여야 한다. 유전자재조합기술을 이용하여 제조되는 첨단바이오의약품의 제조 및 품질관리에 따른 안전 확보를 위하여 식품의약품안전처장이 정하여 고시하는 사항을 준수하여야 한다 [7].

품질(보증)부서 책임자는 다음의 추적 가능한 체계의 구축 · 유지를 주관하여야 한다 [20].

1) 인체세포등이 제조에 사용된 경우, 기증자 개인의 사생활과 건강 관련 정보에 관한 기밀은 유지하되 출발물질로부터 해당 제품의 사용 시점까지 전주기 추적관리를 해야 한다.

2) 제조업자 또는 품목허가를 받은 자는 아래 기술된 자료를 사용기한 종료 후 30년간 보존하여야 한다.

  - 인체세포등 관리업자로부터 받은 기증자 식별코드 또는 관리번호
  - 출발물질로서 사용되는 인체세포등을 전 제조 공정 및 출하시점까지 명확하게 확인하기 위하여 제조업자가 부여하는 내부식별코드(또는 다른 확인시스템)

- 완제품의 안전성에 중대한 영향을 줄 수 있는 출발물질과 접촉하는 주요 원자재와 부자재의 식별(확인)증명서

- 필요시 제품에 함유된 모든 활성 성분에 대한 정보

3) 동물 세포를 출발물질로 사용하는 경우, 기증 동물을 확인할 수 있는 정보는 영구 보관하여야 한다.

4) 추적관리기록은 배치 공정 기록이 아닌 형태로 보존할 수 있으며, 이 경우에는 쉽게 확인 가능하여야 하고 관련 첨단바이오의약품과 명확하게 연결되어 있어야 한다.

5) 제조업자와 품목허가자 간의 계약에 따라, 추적성 자료의 보존에 대한 책임을 품목허가자에게 이전할 수 있다.

품질(보증)부서 책임자는 원자재 · 반제품 및 완제품의 품질관리 및 품질보증을 담당하는 부서의 책임자로서 다음의 사항을 이행하여야 한다 [6].

1) 품질관리를 적절히 하기 위하여 제품표준서 및 품질관리기준서에 성명을 적고 서명하여 승인을 받아 갖추어 두고 운영하여야 한다.

2) 시험지시서에 의하여 시험을 지시하고 시험지시서에 따라 시험이 진행되는지를 점검 · 확인하여야 하며, 일탈 및 기준일탈이 있는 경우에는 이를 조사하고 기록하여야 한다.

3) 품질에 관련된 모든 문서와 절차를 검토하고 승인하여야 한다.

4) 환경관리에 관한 사항을 승인하고 주관하여야 한다.

5) 밸리데이션에 관한 사항을 승인하고 주관하여야 한다. 다만, 특별한 사유로 품질(보증)부서 책임자가 일부 밸리데이션 업무에 대하여 별도의 관리자를 지정하는 경우에는 그렇지 않다.

6) 안정성 시험을 하여야 한다.

7) 제품품질평가를 하여야 한다.

8) 시험성적서 및 제조단위별 제조기록서의 내용을 검토하고 제품의 출하를 승인하여야 한다.

9) 시험결과에 따라 원자재의 사용 여부, 제조공정의 진행 여부 또는 제품의 출하 여부를 결정하고 그 결과를 미리 정한 절차에 따라 관련 부서에 통지하여야 한다.

10) 부적합품이 규정된 절차대로 처리되고 있는지를 확인하여야 한다.

11) 불만처리 및 제품회수에 관한 사항을 주관하여야 한다.

12) 변경관리를 승인하여야 한다.

13) 자율점검(자체실사)을 계획하고 추진하여야 한다.

14) 제조 또는 시험의 수탁자와 원자재의 제조업자를 평가하여야 한다.

15) 원료약품, 자재 및 완제품의 보관관리 담당자를 지정하여야 한다.

품질(보증)부서 책임자의 책임은 다음과 같다 [12].

1) 관련 규정과 의약품품목허가(신고)사항을 준수하여 각 제조단위가 제조 및 점검되고 있음을 보장한다.

2) 출발물질, 포장자재와 반제품, 포장 전 반제품, 완제품을 적합 또는 부적합으로 판정한다.

3) 모든 필요한 시험이 시행되고 관련된 기록서들이 평가되고 있음을 보장한다.

4) 규격서, 검체채취 지시서, 시험방법서 및 기타 품질관리 절차서를 승인한다.

5) 모든 시험수탁자를 승인하고 점검한다.

6) 품질(보증)부서의 시설, 설비 및 기기에 대한 적격성평가와 유지관리를 보장한다.

7) 적절한 밸리데이션을 실시하는 것을 보장한다.

8) 품질(보증)부서 직원에게 요구되는 초기 및 지속적인 교육을 실시하고 필요에 따라 교육을 조정함을 보장한다.

품질(보증)부서 책임자는 최종제품에서 할 수 없는 중요한 시험검사는 적절한 제조단계에서 하여야 한다. 시험에 사용하는 동물은 항상 적절한 관리하에 사육하고 건강상태를 점검한 후에 사용하여야 한다. 중요한 제조공정이 밸리데이션 되어 있으며 제조조건을 평가하기 위한 온도 · 습도, 미생물과 부유입자 등 제조환경에 대한 모니터링이 적정하게 이루어지고 있는지를 확인하여야 한다 [7].

제조부서 책임자와 품질(보증)부서 책임자는 품질과 관련된 책임을 일부 공유하거나 공동으로 실시할 수 있다. 특히 의약품품질시스템의 설계와 효과적인 시행, 점검 및 유지관리가 이에 해당된다. 이러한 책임은 관련규정에서 정한 다음 사항을 포함할 수 있다 [12].

1) 문서화된 절차, 기타 문서의 승인 및 개정

2) 제조환경 점검 및 관리

3) 제조위생관리

4) 공정밸리데이션

5) 교육

6) 원자재 공급업체 승인 및 점검

7) 수탁제조업자, 기타 의약품 제조 및 품질관리 관련 수탁업체 승인 및 점검

8) 원자재, 제품의 보관조건 지정 및 점검

9) 기록서 보존

10) 의약품 제조 및 품질관리기준 준수여부 점검

11) 제품품질에 영향을 미칠 수 있는 요소를 점검하기 위한 검사, 조사 및 검체채취

12) 공정 성능, 제품 품질 및 의약품품질시스템에 대한 검토참여 및 지속적인 개선 독려

13) 품질문제를 적절한 경영진에게 적시에 보고하는 적절하고 효과적인 소통과 보고 절차에 대한 보장

2-4 교육 및 훈련

제조업자는 업무를 위해 작업소 또는 품질관리 시험실에 출입하는 모든 작업원(기술자, 유지관리 작업원 및 청소 작업원 포함)과 제품품질에 영향을 미칠 수 있는 작업원을 대상으로 교육을 실시하여야 한다 [12].

신규 작업원은 의약품품질시스템과 의약품 제조 및 품질관리기준 이론과 실무에 대한 기초교육 이외에도 각자에게 부여된 업무 수행에 대해 적절한 교육을 받아야 한다 [12].

교육 책임자 또는 담당자를 지정하고 교육·훈련의 내용 및 평가가 포함된 교육·훈련 규정을 작성하여야 하되, 필요한 경우에는 외부 전문기관에 교육을 의뢰할 수 있다. 작업원에 대한 교육·훈련은 연간계획을 수립하여 실시하며, 작업원이 맡은 업무를 효과적으로 수행할 수 있도록 제조·품질관리와 그 밖에 필요한 사항에 대하여 실시하여야 한다. 교육 후에는 교육결과를 평가하고, 필요하면 재교육을 하여야 한다 [6].

지속적인 교육을 받아야 하며 그 교육의 실질적 효과를 주기적으로 평가하여야 한다. 교육 프로그램이 준비되어 있어야 하며 적절하게 제조부서 책임자 또는 품질(보증)부서 책임자의 승인을 받아야 한다. 교육과정에서 의약품품질시스템 및 이에 대한 이해와

이행을 향상시킬 수 있는 모든 조치들을 충분히 다루어야 한다. 청정구역 또는 고활성, 독성, 전염성 또는 민감성 물질을 취급하는 구역과 같이 위험한 구역에서 근무하는 작업원은 이에 필요한 별도의 교육을 받아야 한다. 교육 기록을 보관하여야 한다 [12].

교육 · 훈련규정에는 제조관리 및 품질관리를 실시하는 데에 필요한 교육내용이 포함되어야 한다. 제조업자는 교육 · 훈련 책임자 또는 담당자에게 다음 사항을 준수하도록 하여야 한다 [7].

1) 작업원에 대하여 세균학 · 바이러스학 · 생물학 · 화학 · 의학 · 약학 · 면역학 · 수의학 및 그 밖에 제조 및 품질관리에 관한 사항 등에 대한 필요한 교육을 실시할 것
2) 무균구역과 감염성 또는 감작성(感作性: 외부 자극에 의한 면역계 반응성)이 큰 원료약품 또는 기자재를 취급하는 구역 등 오염에 대한 주의가 필요한 구역에 종사하는 작업원에 대하여는 생물위해(biohazard) 등에 관한 교육 · 훈련을 실시할 것

방문자 또는 교육받지 않은 작업원은 가급적 작업소 또는 품질관리구역에 출입하지 않아야 한다. 부득이한 사유가 있는 경우 개인위생과 지정된 보호복장에 대해 미리 설명을 하여야 하고 이들을 철저히 감독하여야 한다 [12].

2-5 작업원의 위생

제조소에서 필요한 사항에 따라 구체적인 위생관리 프로그램을 확립하고 적용하여야 한다. 위생관리 프로그램은 건강, 위생기준 및 작업복장과 관련된 절차를 포함하여야 한다. 작업소 및 관리구역에 출입하는 모든 사람은 이러한 절차를 이해하고 엄격하게 준수하여야 한다. 경영진은 위생관리 프로그램을 장려하여야 하며 위생관리 프로그램은 교육 과정에서 폭넓게 다루어져야 한다 [12].

신규 작업원 및 재직 중인 작업원은 정기적으로 건강진단을 받아야 한다 [6]. 모든 작업원은 신규 채용 시 건강검진을 받아야 한다. 제조업자는 제품의 품질과 관련된 작업원의 건강상태가 보고되도록 절차를 마련할 책임이 있다. 업무와 개인 건강에 필요한 경우 최초 건강검진 이후에도 검진을 실시하여야 한다 [12].

제품 안전을 위해 작업원의 건강 상태를 고려해야 한다. 첨단바이오의약품 유효성분과 제품을 생산 및 시험하는 구역의 작업원(청소, 유지관리 또는 품질관리 관련 작업원 포함)은 제품, 작업원 및 환경 보호 방법을 포함한 제품과 작업에 대한 교육 및 정기적인 재교육을 받아야 한다 [4].

작업원이 제품 품질에 부정적 영향을 미칠 수 있는 건강상의 문제가 있는 경우, 생산

구역의 작업에서 배제하여야 하며 관련 기록을 보관하여야 한다. 또한 직원의 건강 모니터링은 관련 위험도를 고려하여 실시하여야 하며, 위해한 유기체를 다루는 작업원에 대한 의학적 진단도 실시해야 한다 [4].

전염성 질환 등으로 인하여 의약품의 품질에 영향을 미칠 수 있는 작업원은 의약품과 직접 접촉하는 작업에 참여해서는 안 된다 [6].

전염성 질환에 걸린 작업원 또는 신체의 노출부위에 아물지 않은 상처가 있는 작업원이 의약품 제조에 관여하지 않도록 최대한 조치를 취하여야 한다 [12].

작업실에 들어갈 때에는 청정구역의 등급에 따라 세척 · 소독 또는 멸균한 작업복 · 신발 · 모자 및 마스크를 착용하여야 한다 [7].

1) 생균 또는 동물을 취급하는 구역에서 다른 제품 또는 생물원료를 취급하는 구역으로 들어갈 때에는 작업복 및 작업화를 교체하는 등 오염방지대책을 마련하여야 한다.

2) 작업원이 비정상적인 신체상태(설사, 감기, 피부 또는 모발의 감염증, 상처, 원인불명의 발열 등을 포함한다)로 인하여 제조환경을 오염시킬 우려가 있는 경우에는 신고하여야 한다.

3) 병원미생물에 감염될 우려가 있는 작업원은 적절한 백신을 접종받고, 정기적인 검진을 받아야 하며, 필요하면 추가접종을 받아야 한다.

4) 사람의 혈액이나 혈장을 원료로 하는 제품을 제조하는 작업원에게는 필요에 따라 B형 간염백신 등을 접종하여야 한다.

제조구역에 들어가는 모든 사람은 수행할 작업에 적합한 깨끗한 보호복을 착용해야 한다. 교차 오염 가능성을 최소화해야 할 필요가 있는 경우에는 품질위험관리(QRM) 원칙에 따라 모든 작업원(품질관리, 유지보수, 세척 작업원 포함)의 이동에 제한을 두어 관리해야 한다 [4].

일반적으로 작업원은 살아있는 미생물, 유전자변형생물체, 독소 혹은 동물에 노출된 구역에서 다른 제품이나 불활화된 제품 또는 다른 유기체를 다루는 구역으로 이동해서는 안되며, 이러한 이동이 불가피한 경우에는 품질위험관리(QRM) 원칙에 따른 오염 관리 전략(Contamination Control Strategy, CCS)을 마련해야 한다 [4].

작업소 및 보관소에서 식 · 음료 섭취, 껌을 씹는 행위 또는 흡연을 하지 않아야 하며, 음식, 음료수, 담배 또는 개인 의약품을 보관하지 않아야 한다.

일반적으로 제조구역 또는 기타 구역에서 제품에 부정적 영향을 미칠 수 있는 비위생적인 행위를 금지하여야 한다. 제품과 접촉하는 기계의 모든 부분 및 제품이 노출되는 부위에 작업원의 손이 직접 접촉되지 아니하여야 한다. 작업원이 손을 씻도록 지시하여야 한다 [12].

2-6 위원회 및 자문위원

각종 기준서를 제정 · 개정하고 이 기준을 원활하게 운영하기 위하여 다음 각 목의 사항이 포함된 위원회 규정을 작성하고 위원회를 구성하여 운영하여야 한다 [6].

1) 위원회의 목적

2) 조직(위원장, 위원 및 간사를 포함한다) 및 임무. 필요한 경우 분야별 소위원회

3) 회의 운영

제조업자는 필요한 경우 자문위원을 둘 수 있으며, 이 경우 자문위원은 해당 사항에 대해 조언할 수 있을 정도로 교육, 훈련 및 경험 등이 충분하여야 한다. 자문위원의 성명, 주소, 자격 사항 및 제공한 자문에 대한 기록을 보관하여야 한다 [12].

3 시설 및 장비

3-1 원칙

시설, 설비 및 기계(기기)는 수행하는 작업에 맞게 배치, 설계, 시공, 조정 및 유지관리 하여야 한다. 교차오염, 먼지나 오염 물질의 축적 및 전반적으로 제품의 품질에 대한 부정적인 영향을 방지하기 위하여 시설, 설비 및 기계의 배치와 설계는 오류의 위험을 최소화하고 효과적인 세척과 유지관리가 가능하도록 하여야 한다 [12].

3-2 시설 및 환경의 관리

제조를 보호하는 수단으로써, 시설, 설비는 원자재 또는 제품에 오염이 발생할 위험이 가장 적은 환경에 있어야 한다 [12].

1) 시설, 설비는 보수 및 유지관리 작업이 제품품질에 위해를 끼치지 않도록 주의하여 유지관리하여야 한다. 시설, 설비는 문서화된 상세절차에 따라 청소하여야 하고, 해당되는 경우 소독하여야 한다.

2) 조명, 온도, 습도, 환기는 적절하여야 하며, 제조 또는 보관 중인 의약품 또는 기계의 정확한 작동에 직접적 또는 간접적으로 부정적인 영향을 미치지 아니하여야 한다.

3) 시설은 곤충이나 다른 동물이 최대한 침입하지 못하도록 설계하고 필요한 설비를 갖추어야 한다.

4) 허가되지 않은 사람의 출입을 방지하기 위한 조치를 취하여야 한다. 작업소, 보관소 및 품질관리구역은 해당 장소에서 작업을 하지 않는 작업원의 통로로 사용되지 아니하여야 한다.

의약품 제조소는 「의약품 등의 제조업 및 수입자의 시설기준령」에서 정한 시설기준에 맞도록 필요 시설을 갖추어야 하며, 다음 각 항에 따라 정기적으로 점검하여 의약품의 제조 및 품질관리에 지장이 없도록 유지·관리하고 해당 내용을 기록하여야 한다 [6, 14].

1) 작업소의 기계·설비는 제조공정 흐름에 따라 배치할 것

2) 제조용 중요 기계·설비는 구분할 수 있도록 번호나 코드를 부여하고 해당 기계·설비를 사용한 제품명, 제조번호 및 제조일자를 기록할 것

3) 제조용수는 필요한 질과 양이 확보되도록 할 것

4) 각종 배관에는 각각 구분될 수 있도록 내용물과 흐름방향을 표시할 것

5) 윤활유, 냉매 등이 의약품의 품질에 영향을 미치지 않도록 관리할 것

6) 작업소의 하수구는 역류를 방지할 수 있도록 되어 있어야 하고 정기적으로 소독할 것

7) 고장 등으로 사용하지 않는 기계 · 설비는 작업소에 두지 않거나 사용할 수 없다고 표시할 것

8) 의약품의 제조 및 시험에 사용되는 중요 기계 · 설비에 대하여 교정 및 적격성평가를 하여야 하고, 작동절차와 기준을 문서화할 것

9) 제조설비의 세척에 사용하는 세제 또는 소독제는 잔류하거나 적용하는 표면에 이상을 초래하지 않는 것이어야 한다.

10) 세척한 제조설비는 다음 사용 시까지 오염되지 않도록 유지 · 관리하여야 한다.

11) 제조설비의 세척은 세척 작업원, 세척 작업일 및 세척에 사용된 약품 등을 기록한 세척기록과 그 기계 · 설비를 사용한 품목 등 사용기록을 날짜순으로 작성하여 갖추어 두어야 하되, 세척기록과 사용기록은 통합하여 작성할 수 있다.

제조 및 품질관리에 자동화장치 등[컴퓨터 또는 단품번호 부여체계(serialization) 등의 관련 시스템을 포함한다. 이하 같다]을 사용할 경우에는 계획을 수립하여 정기적으로 교정 또는 성능점검을 하고 기록하고 관리한다 [6].

1) 자동화장치 등의 기록 변경은 권한이 있는 자만 할 수 있도록 하고 적절하게 관리할 것

2) 자동화장치 등에 의한 모든 기록은 별도로 저장 · 보관하여야 하고, 이 경우 출력물이나 테이프 및 마이크로필름 등과 같은 대체 시스템을 이용하여 별도로 보관된 자료가 유실되지 않도록 관리할 것

의약품 제조공정 중의 오염을 방지하기 위하여 다음 각 목에 따라 적절한 작업환경을 유지 · 관리하고 그 내용을 기록하여야 한다 [6].

1) 의약품의 종류 · 제형 · 제조방법 및 제조시설 등에 따라 작업소의 청정구역과 청정등급을 설정하여야 하며, 그 청정등급이 유지되도록 정기적으로 점검하고 관리할 것

2) 공기조화장치의 성능을 정기적으로 점검하고 청정등급 및 작업실 간의 차압(압력차)이 유지되도록 할 것

3) 제조조건과 보관조건에 적절한 온도 및 습도가 유지되도록 정기적으로 점검할 것

제품 품질에 영향을 미칠 수 있는 모든 제조지원설비(예: 증기, 가스, 압축공기, 난방, 환기 및 냉방)에 대해 적격성평가를 실시하고 적절히 점검하여야 하며 한계기준을 초과하는 경우 조치를 취하여야 한다. 이러한 제조지원설비 시스템의 도면이 있어야 한다 [11].

1) 적절한 환기, 공기 여과 및 배기 시스템을 적절한 곳에 갖추어야 한다. 이러한 시스템은 오염 및 교차 오염의 위험을 최소화하도록 설계하고 설치되어야 하며 제조 단계에 적절한 차압, 미생물(해당하는 경우), 먼지, 습도 및 온도 관리를 위한 설비를 포함하여야 한다. 원료의약품이 주변 환경에 노출되는 구역에는 특히 주의를 기울여야 한다.

2) 공기가 생산구역으로 재순환되는 경우에는 오염 및 교차 오염 위험을 관리할 수 있는 적절한 조치를 취하여야 한다.

3) 고정된 배관에는 적절한 표시를 하여야 한다. 이러한 표시는 개별 배관의 표시, 문서화, 컴퓨터 관리 시스템 또는 기타 수단을 통해 할 수 있다. 배관은 중간체나 원료의약품의 오염 위험을 피할 수 있도록 두어야 한다.

4) 배수구는 적절한 크기여야 하며 역류를 방지할 수 있는 에어브레이크(airbreak)나 장치를 적절하게 설치하여야 한다.

제조용수공급시스템 및 공기조화장치시스템 등 원료의약품 제조를 지원하는 시스템에 대하여 검증하고 문서화하는 밸리데이션으로서 기계 · 설비별로 실시하여야 한다 [14].

제조에 사용되는 제조용수는 그 용도에 대한 적합성이 증명되어야 한다.

1) 별도로 타당성을 입증할 수 없는 경우 제조용수는 최소한 세계보건기구(WHO)의 먹는물 품질 기준에 적합하여야 한다.

2) 먹는물이 의약품의 품질을 확보하기에 불충분하고 더 엄격한 화학적 및 미생물학적 수질 규격 또는 각각이 요구되는 경우 이화학적 특성, 총 미생물 수, 특정 미생물 및 엔도톡신 또는 각각의 규격을 적절히 설정하여야 한다.

3) 정해진 품질을 달성하기 위해 제조업자가 공정에 사용되는 제조용수를 처리하는 경우 처리 공정은 검증되어야 하며 적절한 조치 기준에 따라 점검되어야 한다.

4) 비무균 원료의약품의 제조업자가 비무균 원료의약품이 무균 의약품을 제조하기 위한 추가 공정에 사용하고자 하거나 적합하다고 하는 경우, 최종 분리 및 정제 단계에 사용하는 제조용수에 대해 총 미생물 수, 특정 미생물, 엔도톡신 항목을 점검하고 관리하여야 한다 [11].

건물 및 인접 구역에서 나오는 하수, 폐기물 및 기타 쓰레기(예: 제조 시 발생하는 고체, 액체, 또는 기체 부산물)는 안전하고 위생적인 방법으로 적시에 처리하여야 한다. 폐기물

용기 및 배관 또는 각각은 명확히 식별되어야 한다 [11].

제조에 사용하는 건물은 적절히 유지관리하고 보수하며 청결한 상태로 유지하여야 한다 [11].

1) 위생 업무에 대해 책임자를 지정하고 청소 일정, 방법, 장비, 건물, 설비 청소에 사용되는 물품을 기술한 문서화된 절차를 수립하여야 한다.

2) 필요한 경우 설비, 원료약품, 포장 및 표시재료, 중간체 및 원료의약품의 오염을 방지하기 위해 적절한 살서제, 살충제, 항진균제, 훈증제, 세척제 및 소독제의 사용에 대한 문서화된 절차도 수립하여야 한다.

제조에 사용하는 설비는 적절히 설계하고 적당한 크기여야 하며 용도, 세척, 소독 처리(적절한 경우), 유지관리에 적합한 위치에 설치되어야 한다 [11].

1) 원료약품, 중간체 또는 원료의약품과 접촉하는 표면이 중간체 및 원료의약품의 설정된 품질 규격을 초과하여 변화시키지 않도록 설비를 제작하여야 한다.

2) 생산 설비는 적격성평가된 운전 범위 내에서만 사용하여야 한다.

3) 중간체 또는 원료의약품 생산에 사용하는 주요 설비(예: 반응기, 보관 컨테이너) 및 고정 설치된 공정에 사용되는 배관은 적절히 식별되도록 하여야 한다.

4) 윤활유, 열매체 또는 냉각제와 같이 설비 운전과 관련된 모든 물질은 중간체 또는 원료의약품의 설정된 품질 규격을 초과하여 변화시키지 않도록 중간체 또는 원료의약품과 접촉하지 않아야 한다. 이로부터 발생하는 모든 일탈은 그 물질의 사용 목적에 악영향을 주지 않음을 평가해야 한다. 가능하면 식품 등급의 윤활유와 오일을 사용하여야 한다.

5) 가능하다면 밀폐 또는 봉쇄 설비를 사용하여야 한다. 개방형 설비를 사용하거나 설비가 노출된 경우 오염의 위험을 최소화하기 위해 적절한 주의 조치를 취하여야 한다.

6) 설비와 중요 설치물(예: 장치 및 제조지원설비 시스템)에 대한 현재 유효한 도면을 유지관리하여야 한다.

설비의 예방적 유지관리를 위한 일정 및 절차(업무 분장 포함)를 수립하여야 한다 [11].

1) 설비 세척 및 세척 이후 중간체 및 원료의약품 제조 목적의 사용을 위한 출고에 대해 문서화된 절차를 수립하여야 한다. 세척 절차에는 작업원이 재현성이 있고 효과적인 방법으로 각 종류의 설비를 청소할 수 있도록 충분한 세부 사항이 포함되어야 한다.

- 설비 세척 업무 분장
- 해당하는 경우 소독 처리 일정을 포함한 세척 일정
- 설비 세척에 사용하는 세척제 희석을 포함한 세척 방법 및 사용 물품에 대한 상세한 설명
- 적절한 경우 적합한 세척을 위한 각 설비의 분해와 조립에 대한 설명
- 이전 제조 단위 식별 표시 제거 또는 삭제 방법
- 세척한 장비를 사용 전까지 오염에서 보호하기 위한 방법
- 실질적으로 가능한 경우 사용 직전에 설비 청결도 검사
- 적절한 경우 공정 완료와 설비 세척까지 최대 경과 시간 설정

2) 의약품의 설정된 품질 규격을 벗어나게 할 수 있는 오염 또는 물질의 전이(carry-over)를 방지하기 위해 설비와 기구는 세척, 보관하고 적절한 경우 소독 또는 멸균하여야 한다.

3) 설비를 동일한 의약품의 계속된 제조단위의 연속 생산 또는 캠페인(campaign) 생산에 사용하는 경우, 설비는 오염물질(예: 분해물 또는 문제가 되는 수준의 미생물)의 축적 및 전이를 방지하기 위해 적절한 간격으로 세척하여야 한다.

4) 비전용 설비는 교차 오염을 방지하기 위해 다른 물질들의 생산 작업 사이에 세척하여야 한다.

5) 잔류물의 허용 기준과 세척 절차 및 세척제 선택을 정하고 타당성을 입증하여야 한다.

6) 설비는 적절한 방법으로 내용물과 청결 상태가 식별되어야 한다.

의약품의 품질을 보증하기 위해 중요한 관리, 칭량, 측정, 모니터링, 시험 설비는 문서화된 절차 및 수립된 일정에 따라 교정하여야 한다 [11].

1) 설비 교정은 표준이 있다면 인증 받은 표준으로 수행하여야 하고, 그 표준은 추적 가능해야 한다.

2) 이러한 교정 기록들은 유지관리 하여야 한다.

3) 중요 설비에 대하여 현재 유효한 교정 상태를 알 수 있고 입증할 수 있어야 한다.

4) 교정 기준에 적합하지 않은 장치를 사용해서는 안 된다.

5) 중요 장치에 대한 승인된 교정 기준으로부터 일탈이 발생하면 마지막으로 적합했던

교정 이후 이러한 설비를 사용하여 제조한 의약품의 품질에 영향을 미쳤는지 확인하기 위해 조사를 실시하여야 한다.

컴퓨터시스템의 자료를 정확하게 분석 · 관리 · 기록하고 미리 정해진 기준에 맞게 자료를 처리한다는 것을 고도의 보증수준으로 검증하고 문서화하는 밸리데이션으로서 기계 · 설비 · 시스템별로 실시하여야 한다 [14].

의약품 제조 및 품질관리 기준과 관련된 컴퓨터화 시스템은 검증되어야 한다. 밸리데이션의 정도와 범위는 컴퓨터 장치의 다양성, 복잡성 및 중요성에 따라 결정된다 [11].

1) 해당 업무를 수행하는 컴퓨터 하드웨어 및 소프트웨어의 적합성은 적절한 설치 적격성평가 및 운전적격성평가로서 입증하여야 한다.

2) 적격성이 입증된 상용 소프트웨어에는 동일한 수준의 시험이 요구되지 않는다. 기존 시스템이 설치 당시 검증되지 않았을 경우, 적절한 문서가 있다면 회고적 밸리데이션을 실시할 수 있다.

3) 컴퓨터화 시스템에는 데이터에 대한 비승인 접근 또는 변경을 방지하는 충분한 제어 장치가 있어야 한다. 또한 데이터 누락(예: 시스템이 꺼지고 저장되지 않은 데이터)을 방지하는 제어 장치가 있어야 한다. 모든 데이터 변경 사항, 이전 입력 사항, 변경자, 변경 일시에 대한 기록이 있어야 한다.

4) 컴퓨터화 시스템의 작동 및 유지관리에 대한 문서화된 절차가 있어야 한다.

5) 중요 데이터를 수작업으로 입력하는 경우 입력 사항의 정확성을 추가로 확인하여야 한다. 이는 별도의 작업원이 하거나 시스템 자체 기능으로 할 수 있다.

6) 의약품에 대한 품질, 기록 또는 시험 결과의 신뢰성에 영향을 미칠 수 있는 컴퓨터화 시스템과 관련된 사건을 기록하고 조사하여야 한다.

7) 컴퓨터화 시스템 변경은 변경 절차에 따라 실시하여야 하며 공식적으로 승인 받고 문서화하며 시험을 거쳐야 한다. 하드웨어, 소프트웨어 및 기타 시스템의 모든 중요 요소에 대한 수정 및 개선을 포함한 모든 변경 사항을 기록으로 남겨야 한다. 이러한 기록들을 통해 시스템이 검증된 상태로 유지되고 있음을 입증하여야 한다.

8) 시스템 고장 또는 이상으로 인해 기록이 영구 손실될 수 있는 경우에 대비하여 백업 시스템을 갖추어야 한다. 모든 컴퓨터화 시스템에 대하여 데이터 보호 방안을 수립하여야 한다.

9) 컴퓨터 시스템에 추가하여 별도의 방법으로 데이터를 기록할 수 있다.

3-3 작업소

공정 중 관리는 제조에 어떠한 위험도 미치지 아니하는 경우에는 작업소 내에서 실시할 수 있다 [12].

작업소의 배치는 다음의 사항을 고려한다 [12].

1) 시설, 설비는 가급적 작업 순서와 청정도에 따른 타당한 순서로 연결된 구역에서 제조할 수 있도록 배치하여야 한다.

2) 작업공간과 제조공정 중 반제품 보관 공간이 충분히 확보되어 기계와 물품을 질서정연하고 타당하게 배치할 수 있어야 한다.

   이는 다른 의약품 간 또는 구성품 간의 혼동위험을 최소화 하고 교차오염을 피하며 제조 또는 관리 단계를 누락하거나 잘못 적용할 위험을 최소화하기 위함이다.

3) 의약품 포장을 위한 시설, 설비는 혼동 또는 교차오염을 방지할 수 있도록 특수하게 설계하고 배치하여야 한다.

작업소의 시설은 다음의 사항을 고려한다 [12].

1) 출발물질 및 1차 포장자재, 반제품 또는 포장 전 반제품이 환경에 노출되는 경우, 벽, 바닥 및 천장의 표면은 매끈하여야 하고, 균열 및 틈이 있는 접합부위가 없어야 하며 입자를 발생시키지 않아야 하고, 세척 및 필요한 경우 소독이 쉽고 효율적이어야 한다.

2) 배관, 조명부품, 환기구 및 기타 부대시설은 청소하기 어려운 후미진 곳이 생기지 않도록 설계하고 배치하여야 한다. 또한, 가급적 유지관리를 위해 작업구역 밖에서 접근할 수 있어야 한다.

3) 작업소는 해당 제품, 작업, 외부환경 모두에 적절한 공기조화장치(온도 및 필요한 경우 습도와 여과를 포함)를 사용하여 효과적으로 환기를 실시하여야 한다.

4) 검체채취, 칭량, 혼합, 건조제품 포장 등과 같이 분진이 발생하는 경우에는 교차오염을 피하고 청소를 용이하게 할 수 있는 특정 조치를 취하여야 한다.

5) 작업소[특히 온라인(on-line) 육안 검사를 실시하는 장소]의 조명은 충분히 밝아야 한다.

3-4 보관소

보관소 관리는 다음의 사항을 고려한다 [12].

1) 보관소는 출발물질 및 포장자재, 반제품, 포장 전 반제품, 완제품, 격리된 제품, 출하 승인된 제품, 부적합품, 반품된 제품 또는 회수된 제품 등 다양한 유형의 물품과 제품을 보관할 수 있도록 충분한 공간이 있어야 한다.

2) 보관소는 적절한 보관조건이 확보될 수 있도록 설계하거나 조정하여야 한다. 특히 보관소는 깨끗하고 건조하여야 하며 적절한 온도 기준 내에서 유지관리되어야 한다.

   온도 및 습도 등과 같은 특별한 보관 조건이 요구되는 경우 이러한 조건을 제공하고 확인하고 모니터링하여야 한다.

하역 및 입고 관리는 다음의 사항을 고려한다 [12].

1) 하역 구역은 물품과 제품이 날씨의 영향을 받지 않도록 보호할 수 있어야 한다. 입고구역은 필요한 경우 보관하기 전에 입고하는 물품의 용기를 세척할 수 있도록 설계하고 장비를 갖추어야 한다.

2) 구획된 구역으로 격리상태를 보장하는 경우 이 구역은 명확하게 표시되어야 하고 권한이 있는 작업원만 출입할 수 있어야 한다. 물리적인 격리를 대체하는 모든 시스템은 동등한 보안성을 제공하여야 한다.

3) 일반적으로 출발물질 검체채취를 위한 구획된 구역이 있어야 한다. 검체채취를 보관소에서 수행하는 경우 오염 또는 교차오염을 방지할 수 있는 방식으로 실시하여야 한다.

4) 부적합, 회수, 반품된 원자재 또는 제품은 격리구역에 보관하여야 한다.

5) 고활성 원료 또는 제품은 안전하고 통제된 구역에 보관하여야 한다.

6) 인쇄된 포장 자재는 의약품의 적합성에 중요하므로, 안전하고 보안이 확보되도록 보관에 특별한 주의를 기울여야 한다.

3-5 품질관리구역

품질관리구역은 다음 사항을 고려한다 [12].

1) 일반적으로 품질관리 시험실은 작업소와 분리되어야 한다. 이는 특히 생물학적제제등,

미생물, 방사성동위원소를 관리하는 시험실에 있어 중요하며 또한 이들은 각각 분리되어 있어야 한다.

2) 품질관리 시험실은 실시되는 작업에 적합하게 설계되어야 한다. 혼동과 교차오염을 방지하기 위해 충분한 공간이 있어야 한다. 검체와 기록서를 보관하기 위해 적절하고 충분한 공간이 있어야 한다.

3) 필요한 경우 진동, 전기간섭, 습도 등으로부터 민감한 기계를 보호하기 위하여 별도 작업실을 둘 수 있다.

생물학적 검체와 같은 특정물질을 다루는 시험실은 관련 규정이 있는 경우 별도 요건이 필요하다 [12].

3-6 부대구역 등

부대구역 등은 다음의 사항을 고려한다 [12].

1) 휴게실과 식당은 다른 구역과 분리되어 있어야 한다.

2) 갱의실, 수세시설 및 화장실은 쉽게 사용할 수 있어야 하고 사용자 수에 적합하여야 한다. 화장실은 작업소 또는 보관소와 직접 연결되지 아니하여야 한다.

3) 유지관리 작업장소는 작업소와 가급적 구획되어야 한다. 부품과 도구를 작업소에 보관하더라도 전용의 보관실이나 보관함에 보관하여야 한다.

4) 동물시험실은 별도의 동물용 출입구와 공기조화장치를 갖추어 다른 구역과 완전히 분리하여야 한다.

3-7 장비

제조 기계(기기)는 사용 목적에 적합하게 설계, 설치 및 유지관리하여야 한다 [12].

1) 보수와 유지관리 작업은 제품 품질에 어떠한 위해도 끼치지 않아야 한다.

2) 제조 기계(기기)는 쉽고 골고루 세척될 수 있도록 설계하여야 한다. 기계(기기)는 상세하고 문서화된 절차에 따라 세척하여야 하고 깨끗하고 건조한 상태로 보관하여야 한다.

3) 세척 및 청소에 사용하는 기계·장비는 오염원이 되지 않게 선택하고 사용하여야 한다.

4) 기계(기기)는 오류나 오염을 방지할 수 있도록 설치하여야 한다.

5) 제조 기계(기기)는 제품에 어떠한 위해도 끼치지 않아야 한다. 제품과 접촉하는 제조 기계(기기)의 부품은 제품의 품질에 위해를 끼칠 수 있는 반응성, 첨가성, 흡수성이 없어야 한다.

6) 제조 및 관리 작업에 사용가능한 적절한 범위와 정밀성을 갖춘 저울과 측정기기가 있어야 한다.

7) 측정, 칭량, 기록 및 관리 기계(기기)는 일정한 주기로 적절한 방법을 사용하여 교정하고 점검하여야 한다. 이러한 시험에 대한 적절한 기록서를 유지 관리하여야 한다.

8) 고정 배관에는 내용물 및 해당되는 경우 흐름방향을 명확하게 표시하여야 한다.

9) 증류수, 탈이온수, 적절한 경우 기타 용수에 대한 배관은 미생물오염에 대한 조치기준 및 방법에 대해 상세히 기술한 문서화된 절차에 따라 위생적으로 처리하여야 한다.

10) 고장난 기계(기기)는 가능하다면 작업구역 또는 품질관리 구역에 두지 않거나 사용할 수 없음을 명확하게 표시하여야 한다.

4 문서관리

4-1 원칙

문서화는 의약품품질시스템의 필수 구성 요소이며, 의약품 제조 및 품질관리기준에 따른 운영에 있어서 중요하다. 다양한 문서와 매체에 대한 모든 정보는 제조업자의 의약품 품질시스템에서 규정되어야 한다.

문서는 종이, 전자 또는 사진 매체를 포함한 다양한 형태로 작성할 수 있다. 문서 시스템의 주요 목적은 의약품의 품질에 영향을 미치는 모든 활동을 수립, 관리, 점검 및 기록하는 데에 있어야 한다.

의약품품질시스템은 그 요건을 이해할 수 있도록 충분한 세부 지시사항을 포함하여야 하며, 모든 관찰사항에 대한 평가 및 다양한 절차에 대하여 충분한 기록을 제공함으로써 그 요건이 지속적으로 적용되고 있음을 보여줄 수 있다.

의약품 제조 및 품질관리기준 이행사항을 기록 · 관리하기 위하여 사용하는 문서는 크게 지시서(지시 또는 요건), 기록서 및 보고서가 있다. 문서의 유형에 따라 적절한 문서관리 기준을 적용하여야 한다 [12].

문서의 정확성, 완전성, 가용성, 가독성을 보증할 수 있도록 적절하게 관리하여야 한다. 지시서는 오류가 없어야 하고 작성이 용이하여야 한다. '작성'은 데이터를 사람이 읽을 수 있는 형태로 매체에 기록하거나 문서화하는 것을 의미한다 [12].

문서작성과 관리는 다음과 같은 기준으로 한다 [6].

1) 모든 문서의 작성 및 개정 · 승인 · 배포 · 회수 또는 폐기 등 관리에 관한 사항이 포함된 문서관리규정을 작성하여야 한다.

2) 문서는 알아보기 쉽게 작성하여야 하며, 작성된 문서에는 제조부서 책임자 또는 품질(보증)부서 책임자의 서명과 승인 연월일이 있어야 한다.

3) 문서의 작성자 · 검토자(또는 확인자) 및 승인자는 서명을 등록한 후 사용하여야 한다.

4) 모든 기록문서는 작업과 동시에 작성되어야 하며 지울 수 없는 잉크로 작성하여야 한다. 기록문서를 수정하는 경우에는 수정하려는 글자 또는 문장 위에 선을 그어 수정 전 내용을 알아볼 수 있도록 하고, 수정된 문서에는 수정 사유, 수정 연월일 및 수정자의 서명이 있어야 한다.

5) 문서를 개정할 때는 개정 사유 및 개정 연월일 등을 적고 제조부서 책임자 또는

품질(보증)부서 책임자의 승인을 받아야 하며, 정기적으로 점검하여 최근에 개정된 것인지를 확인하여야 한다. 개정 전의 것도 일정기간 보존하여야 한다.

제조 및 품질관리 등에 관하여 다음 사항을 기록한 문서를 갖추어 두어야 한다 [7].

1) 명칭 및 제조번호

2) 제조담당자의 성명

3) 제조 개시 연월일 및 완료 연월일

4) 제조에 사용된 생물원료(시드 로트 및 세포은행을 포함한다)의 명칭

5) 제조공정

6) 생산된 원액량

7) 소분 전의 제제총량

8) 소분 후의 제제 내용량에 따른 용기의 수량

9) 제조 또는 시험에 사용한 동물의 사체해부에 관한 소견

10) 자체시험 연월일 및 그 결과

11) 검정기관에 제출한 연월일, 검정완료일 및 검정결과(국가검정 의약품의 경우에 한정한다)

12) 유효기간

4-2 제조 및 품질관리기준에서 요구되는 문서 유형

제조소 총람 (Site Mater File)은 제조업자의 제조 및 품질관리기준과 관련된 활동을 기재한 문서를 말한다 [12].

지시서(지시 또는 요건)의 유형은 다음과 같다 [12].

1) 규격서 : 제조 과정에서 사용하거나 얻어지는 제품 또는 물품에 대한 요건을 상세하게 기록한 문서로, 품질 평가를 위한 기준이 된다.

2) 표준제조처방서, 제조지시서, 포장지시서 및 시험지시서 : 사용한 모든 출발물질, 기계(기기), 컴퓨터화 시스템에 관한 상세사항을 제공하고, 모든 공정, 포장, 검체채취 및 시험에 대한 지시사항을 명시한다. 허용기준 뿐만 아니라 공정 중 관리 및 공정 분석 기술도 명시하여야 한다.

3) 절차서(표준작업지침서) : 특정 작업을 수행하기 위하여 필요한 지시사항을 제공한다.

4) 계획서 : 신중함을 요하는 특정 작업을 수행 및 기록하기 위하여 필요한 지시사항을 제공한다.

5) 계약서 : 위탁사항에 대하여 위탁자와 수탁자 간에 동의한 사항이다.

기록서와 보고서의 유형은 다음과 같다 [12].

1) 기록서 : 지시서를 준수하였음을 입증하기 위하여 취한 활동 및 조사와 같은 다양한 조치의 증거를 제공한다. 유통을 포함한 각 제조단위의 이력을 제공한다. 기록서는 다른 기록서를 생성하기 위하여 사용되는 기초데이터를 포함한다.

   전자기록서의 경우, 지정된 사용자가 어떤 자료를 기초데이터로 사용할 것인지 정하여야 한다. 최소한 품질 결정의 근거가 되는 모든 자료를 기초데이터로 정하여야 한다.

   기록문서의 원본 또는 사본은 보관 기간 중 해당 작업이 이루어진 제조소에서 쉽게 볼 수 있어야 한다. 전자적 또는 다른 수단으로 다른 곳에 있는 자료를 즉시 검색하는 방식도 허용될 수 있다.

2) 시험성적서 : 완제품 또는 원자재의 검체에 대한 시험 결과의 요약 및 규격에 적합한지에 대한 평가 결과를 제공한다. 또한, 의약품 품목허가(신고)사항에 따라 제조단위와 관련된 공정분석기술(PAT), 변수 또는 매트릭스로부터 추출한 실시간 자료(요약 및 예외 보고서)에 대한 평가를 전체적 혹은 부분적으로 반영하여 성적서를 발급할 수 있다.

3) 보고서 : 특정한 활동, 기획 및 조사와 이에 대한 결과, 결론 및 권고사항을 문서화한다

규격서 등은 다음 사항이 고려되어야 한다 [11].

1) 규격서, 지시서, 절차서 및 기록서는 원본이나 복사본, 마이크로 필름, 마이크로피시(microfiche) 또는 기타 원본 기록의 정확한 재생산본(reproduction)과 같은 사본으로 보관할 수 있다. 마이크로 필름 또는 전자 기록과 같이 축소 기술을 사용하는 경우 적절한 검색 장치 및 출력물을 만들 수 있는 수단을 손쉽게 사용할 수 있어야 한다.

2) 원료약품, 필요한 경우 중간체, 원료의약품 및 표시재료와 포장자재에 대한 규격을 정하여 문서화하여야 한다. 또한 중간체 또는 원료의약품의 제조에 사용되는 물질 중 품질에 중대한 영향을 줄 수 있는 공정 보조재, 개스킷(gasket) 또는 기타 특정 물질에 대하여 적절한 규격서가 필요할 수 있다. 공정 관리에 대한 허용 기준을 설정하고 문서화하여야 한다.

3) 문서에 전자서명을 사용하는 경우 이를 인증 받아야 하고 보안성이 있어야 한다.

4-3 문서화와 관리

모든 유형의 문서를 규정하여야 하고 규정된 문서유형을 사용하여야 한다. 문서화된 매체 유형의 모든 형식도 이와 동등한 요건을 적용한다. 복합 시스템은 이해하고 문서화하며 검증하여야 하고, 적절한 관리방안을 마련하여야 한다.

문서(지시서 및 기록서 또는 각각)는 혼합된 형태로 작성할 수 있다. 즉, 일부는 전자형태로, 나머지는 종이 형태로 작성할 수 있다. 승인된 표준문서, 승인된 사본, 데이터처리, 보고서에 대한 관계 및 관리는 혼합 또는 단일 체계로 기술할 필요가 있다. 견본문서, 양식과 같은 전자문서와 표준문서는 적절하게 관리하여야 한다. 기록서가 보존기간 동안 유지될 수 있도록 적절하게 관리하여야 한다.

문서는 주의하여 설계, 작성, 검토, 배포하여야 한다. 문서는 제품표준서, 의약품 품목허가(신고)사항과 부합하여야 한다. 표준문서로부터 사본을 만드는 과정에서 어떠한 오류도 발생하지 않아야 한다 [12].

지시사항을 포함한 문서는 적절하고 권한이 있는 자가 승인하여야 하며, 서명 및 서명일자를 기재하여야 한다. 문서는 내용을 명확하고 확실하게 식별할 수 있어야 하고, 시행일자가 규정되어야 한다.

지시사항이 있는 문서는 그 순서대로 나열되고, 이를 확인하기 쉬워야 한다. 문서의 형식과 언어는 사용 목적에 적합하여야 한다. 표준작업절차서, 작업지시서 및 방법서는 지시형식으로 작성하여야 한다.

의약품품질시스템에서 문서는 정기적으로 평가 및 개정되어야 한다. 문서가 개정된 후에는 이전 문서가 부주의하게 사용되지 않도록 시스템을 운영하여야 한다.

일반적으로 문서는 수기로 작성하지 않아야 한다. 다만 데이터를 직접 기재하여야 하는 문서인 경우에는 이를 위한 충분한 공간이 있어야 한다 [12].

4-4 문서관리기준

수기로 기재하여야 하는 경우 명료하고 알아보기 쉬우며 지워지지 않는 방법으로 작성하여야 한다. 문서를 수정하는 경우 서명 및 수정 일자를 기재하여야 하며, 수정 이전의 내용을 알아볼 수 있어야 한다. 적절한 경우, 수정 사유를 기록하여야 한다 [12].

4-5 문서 보존

의약품품질시스템은 제품의 품질과 환자의 안전을 보장하기 위하여 필요한 모든 문서를 보존하여야 한다. 각 제조작업에 대한 기록서와 보관장소를 정하여야 한다. 보존기간 동안 기록서가 온전하게 보존될 수 있도록 보안 관리를 하여야 하며, 적절한 경우 이를 검증하여야 한다 [12].

전자문서 시스템의 경우에는 허가된 사람만이 입력, 변경 또는 삭제할 수 있으며 자기 테이프, 마이크로필름, 백업 등의 방법으로 기록의 훼손 또는 소실에 대비하고, 필요시 판독 가능한 방법으로 출력하여야 한다 [6].

첨단바이오의약품의 사용으로 환자의 건강에 위해가 발생할 경우 원인을 규명할 수 있도록 하기 위하여 제조, 시험, 보관 및 반입 · 반출과 제조위생관리 등에 관하여 작성한 모든 기록문서를 제조일로부터 5년 이상 보관해야 한다. 단, 자가세포를 사용하는 등 추적관리가 필요하지 않아 별도로 보관기간을 규정하는 경우 그 사유와 보존기한을 명확하게 정하여야 한다 [20].

그 외 다른 유형의 문서에 대한 보존기간은 문서가 뒷받침하는 기업 활동에 따라 달라질 수 있다. 의약품 품목허가(신고)사항을 뒷받침 해주는 기초데이터(예를 들어 밸리데이션이나 안정성 등과 관련된)를 포함한 중요문서는 해당 의약품의 품목허가(신고)가 유지되는 동안 보존하여야 한다 [12].

밸리데이션 보고서 또는 안정성시험 보고서의 기초데이터와 같은 특정 문서는 기존 데이터가 완전히 새로운 데이터로 교체되는 경우 해당 문서의 효력을 중지시킬 수 있다. 이러한 경우 타당성을 문서화하고, 해당 제조단위 관련 문서의 보존요건을 고려하여야 한다. 예를 들어 공정밸리데이션 자료의 경우 관련 기초데이터는 최소한 그 밸리데이션을 근거로 하여 출하되는 모든 제조단위의 기록이 보존되는 기간 동안 보존하여야 한다 [12].

4-6 기준서

의약품의 제조관리와 품질관리를 적절히 이행하기 위하여 제품표준서, 품질관리기준서, 제조관리기준서 및 제조위생관리기준서를 작성하여 갖추어 두어야 한다.

제품표준서에 인체세포등 관리업자에 관한 정보가 포함해야 한다. 또한 제품표준서는 품목마다 작성하며, 다음 각 목의 사항이 포함되어야 한다 [6, 20].

1) 제품명, 제형 및 성상

2) 허가(신고) 연월일 및 허가(신고)사항 변경 연월일

3) 효능 · 효과, 용법 · 용량 및 사용상의 주의사항

4) 허가받은 원료약품 및 그 분량과 제조단위당 기준량, 필요한 경우 기준량 조정에 관한 사항

5) 제조공정 흐름도 및 상세한 공정별 제조방법과 공정검사방법(위탁하여 제조하는 경우에는 위탁하는 공정의 범위)

6) 공정별 이론 생산량 및 수율관리기준

7) 작업 중 주의할 사항

8) 원자재 · 반제품 · 완제품의 기준 및 시험방법(이물 · 곤충이 섞이거나 미생물에 오염되는 등의 우려가 있는 원자재는 별도의 기준 및 시험방법을 설정한다)

9) 제조관리 및 품질관리에 필요한 시설 및 기기

10) 보관조건

11) 유효기간 또는 사용기간

12) 이력관리

13) 작성 연월일

14) 다음 사항이 포함된 제조지시서

- 제품표준서의 번호
- 제품명, 제형 및 성질 · 상태
- 제조번호, 제조 연월일 및 유효기한 또는 사용기한
- 제조단위
- 사용된 원료약품의 시험번호, 허가받은 원료약품의 분량 및 제조단위당 기준량
- 상세한 제조방법, 포장공정 및 작업 중 주의할 사항
- 공정별 수율관리기준
- 제조지시자 및 지시 연월일

15) 동물유래원료약품에 관한 사항(주사제로 한정한다)

- 기원(사용 부위 및 성상)

- 제조방법(추출, 여과, 농축, 건조 등의 조건을 포함한다)

- 규격 및 시험방법

- 보관 방법 · 조건

- 작업공정별 유의할 사항

16) 그 밖에 필요한 사항

생물원료를 취급하는 경우에는 추가로 제품표준서에 다음의 사항이 포함되어야 한다 [7].

1) 출발물질의 규격[기원, 성질 · 상태, 순도, 성분 및 함량, 제조관리 및 품질관리 방법과 제조 및 시험에 사용되는 균주, 세포주, 조직 등(이하 "생물원료"라 한다)에 대한 관리규정을 포함한다]

2) 제조 또는 시험에 사용하는 동물의 규격(품종 및 계통, 사육 및 관리 방법과 유전적 특성을 포함한다)

품질관리기준서에 시험검사에 사용하는 동물 및 유전물질, 세포, 세포주, 조직 등의 관리에 관한 사항이 포함해야 한다 [20].

품질관리기준서에는 다음 각 목의 사항이 포함되어야 한다 [6].

1) 다음 사항이 포함된 시험지시서

- 품명, 제조번호 또는 관리번호, 제조 연월일

- 시험지시번호, 지시자 및 지시 연월일

- 시험항목 및 시험기준

2) 검체(檢體)의 채취자, 채취량, 채취장소, 채취방법 및 채취 시 주의사항(무균 여부 등)과 채취 시의 오염방지대책

3) 시험결과를 관련 부서에 통지하는 방법

4) 시험시설 및 시험기구의 점검

5) 안정성 시험

6) 주성분 및 완제품 등 보관용 검체의 관리

7) 표준품 및 시약의 관리

8) 위탁시험 또는 위탁제조 하는 경우 검체의 송부방법 및 시험결과의 판정방법

9) 그 밖에 품질(보증)부서 책임자의 의무 이행에 관련된 세부 기준 등 필요한 사항

생물원료를 취급하는 경우에는 추가로 품질관리기준서에 다음의 사항이 포함되어야 한다 [7].

1) 시험검사에 종사하는 작업원의 위생관리에 관한 사항

2) 시험검사에 사용하는 동물 및 생물원료의 관리에 관한 사항

3) 미생물 등에 의한 시험 · 검사기기의 오염 방지를 위한 청소 및 소독에 관한 사항

4) 검체의 식별에 관한 사항

제조관리기준서에 다음 각 목의 사항을 포함해야 한다 [20].

1) 출발물질 및 시드 로트, 세포은행의 관리에 관한 사항(세포주를 사용하여 제조되는 생물공학기술을 응용한 제품의 경우에 한정한다)

2) 기증자 식별이 가능한 관리번호

그리고, 일반적인 사항으로 다음 각 목의 사항이 포함되어야 한다 [6].

1) 제조공정관리에 관한 사항

- 작업소의 출입제한
- 공정검사의 방법과 칭량(稱量), 원료투입, 멸균작업 등 중요공정의 이중 점검방법
- 사용하려는 원료약품의 적합판정 여부를 확인하는 방법
- 재가공방법
- 동물유래원료를 사용하는 경우 바이러스 불활화 공정에 관한 사항(주사제로 한정한다)

2) 시설 및 기기 관리에 관한 사항

- 정기적인 점검방법
- 작업 중인 시설 및 기기의 표시방법
- 고장 등 사고 발생 시에 할 조치
- 계측기의 규격설정 및 교정방법
- 중요 기계 · 설비의 적격성평가 방법

3) 원료약품 관리에 관한 사항

- 입하 시 품명, 규격, 수량 및 포장용기의 훼손 여부에 대한 확인방법과 훼손되었을 경우 그 처리방법

- 보관장소 및 보관방법

- 시험결과 부적합품에 대한 처리방법

- 취급 시의 혼동 및 오염 방지대책(필요한 경우 미생물 오염 포함)

- 출고 시 선입선출(先入先出) 및 중량 또는 용량이 측정된 용기의 표시사항

- 재고관리

- 필요한 경우 자가(自家) 사용기준(품질보증방법을 포함한다)과 장기 보관 시 외부에 노출되는 등 품질 이상의 우려가 있는 경우 재시험방법

4) 자재 관리에 관한 사항

- 입하 시 품명, 규격, 수량 및 포장의 훼손 여부에 대한 확인방법과 훼손되었을 경우 그 처리방법

- 보관장소 및 보관방법

- 시험결과 부적합품에 대한 처리방법

- 불출방법과 사용하고 남아서 반납된 표시재료의 수량 확인방법

- 표시기재사항의 변경 시 하여야 할 조치

- 취급 시의 혼동 및 오염 방지대책(필요한 경우 미생물 오염 포함)

- 재고관리

- 필요한 경우 자가 사용기준(품질보증방법을 포함한다)과 장기 보관 시 외부에 노출되는 등 품질 이상의 우려가 있는 경우 재시험방법

5) 완제품 관리에 관한 사항

- 입 · 출하 시 승인판정의 확인방법

- 보관장소 및 보관방법

- 출하 시의 선입선출방법

6) 위탁제조에 관한 사항

- 원자재의 공급, 반제품 또는 완제품의 운송 및 보관 방법

- 수탁자 제조기록의 평가방법

7) 그 밖에 제조부서 책임자의 의무 이행에 관련된 세부 기준 등 필요한 사항

생물원료를 취급하는 경우에는 추가로 제조관리기준서에 다음의 사항이 포함되어야 한다 [7].

1) 미생물 등에 의한 제품의 오염방지대책에 관한 사항

2) 제조특성에 따른 제조공정의 관리에 관한 사항

3) 제조에 사용하는 동물 및 생물원료(시험에 사용하는 것은 제외한다)의 관리에 관한 사항

4) 시드 로트 및 세포은행의 관리에 관한 사항(세포주를 사용하여 제조되는 생물공학기술을 응용한 생물학적제제등의 경우에 한정한다)

제조위생관리기준서에는 다음의 사항이 포함되어야 한다 [6].

1) 작업원의 건강관리 및 건강상태의 파악 · 조치방법

2) 작업원의 수세, 소독방법 등 위생에 관한 사항

3) 작업복장의 규격, 세탁방법 및 착용규정

4) 작업실 등의 청소(필요한 경우 소독을 포함한다. 이하 같다) 방법 및 청소주기

5) 작업실 등의 청소에 사용하는 약품 및 기구

6) 청소상태의 평가방법

7) 작업소의 청정도관리에 관한 사항

8) 제조시설의 세척 및 평가

- 책임자 지정

- 세척 및 소독 계획

- 세척방법과 세척에 사용되는 약품 및 기구

4) 제조시설의 분해 및 조립 방법

5) 이전 작업 표시 제거방법

6) 청소상태 유지방법

7) 작업 전 청소상태 확인방법

8) 해충이나 쥐를 막는 방법 및 점검주기

9) 그 밖에 제조부서 책임자의 의무 이행에 관련된 세부 기준 등 필요한 사항

생물원료를 취급하는 경우에는 추가로 제조위생관리기준서에 다음의 사항이 포함되어야 한다 [7].

1) 미생물 등에 의한 작업소, 제조시설 및 기구 등(시험 · 검사기기는 제외한다)의 오염 방지를 위한 청소 및 소독에 관한 사항

2) 병원성미생물 등에 의한 작업원의 감염방지대책에 관한 사항

3) 제조위생의 기록관리에 관한 사항

4-7 규격서

첨단바이오의약품의 출발물질 및 원자재에 대한 기준규격은 해당 물질의 미생물학적 품질 등에 대해 적절히 관리될 수 있도록 공급처, 기원, 공급망, 제조 및 관리 방법에 대한 문서화가 추가적으로 필요하다.

일부 유형의 제품에서는 어떠한 물질이 제조단위를 구성하고 있는지에 대하여 명확히 할 필요가 있다. 자가 이식 및 공여적합자(donor-matched) 이식의 경우 제조된 제품은 하나의 제조단위로 보아야 한다 [4].

제조 또는 시험에 사용하는 생물원료에 관하여 다음 사항을 기록하고 이를 갖추어 두어야 한다 [7].

1) 사용균주의 기원, 명칭, 특성, 보존방법, 용도 및 그 용기마다 부여된 번호

2) 생물학적 성질 · 상태에 관한 검사성적 및 그 검사 연월일

3) 보존 및 계대배양[繼代培養: 세포, 바이러스 또는 세균증식을 위해 새로운 배지에 옮겨 대(代)를 이어 배양하는 방법]의 상황

4) 인수자 및 인계자의 성명 및 주소(법인인 경우에는 그 명칭, 대표자의 성명 및 소재지)

5) 인수 연월일

출발물질과 포장자재, 완제품의 규격서를 적절하게 승인하고, 그 일자를 기재하여야 한다. 출발물질, 1차 포장자재 또는 인쇄된 포장자재의 규격서는 다음 사항 중 해당되는 사항을 포함하거나 참조내용을 제시하여야 한다 [12].

1) 다음 사항이 포함된 설명

(1) 지정된 명칭 및 내부 제품 코드

(2) 해당되는 경우 참조하는 공정서

(3) 승인된 공급업체 및 필요한 경우 생산업체

(4) 표시자재의 견본

2) 검체 채취 및 시험에 대한 지시사항

3) 정성 · 정량 요건과 그 허용한도

4) 보관 조건 및 주의사항

5) 재시험 이전 최대 보관 기간

반제품 및 포장 전 반제품을 구매하거나 출하하는 경우 또는 중요 공정에 대하여 이들에 대한 규격서가 있어야 한다. 적절한 경우 이러한 규격서는 출발물질 및 완제품의 규격서와 유사하여야 한다 [12].

완제품에 대한 규격서에는 다음 사항을 포함하거나 제공하여야 한다 [12].

1) 지정된 제품명 및 가능한 경우 품목 코드

2) 조성

3) 제형 및 포장에 대한 세부사항

4) 검체 채취와 시험에 대한 지시사항

5) 정성 · 정량 요건과 그 허용 한도

6) 보관 조건과 특별한 취급 시 주의사항

7) 사용(유효)기간

4-8 표준제조처방서 및 제조지시서

제품 및 제조단위 크기별로 서면으로 작성하고 승인한 표준제조처방서 및 제조지시서가 있어야 한다.

표준제조처방서는 다음 사항을 포함하여야 한다 [12].

1) 제품명과 제품의 규격서와 관련된 제품 코드

2) 제형, 함량, 제조단위 크기에 대한 설명

3) 사용하는 모든 출발물질의 목록과 양에 대한 상세 사항 및 완제품에 잔류하지 않는 모든 물질에 대한 설명

4) 완제품 및 해당되는 경우 반제품의 예상수율 허용한도

제조지시서는 다음 사항을 포함하여야 한다 [12].

1) 공정을 수행하는 장소와 사용하는 주요 기계에 대한 기술
2) 세척, 조립, 교정, 멸균 등 중요 기계의 사용을 준비하는 방법 또는 그 방법에 대한 참조
3) 기계와 작업구역에 지시된 공정에 필요하지 않은 이전 제품, 문서 또는 원자재가 없는지와 기계가 사용하기에 깨끗하고 적합한지에 대한 확인
4) 상세한 단계별 공정 지시사항(예: 원자재 점검, 전처리, 원자재 투입 순서, 시간, 온도 등 중요 공정 변수)
5) 모든 공정 중 관리에 대한 지시사항과 공정 중 관리 기준
6) 필요한 경우 포장 전 반제품 보관에 대한 요건(용기, 표시 및 해당되는 경우 특별한 보관조건)
7) 준수하여야 하는 그 밖의 주의사항

제품, 포장단위 및 포장형태별로 승인한 포장지시서가 있어야 한다. 포장지시서는 다음 사항을 포함하여야 한다 [12].

1) 제품명, 포장 전 반제품 및 완제품의 제조번호
2) 제형 및 해당하는 경우 함량에 대한 기술
3) 포장용기 내 제품의 수량, 무게 또는 부피로 표현된 포장단위
4) 포장자재의 규격서와 관련된 코드 또는 참조 번호와, 필요한 모든 포장자재의 수량, 크기 및 종류를 포함한 전체 목록
5) 포장자재에 제품 제조번호 및 사용(유효)기간 표시 위치에 대한 사항 및 적절한 경우 인쇄된 포장자재의 사본 또는 예시
6) 기계와 작업구역에 지시된 포장 작업에 필요하지 않은 이전 제품, 문서 또는 원자재가 없는지(이전 포장작업 청소)와 기계를 사용하기에 깨끗하고 적합한지에 대한 확인
7) 작업 시작 전에 이전 포장 작업 청소 여부를 확인하기 위하여 해당 구역과 기계를 주의깊게 점검하는 것을 포함하여 준수하여야 하는 그 밖의 주의사항
8) 모든 중요한 보조작업을 포함한 포장작업과 사용한 기계에 대한 상세기술
9) 공정 중 관리 기준과 검체 채취에 대한 지시사항을 포함한 공정 중 관리의 세부사항

제조단위별 제조기록서를 보관하여야 한다. 현재 승인된 표준작업처방서와 제조지시서의 관련 부분을 기준으로 하여야 하며 다음 사항을 포함하여야 한다 [12].

1) 제품명과 제조번호

2) 생산 시작, 중요한 중간 공정단계 및 생산 완료의 일자와 시간

3) 각 중요 공정단계를 수행한 작업원의 성명 및 적절한 경우 작업을 점검한 작업원의 성명(서명)

4) 실제로 칭량된 각 출발물질의 양 및 시험번호와 필요한 경우 제조번호

5) 모든 관련 공정 작업과 사용한 주요 기계

6) 공정 중 관리에 대한 사항과 이를 수행한 작업원의 성명 및 공정 중 관리 결과에 대한 기록

7) 공정단계별 생산 수율

8) 표준작업처방서 및 제조지시서를 벗어난 모든 일탈과 관련된 특이사항에 대한 세부기록 및 이에 대해 서명하여 승인

9) 공정 작업 책임자의 승인

검증되어 승인(허가)된 공정이 지속적으로 점검 및 관리되어 자동적으로 생성되는 보고서는 해당 공정요약내용과 예외사항 및 기준일탈 자료로 구성할 수 있다 [12].

제조기록서 검토에 다음 사항을 고려해야 한다 [11].

1) 제조단위를 출하 또는 유통 전에 중간체 또는 원료의약품이 설정된 규격에 부합하는지 확인하기 위하여 포장 및 표시 작업을 포함하여 제조 및 시험실 관리 기록서를 검토하고 승인하는 문서화된 절차를 수립하고 준수하여야 한다.

2) 중요 공정 단계의 제조 및 시험실 관리 기록서는 원료의약품 제조단위를 출하 또는 유통하기 전에 품질부서에서 검토하고 승인하여야 한다. 비중요 공정 단계의 제조 및 시험실 관리 기록서는 품질부서에서 승인한 절차에 따라 자격을 갖춘 제조부서 또는 기타 부서원이 검토할 수 있다.

3) 모든 일탈, 조사 및 기준일탈 보고서는 해당 제조단위가 출하되기 전에 제조기록서 검토 시 함께 검토되어야 한다.

4) 제조업자의 관리 밖으로 출고하는 경우를 제외하고, 품질부서는 중간체 사용승인에 대한 책임 및 권한을 제조부서에 위임할 수 있다.

각 제조단위 또는 제조단위의 일부에 대하여 진행된 포장기록서를 보관하여야 한다.

포장지시서의 관련 부분에 따라 수행하여야 한다. 포장기록서는 다음 사항을 포함하여야 한다 [12].

1) 제품명과 제조번호

2) 포장작업 일자와 시간

3) 각 중요 공정단계를 수행한 작업원의 성명 및 적절한 경우 작업을 점검한 작업원의 성명(서명)

4) 공정 중 관리 결과를 포함한 포장지시서에 따른 작업내용 및 표시한 사항에 대한 확인 기록

5) 사용된 기계 및 포장 라인에 대한 정보와 수행한 포장 작업에 대한 상세사항

6) 가능한 경우, 제조단위 코드, 사용(유효)기한 및 모든 덧인쇄에 대한 견본과 사용한 인쇄된 포장자재의 견본

7) 포장지시서를 벗어난 모든 일탈과 관련된 특이사항에 대한 세부기록 및 이에 대해 서명하여 승인

8) 적절한 정산을 위하여, 발행, 사용, 파기 또는 반납된 모든 인쇄된 포장자재와 포장 전 반제품의 수량 및 식별(참조번호)과 포장된 제품의 수량. 다만, 포장 공정이 적절하게 전자적으로 관리되고 있다면 이러한 사항을 포함하지 않을 수 있다.

9) 포장작업 책임자의 승인

4-9 절차서 및 기록서

각 출발물질, 포장 전 반제품, 반제품 또는 완제품, 1차 및 2차 포장자재, 인쇄된 포장자재가 납품될 때마다 입고하는 문서화된 절차 및 기록서가 있어야 한다. 출발물질, 포장자재 및 기타 물품의 내부 표시, 격리 및 보관에 대한 적절한 문서화된 절차가 있어야 한다 [12].

입고기록서는 다음 사항을 포함하여야 한다.

1) 운송 인수증 및 용기에 기재된 물품의 명칭

2) 1)과 다른 경우, 제조소에서 정한 명칭이나 제품코드 또는 모두

3) 입고일자

4) 공급업체명 및 생산업체명

5) 생산업체의 제조번호 또는 참조번호

6) 입고된 총량 및 용기의 개수

7) 입고 후 부여된 제조(관리)번호

8) 그 밖의 관련 사항

검체 채취방법 및 사용하는 기구, 채취량, 물품의 오염 및 품질 저하가 발생하지 않도록 준수하여야 할 모든 주의사항 등이 포함된 검체 채취에 대한 문서화된 절차가 있어야 한다 [12].

제조 단계별 물품과 제품을 시험하기 위한 문서화된 절차가 있어야 하며, 절차는 그 방법 및 사용하는 기구를 상세하게 기술하여야 한다. 수행한 시험은 기록하여야 한다 [12].

시험실 관리 기록서는 다음과 같이 검사와 시험을 포함하여 설정된 모든 규격 및 기준의 준수여부를 확인하기 위해 수행한 모든 시험에서 얻어진 전체 자료를 포함하여야 한다 [11].

1) 물품명 또는 출처, 제조번호 또는 기타 식별코드, 검체채취일자, 적절한 경우 시험을 위해 접수된 검체의 분량 및 시험접수일자와 같은 시험검체에 대한 기술

2) 사용된 각 시험방법에 대한 기술 또는 참조

3) 시험방법에 규정된 바에 따라 각 시험에 사용된 검체의 무게 또는 측정값 기술. 즉, 표준품, 시약 및 표준용액 준비 및 시험에 대한 자료 또는 상호참조표기

4) 시험 장치에서 출력된 그래프, 차트, 스펙트럼 및 각 시험에서 생성된 모든 근거 자료의 전체 기록. 특정 시험 물품 및 시험 제조단위에 관한 적절한 식별

5) 예를 들어 측정 단위, 환산계수, 등가계수를 포함하는, 시험과 관련하여 수행한 모든 계산 기록

6) 시험결과 기술 및 설정된 허용 기준과의 비교방법에 대한 기술

7) 각 시험 실시자의 서명과 시험 실시일자

8) 원본 기록의 정확성, 완결성, 설정된 기준과의 부합여부를 검토하였음을 보여주는 다른 작업원의 서명 및 일자

다음 사항도 완전히 기록하고 유지하여야 한다 [11].

1) 설정된 분석방법에 대한 모든 변경

2) 시험 장치, 기구, 측정기구 및 기록 장치에 대한 주기적인 교정

3) 원료의약품 및 완제의약품에 수행된 모든 안정성 시험

4) 기준일탈 조사

물품과 제품, 특히 완제품에 대한 권한있는 책임자의 시판 승인에 관한 문서화된 출하 및 부적합 판정 절차가 있어야 한다. 권한있는 책임자는 모든 기록서를 검토할 수 있어야 한다.

중요 데이터의 모든 변경과 특별한 관찰사항을 보여주는 시스템이 있어야 한다. 신속한 회수를 위하여 각 제조단위의 판매에 관한 기록서를 유지관리하여야 한다.

다음 사항에 대한 문서화된 방침, 절차서, 계획서, 보고서 및 적절한 경우 관련 조치 또는 결론에 대한 기록서가 있어야 한다 [12].

1) 공정, 기계 및 시스템에 대한 밸리데이션과 적격성평가

2) 기계 조립 및 교정

3) 기술이전

4) 유지관리, 세척, 소독

5) 서명 목록, 제조 및 품질관리기준 교육, 기술 관련 사항, 작업복장 및 위생, 교육 효과에 대한 확인을 포함한 작업원 관련 사항

6) 환경 모니터링

7) 방충방서 관리

8) 불만

9) 회수

10) 반품

11) 변경 관리

12) 일탈 및 부적합에 대한 조사

13) 제조 및 품질관리기준 준수에 대한 자체실사

14) 기록서의 요약(예: 제품품질평가)

15) 공급업체 평가

주요 제조 기계 및 시험 기기에 대한 명확한 작업 절차서가 있어야 한다. 주요 또는 중요 분석 시험 기기, 제조 기계, 제품이 생산되는 구역에 대한 기록대장을 보관하여야 한다.

해당 작업원의 확인과 작업 일자를 포함하여 사용한 작업 구역, 기계 및 방법, 교정, 유지관리, 세척 및 수리 작업을 기록대장에 시간 순서에 따라 기록하여야 한다. 의약품 품질시스템 내의 모든 문서 목록을 유지관리하여야 한다.

4-10 추적성

기록서는 각 작업을 실시하면서 작성 또는 완료하여야 하며, 제조와 관련된 모든 중요 작업을 추적할 수 있도록 작성하여야 한다 [12].

인체세포등이 제조에 사용된 경우, 기증자 개인의 사생활과 건강 관련 정보에 관한 기밀은 유지하되 출발물질로부터 해당 제품의 사용 시점까지 전주기 추적관리를 해야 한다. 제조업자 또는 품목허가를 받은 자는 아래 기술된 자료를 사용기한 종료 후 30년간 보존하여야 한다. 출발물질이란, 완제품의 제조에 사용되는 유전물질, 세포, 세포주, 조직 등을 말한다 [20].

1) 인체세포등 관리업자로부터 받은 기증자 식별코드 또는 관리번호
2) 출발물질로서 사용되는 인체세포등을 전 제조 공정 및 출하시점까지 명확하게 확인하기 위하여 제조업자가 부여하는 내부식별코드(또는 다른 확인시스템)
3) 완제품의 안전성에 중대한 영향을 줄 수 있는 출발물질과 접촉하는 주요 원자재와 부자재의 식별(확인)증명서
4) 필요시 제품에 함유된 모든 활성 성분에 대한 정보

동물 세포를 출발물질로 사용하는 경우, 기증 동물을 확인할 수 있는 정보는 영구 보관하여야 한다. 추적관리기록은 배치 공정 기록이 아닌 형태로 보존할 수 있으며, 이 경우에는 쉽게 확인 가능하여야 하고 관련 첨단바이오의약품과 명확하게 연결되어 있어야 한다.

제조업자와 품목허가자 간의 계약에 따라, 추적성 자료의 보존에 대한 책임을 품목허가자에게 이전할 수 있다.

사람 기원의 출발물질에 대하여, 세포 · 조직 · 바이러스가 기원하는 공급원 및 해부학적 환경의 확인(또는, 적절한 경우 세포주, 마스터세포은행, 시드로트의 확인)도 상세하게 기술해야 한다.

공여 시점부터 제조를 거쳐 완제품을 환자에게 전달하기까지 첨단바이오의약품에 포함된 세포 · 조직을 양방향으로 추적할 수 있는 시스템을 만들어야 한다. 이 시스템은 수동이나

자동화 모두 가능하다. 이 시스템은 시판용 제조단위를 포함하는 제조 전주기 전반에 걸쳐 사용되어야 한다.

추적관리 기록은 감사가 가능한 문서로 보관해야 하며, 관련 제조기록서와 명확하게 연결되어야 한다. 저장 시스템은 환자의 부작용이 발생할 경우 추적성 데이터에 쉽게 접근할 수 있음을 보장해야 한다.

세포 및 조직 기반 제품과 환자 맞춤형 첨단바이오의약품에 대한 인체세포등의 고유 식별번호, 출발물질 식별코드 등 추적관리기록은 첨단바이오의약품의 사용기한 종료 후 30년간 보관되어야 한다. 환자 맞춤형 첨단바이오의약품에 사용되는 인체세포등 및 출발물질의 추적성 유지 및 관리를 위한 절차를 마련해야 한다.

이종 세포가 첨단바이오의약품의 출발물질로 사용되는 경우, 품목허가증 또는 관련 규정에 따라 기원 동물의 식별이 가능한 정보를 보관한다 [4].

5 제조관리

5-1 원칙

제조작업은 명확히 규정된 절차에 따라 이루어져야 한다. 품질이 확보된 제품을 제조하기 위하여 의약품 제조 및 품질관리기준 원칙을 준수하여야 하며, 의약품 품목허가(신고) 사항과 일치하여야 한다 [12].

1) 제조는 역량이 있는 사람이 수행하고 감독하여야 한다.

2) 입고, 격리, 검체채취, 보관, 표시, 소분, 공정, 포장 및 판매 등 모든 원자재와 제품의 취급은 문서화된 절차 또는 지시서에 따라 실시하여야 하며 필요한 경우 기록하여야 한다.

3) 모든 입고 원자재에 대하여 납품 내용이 주문 내용과 일치하는지 확인하여야 한다. 용기는 필요한 경우 세척하여야 하고 규정된 내용을 표시하여야 한다.

4) 용기 파손 및 원자재의 품질에 부정적 영향을 미칠 수 있는 모든 문제에 대하여 조사하고 기록하며 품질(보증)부서에 보고하여야 한다.

5) 입고된 원자재와 완제품은 사용승인 또는 출하승인될 때까지 입고 또는 공정 이후에 즉시 물리적 또는 시스템적으로 격리하여야 한다.

6) 구입한 반제품과 포장 전 반제품은 입고 시 출발물질과 동일하게 취급하여야 한다.

7) 모든 원자재와 제품은 제조업자가 설정한 적절한 조건에서 제조단위별로 구분하고 재고회전이 가능하도록 정돈된 상태로 보관하여야 한다.

8) 허용기준을 벗어나지 않았음을 보장하기 위하여 필요에 따라 수율 및 수량이 일치하는지 확인하여야 한다.

9) 혼동 또는 교차오염의 위험이 없도록 다른 제품에 대한 작업을 같은 작업실에서 동시에 또는 연속하여 실시하지 않아야 한다.

10) 건조한 원자재 및 제품을 취급할 때에는 분진이 발생하거나 확산되지 않도록 특별한 예방 조치를 취하여야 한다. 특히 고위험성 또는 고민감성 원료를 취급할 때 이를 적용하여야 한다.

11) 공정 중에는 항상 모든 원자재, 포장 전 반제품의 용기, 기계와 사용하는 작업실에 관련 사항(공정 중인 제품 또는 원자재와 해당되는 경우 그 함량, 제조번호, 제조단계)을 나타내는 표시를 부착하거나 다른 방법으로 식별될 수 있도록 하여야 한다.

12) 원자재와 제품을 다른 구역으로 이송할 때 사용되는 배관과 기타 설비가 정확히 연결되어 있는지를 보장하기 위하여 점검을 실시하여야 한다.

13) 가급적 지시서 또는 절차서에서 벗어난 일탈이 발생하지 않도록 하여야 한다. 일탈이 발생한 경우 권한이 있는 자에게 보고하고 그 내용에 따라 조치하여야 하며, 적절한 때에 품질(보증)부서가 관여하여야 한다.

14) 허가된 사람만 제조시설에 출입할 수 있도록 하여야 한다.

5-2 밸리데이션

새로운 조성 또는 제조방법을 채택하는 경우 그것이 일상적인 공정에 적합한지 증명하는 단계를 거쳐야 한다. 의약품 제조공정이 미리 설정된 기준 및 품질특성에 맞는 제품을 일관되게 제조한다는 것을 검증하여야 한다. 제품의 품질 및 공정의 재현성 또는 각각에 영향을 미칠 수 있는 기계 또는 원자재의 변경 등 제조공정에 중대한 변경이 있는 경우 밸리데이션을 실시하여야 한다. 공정과 절차가 의도하는 결과를 계속하여 달성할 수 있는지 확인하기 위하여 재밸리데이션을 주기적으로 실시하여야 한다 [12].

제조공정, 세척 절차, 시험방법, 공정 중 관리 시험 절차, 컴퓨터화 시스템의 밸리데이션을 포함하는 밸리데이션 및 각 밸리데이션 단계의 설계, 검토, 승인, 문서 관리를 책임지는 자에 대한 회사의 전반적인 방침, 의도 및 접근법을 문서화하여야 한다. 중요 변수 및 속성 또는 각각은 일반적으로 개발 단계 중 또는 축적된 자료로부터 파악하여야 하며, 재현성 있는 작업에 필요한 범위를 정하여야 한다. 여기에는 다음 사항을 포함하여야 한다 [11].

1) 중요한 제품 속성의 측면에서 원료의약품 정의

2) 원료의약품의 중요한 품질 속성에 영향을 미칠 수 있는 공정 변수 확인

3) 일상적인 제조 및 공정 관리에 사용될 것으로 예상되는 각 주요 공정 변수범위 결정

밸리데이션은 원료의약품의 품질과 순도에 중요하다고 결정된 작업에까지 확대 실시하여야 하며, 관련 세부 사항은 이 안내서의 '적격성평가와 밸리데이션' 를 참고한다.

5-3 원자재 및 제품의 관리

반입된 원자재 및 반제품(이하 "원자재등"이라 한다)는 시험결과 적합판정이 날 때까지

격리 · 보관하여야 한다. 다만, 적합판정을 받은 원자재등과 확실하게 구분할 수 있는 대책이 마련된 경우에는 그렇지 않다 [6].

1) 반입된 원자재등의 외관 및 표시사항을 확인하고 제조번호가 없는 경우에는 관리번호를 부여하여 겉포장의 먼지를 제거한 후 보관하여야 한다.

2) 원자재등이 반입되면 제조단위 또는 관리번호별로 시험용 검체를 채취하고 시험 중임을 표시하며, 검체의 용기 · 포장에 검체명, 제조번호, 채취일, 채취자 등을 표시하여야 한다.

원자재등의 보관관리에 다음 사항을 고려하여야 한다 [6].

1) 보관 업무에 종사하지 않는 사람의 보관소 출입을 제한하여야 한다.

2) 원료약품, 반제품, 자재, 완제품, 부적합품 및 반품된 제품은 각각 구획된 장소에 종류별로 보관하여야 한다. 다만, 원자재 및 완제품이 혼동될 우려가 없는 시스템에 의하여 보관되는 경우에는 그렇지 않다.

3) 원자재 및 완제품은 제조번호 또는 관리번호별로 시험 전후를 표시하고 구분 · 보관하여야 한다. 다만 자동관리 시스템인 경우에는 표시를 생략할 수 있다.

4) 원자재 및 완제품은 바닥과 벽에 닿지 않도록 보관하고 선입선출에 의하여 출고할 수 있도록 정리 · 보관하여야 한다.

5) 시험결과 부적합으로 판정된 원자재는 부적합 표시를 하여 다른 원자재와 구별하고 신속하게 처리하여야 한다.

6) 원자재, 반제품 및 완제품은 품질에 나쁜 영향을 미치지 않는 조건에서 보관하여야 한다.

7) 표시재료는 제품별, 종류별로 구분 · 보관하여야 하며, 표시내용이 변경된 경우에는 이전의 자재와 섞이지 않도록 하기 위한 조치를 마련하여야 한다.

원자재등의 출고관리에 다음 사항을 고려하여야 한다 [6].

1) 출고는 선입선출방식으로 하여야 하며, 그러지 않을 경우에는 타당한 사유가 있어야 한다.

2) 원자재는 시험결과 적합으로 판정된 것만을 작업소로 보내야 한다.

3) 완제품은 품질(보증)부서 책임자가 출하승인한 것만을 출하하여야 하며 제품명, 제조번호, 출하일, 거래처 및 수량 등을 기록 · 관리하여야 한다.

5-4 출발물질과 원자재의 관리

첨단바이오의약품은 인체 및 동물용 의약품을 통해 전염성해면상뇌증(Transmitting Spongiform Encephalopathy) 인자를 전파할 위험을 최소화하기 위한 관련 규정을 준수해야 한다. 유전자치료제에 대한 바이러스 안전성은 생산 공정을 통해 출발물질[세포은행 및 바이러스시드 원액(viral seed stocks) 포함] 및 원자재의 품질을 보장하는 시스템을 갖추어야 한다. 복제능이 있는 벡터 또는 감염된 공여자로부터의 물질을 포함하는 검체 수집, 추가 및 이동을 위한 조건은 바이러스/감염물질의 방출을 방지해야 한다 [4].

마스터 세포은행(MCB)은 최초 클론 또는 최초 클론에서 유래한 초기단계 세포은행에서 만들어질 수 있으며, 이는 원자재·세포기원 등의 위험평가를 통해 추적관리 할 수 있도록 관련 문서를 만들어야 한다.

5-4-1 첨단바이오의약품 유효성분을 포함한 서로 다른 원재료 유형 관리

출발물질, 제조 및 보관 중에 제품과 직접 접촉하는 원자재[예: 일회용 시스템(single use system)] 공급업자의 선택, 적격성평가, 승인 및 유지관리는 의약품품질시스템의 일부로서 문서화해야 한다. 관리·감독 수준은 원자재의 출처, 제조 공정, 공급망 복잡성 및 그 원자재가 들어가는 첨단바이오의약품의 최종 용도를 고려하여 개별 원자재가 발생시키는 위험에 비례하여야 한다. 각 공급자·원자재 승인에 대한 뒷받침 증거를 유지해야 한다. 이러한 활동에 관련된 작업자는 공급자, 공급망 및 관련 위험에 대한 최신 지식을 갖고 있어야 한다. 가능한 경우, 이러한 원자재는 제조업자 또는 제조업자가 승인한 공급업체로부터 직접 구매하여야 한다 [4].

제품위험프로파일(PRP)에 따라 품질위험관리(QRM) 절차 중에 중요하다고 분류된 원자재에 대해 품목허가증에서 제조업자가 정한 품질 요구사항은 제품 수명주기 동안 공급업체와 합의한다. 취급, 표시작업, 포장 및 유통조건, 불만, 회수 및 폐기 절차를 포함한 생산, 시험 및 관리와 관련한 사항은 품질협약서(quality agreement) 또는 규격서에 따라 문서화되어야 한다 [4].

사람 유래 출발물질의 경우 첨단바이오의약품 제조업자(또는 적절한 경우, 품목허가를 받은 자)와 공급자 간의 계약에는 정보 전송에 대한 명확한 조항을 포함해야 한다. 특히 여기에는 공급자가 수행한 시험 결과, 추적관리 데이터, 공급 후에 제조된 첨단바이오의약품의 품질 또는 안전에 영향을 미칠 수 있는 기증자 건강정보의 전송을 포함하여야 한다. 원재료 공급자의 승인 및 유지관리를 위해 다음 사항이 요구된다 [4].
참고로 인체세포등은 적법하게 채취된 것을 사용해야 하며, 계약시 해당 내용을 포함하는 것을 권장한다.

첨단바이오의약품 유효성분	공급망 추적관리를 확립해야 한다. 유효성분 출발물질에서부터 완제품에 이르기까지 관련된 위험은 공식적으로 평가하고 주기적으로 검증해야 한다. 유효성분의 품질에 대한 위험을 줄이기 위해 적절한 조치를 취하여야 한다. 각 유효성분에 대한 공급망 및 추적관리 기록은 첨단바이오의약품 제조업자가 사용할 수 있도록 보관해야 한다.
원자재 및 공정보조제	제조 공정을 확립하기 전, 그리고 각 원자재의 변경이 있을 때마다 품질 위험관리(QRM) 절차는 관련 원자재의 오염 위험과 전체 제조 공정 및 최종 제품에 미치는 영향을 평가해야 한다. 원자재의 품질에 대한 위험을 줄이기 위해 적절한 조치가 취해져야 한다.
제조 및 보관 중에 첨단바이오의약품과 직접 접촉하는 원자재	첨단바이오의약품과 직접 접촉하는 모든 원자재는 적절한 품질이어야 한다. 특히 일회용 시스템(single use system)의 경우, 미생물 오염 위험을 평가해야 한다.

출발물질이 입고시 다음과 같이 관리한다 [12].

1) 입고시마다 용기의 포장과 봉함대상에 해당하는 경우 봉함이 완전한지 확인한다. 납품서 및 구매 주문서, 공급업체의 표시재료와 의약품 제조업체가 관리하는 승인된 제조업체 및 공급업체의 정보가 일치하는지 확인한다. 배송에 대한 인수 확인을 문서화한다.

2) 인체세포등의 경우 입고시마다 기증자 식별동의 관련 문서, 기증자 적합성 평가 문서, 인체세포등 채취 기록서 및 검사 성적서 등 추적관리에 필요한 관련 문서를 확인한다.

3) 여러 제조단위가 한번에 입고된 경우 각 제조단위별로 검체채취, 시험 및 사용승인을 실시하여야 한다.

보관소에 있는 출발물질은 적절하게 표시하여야 한다. 표시내용은 최소한 다음 사항을 기재하여야 한다 [12].

1) 제품의 명칭과 해당되는 경우 내부 참조 코드

2) 입고 시 부여한 관리번호

3) 출발물질의 상태(예: 격리보관, 시험 중, 승인, 부적합)

4) 사용(유효)기한 또는 재시험 예정일자

5) 완전히 컴퓨터화된 보관시스템을 사용하는 경우 위의 모든 정보를 반드시 표시 내용에 읽을 수 있는 형태로 기재할 필요는 없다.

출발물질의 용기별 내용물을 확인하기 위한 적절한 절차 또는 조치가 있어야 한다. 검체를 채취한 용기는 식별되어야 한다 [12].

완제의약품 제조업자는 의약품 품목허가(신고) 사항에 따른 출발물질 시험에 대한 책임이 있다. 승인된 출발물질 제조업체의 시험결과의 일부 또는 전체를 이용할 수 있지만, 「의약품 제조 및 품질관리에 관한 규정」[별표6]에 따라 최소한 각 제조단위에 대해 확인시험을 실시하여야 한다 [12].

시험 위탁의 근거를 문서화하고 다음 사항을 충족하여야 한다 [12].

1) 출발물질 품질특성을 유지하고 시험결과가 입고된 출발물질에 적용 가능함을 보증하기 위해 운송 및 보관에 각별히 주의한다.

2) 완제의약품 제조업자는 의약품 품목허가(신고)사항에 따른 기준 및 시험방법과 의약품 제조 및 품질관리기준 준수를 확인하기 위해 출발물질의 시험(검체채취 포함)을 수행하는 현장의 위험에 근거하여 적절한 주기로 직접 또는 제3자를 통해 평가를 실시한다.

3) 적절한 자격과 경험을 가진 지정된 사람이 출발물질 제조업체 또는 공급업체가 제공하는 시험 성적서를 확인하고 서명한다. 별도의 보증이 제공되지 않는 한 이러한 서명은 각 제조단위가 제품의 규격에 부합하였음을 보장한다.

4) 완제의약품 제조업자는 자사 시험항목을 줄이기 앞서 이전 제조단위의 평가와 규정준수 여부를 포함하여 출발물질 제조업체에 대한 충분한 취급 이력(공급업체를 통한 경험 포함)이 있어야 한다. 제조공정 또는 시험방법의 중대한 변경이 있는 경우 이를 고려한다.

5) 완제의약품 제조업자는 위험성에 따라 적절한 주기로 모든 시험항목을 직접 또는 위탁 시험실을 통해 실시하고 이를 출발물질 제조업체 또는 공급업체의 시험 결과와 비교하여 제조업체 또는 공급업체 성적서의 신뢰성을 확인한다. 시험 결과가 불일치하는 경우 이를 조사하고 적절히 조치한다. 이러한 조치가 완료될 때까지 제조업체 또는 공급업체의 시험성적서 승인은 중단되어야 한다.

출발물질의 소분은 다음과 같이 관리한다 [12].

1) 적합한 원자재가 깨끗하고 적절하게 표시된 용기에 정확하게 칭량 또는 측정되었음을 보장하기 위하여, 출발물질은 문서화된 절차에 따라 지정된 담당자만 소분하여야 한다.

2) 소분된 각 원자재 및 그 중량 또는 용량은 개별적으로 확인하고 결과를 기록하여야 한다.

3) 각 제조단위별로 소분된 원자재는 함께 보관하고 이에 대한 표시는 작업자의 눈에 잘 보이도록 한다.

원료약품 및 자재의 관리는 제조관리기준서의 원료약품 관리에 관한 사항과 자재 관리에 관한 사항에 따라 정기적으로 점검하여 제조 및 품질관리에 지장이 없도록 유지 · 관리하고 해당 내용을 기록하여야 한다 [14].

원자재가 반입되면 제조단위 또는 관리번호별로 시험용 검체를 채취하고 시험 중임을 표시하며, 검체의 용기 · 포장에 검체명, 제조번호, 채취일, 채취자 등을 표시하여야 한다 [14].

반입된 원자재는 시험결과 적합판정이 날 때까지 격리 · 보관하여야 한다. 다만, 적합판정을 받은 원자재와 확실하게 구분할 수 있는 대책이 마련된 경우에는 그렇지 않다. 반입된 원자재의 외관 및 표시사항을 확인하고 제조번호가 없는 경우에는 관리번호를 부여하여 겉포장의 먼지를 제거한 후 보관하여야 한다 [14].

품질부서에 의해 반출 승인되고, 사용기한 또는 재시험일자 이내에 있는 원자재만 제조에 사용해야 한다. 필요한 시험의 결과를 적기에 사용할 수 없는 경우에 시험 결과가 나오기 전에 원자재를 사용하는 것이 허용될 수 있으나, 잠재적으로 부적합한 원자재를 사용할 위험과 다른 제조단위에 대한 잠재적 영향을 품질위험관리(QRM) 원칙에 따라 명확하게 설명하고 평가해야 한다. 이러한 경우에, 완제품 출하 승인은 모든 시험의 적합한 결과를 조건으로 한다 [4].

관련 제조 및 품질관리기준 요구사항을 준수하는지 확인하기 위해 모든 원자재 공급자(예: 제조업자 및 공급자)의 정기적인 적합성평가를 수행하여야 한다. 제조업체 또는 유통업체 시설의 현장 감사 수행 여부는 품질위험관리(QRM) 원칙에 따라 정해져야 한다 [4].

전체 공급망에 대한 품질위험관리(QRM) 원칙 적용은 원자재 품질에 대한 위험을 이해하기 위한 과정의 중요한 부분이다. ICH Q8 의약품 개발 지침에 설명된 설계기반품질(Quality by Design, QbD) 원칙이 적용될 수 있다 [4].

1) 품목허가를 받은 자는 제품위험프로파일(Product Risk Profile, PRP)을 통해 제조 중 제품과 직접 접촉하는 첨단바이오의약품 유효성분, 출발물질, 원자재 및 기타 물질(예: 일회용 시스템(single use system), 1차 포장재 및 기타 물질)을 구성하는 요소를 정의하여야 한다. 제품위험프로파일(PRP)은 개별 원자재에 적용되는 관리 수준을 정당화하는 데 사용되어야 한다.

2) 품질목표제품프로파일(Quality Target Product Profile, QTPP)을 수립하고 첨단바이오의약품이 제품위험프로파일(PRP)을 적절하게 확립하도록 중요품질특성(Critical Quality Attributes, CQA) 및 중요공정변수(Critical Process Parameters, CPP)를 정의한다.

3) 사용된 각 원자재에 대해 기원에서부터 완제품 제형으로의 통합에 이르기까지 품질, 안전성 및 기능에 대한 위험을 식별한다. 고려할 부분에는 다음 사항이 포함되지만

이에 국한되지는 않는다.

가) 전염성해면상뇌증(TSE)

나) 바이러스 오염 가능성

다) 미생물이나 엔도톡신 · 발열성물질 오염 가능성

라) 일반적으로 원자재에서 비롯되거나 공정의 일부로서 생성되어 이행된 불순물 가능성

마) 무균으로 주장되는 원자재에 대한 무균성 보증

바) 전용 장비 또는 시설이 없는 경우, 다른 공정에서 이행된 불순물 가능성

사) 적절하다면, 저온 유통 체계 관리를 포함한 환경관리 및 보관 · 운송 조건

아) 안정성

4) 각 원자재의 사용 및 기능과 관련하여 다음 사항을 고려한다.

가) 그 원자재를 포함하는 의약품의 제형 및 용도

나) 제품에서 그 원자재의 기능, 유전자치료 제품의 경우에는 해당 원자재의 유전자 발현에 미치는 영향

다) 최종 제품의 기능이 평가된 원자재에 따라 달라지는 정도 및 제조공정에서 추가로 관리될 가능성(즉, 유전자 서열이 잘못된 경우 이를 얼마나 쉽게 감지하고 시정할 수 있는지, 또는 제품이 오염되었을 경우 후속 제조공정에서 어떻게 이를 감지하거나 시정할 수 있는지)

라) 완제품의 투여 시간과 관련하여 원자재의 준비 시간

마) 작은 규모 완제품 제조단위(예: 5 ~ 50mg)의 의미와 관련하여 특별히 언급된 원자재의 양

바) 원자재와 관련하여 전 세계 및 현지 회사 수준에서 알려진 품질 결함 · 부적합

사) 첨단바이오의약품의 중요품질특성(CQA) 및 중요공정변수(CPP)에 대해 알려진 영향 또는 잠재적 영향

아) 환자 안전 보장과 관련이 있는 것으로 확인되거나 알려진 기타 요인

5) 위와 같은 평가를 기반으로 위험프로파일을 낮음, 중간 또는 높음으로 문서화하고 이 결과를 사용하여 제품위험프로파일(PRP)을 결정한다. 이를 바탕으로 품목허가를 받은 자는 품질목표제품프로파일(QTPP)을 관리하고 유지하기 위해 필요한 제조 및

품질관리기준 관련 요소를 확립하고 문서화해야 한다.

6) 제품위험프로파일(PRP)과 적절한 제조 및 품질관리기준이 정의되면 다음과 같이 지속적으로 위험 검토를 수행해야 한다.

가) 입고된 각 원자재의 제조단위에 연계된 결함의 수

나) 그러한 결함의 유형 · 심각도

다) 원자재 품질의 모니터링 및 경향분석

라) 의약품 품질 속성의 경향 관찰(원자재의 특성과 목적에 따라 다름)

마) 원자재 제조업체에서 관찰된 조직, 절차 또는 기술 · 공정 변경

7) 해당하는 경우, 제품위험프로파일(PRP)을 품목허가증에 반영

8) 생산공정에서 품질목표제품프로파일(QTPP)에 대한 식품의약품안전처장의 승인을 받은 경우, 제조업자는 중요한 관리 항목 및 면제 항목에 대한 품질목표제품프로파일(QTPP)을 따라야 한다. 제조업자는 입고되는 출발물질에 대해 수행되는 시험의 수준을 정당화하는 관리전략을 수립해야 한다.

오염을 방지하고 원자재의 변동성을 최소화하기 위해 특별한 주의를 기울여야 한다. 제품과 관련된 기준규격(공정서 또는 품목허가증에 있는 기준규격 등)은 성분 및 물질이 정의된 수준의 바이오버든을 가질 수 있는지 또는 멸균 필요 여부와 단계를 설명하여야 한다 [4].

최종멸균이 불가능하고 미생물 부산물 제거 능력이 제한적인 제품의 경우, 원자재 품질 및 무균적 제조공정에 필요한 관리가 더 중요하다. 예를 들어, 첨단바이오의약품 유효성분 단계에서 또는 품목허가증이 허용 가능한 유형 및 바이오버든 수준을 제공하는 경우, 관리전략은 이를 지정된 허용기준 내에서 유지하는 방법을 포함해야 한다 [4].

5-4-2 출발물질로 사용되는 사람의 혈액, 조직 및 세포

첨단바이오의약품 제조에 사용되는 출발물질인 사람의 혈액, 조직 및 세포의 공여, 채취 및 검사는 관련 규정에 따라야 한다 [4].

1) 사람의 조직 및 세포의 채취, 공여, 시험과 관련해서는 관련 규정에 따르며, 출발물질 공급업체로서 사람의 조직 및 세포의 채취, 공여, 시험을 적합하게 수행함을 입증해야 한다.

2) 세포치료제의 경우, 세포 채취 시점부터 제조 및 환자에게 다시 투여하기까지 무균적 공정처리의 유지를 보장해야 한다.

3) 사람의 세포나 조직이 수입되는 경우에는 품질과 안전성에 관한 국내의 기준을 반드시 충족해야 한다. 그리고 추적관리와 중대한 약물이상반응 및 중대한 이상 사례 통지 의무는 관련 규정에 따른다.

4) 첨단바이오의약품의 출발물질로 사용되는 혈액, 조직 및 세포의 가공처리가 혈액원 또는 조직은행에서 수행되는 경우가 있을 수 있다. 이는 관련 규정에 의해 승인된 경우에만 허용된다. (예: 그렇지 않으면 물질이 손상될 수 있으며 가공처리에는 최소한의 조작만 포함됨)

5) 책임을 명확하게 정의하는 기술계약서는 모든 관련 당사자(예: 제조업자, 인체세포등 관리업자, 의뢰자, 품목허가를 받은 자) 간에 이루어져야 한다.

6) 인체 조직과 세포의 제조소로의 운송은 책임 당사자 간의 서면으로 된 계약서에 따라 관리하여야 하며, 제조소는 규정된 보관 및 운송 조건 준수 여부에 대한 근거 자료를 보관하여야 한다.

7) 세포 또는 조직과 접촉하는 물질들을 포함하여, 조직·세포 채취부터 수여자(recipient)까지 그 반대의 경우에도 연속적으로 추적 관리해야 한다.

살아있는 조직 및 세포의 채취와 관련된 바이오버든을 감소시키기 위해 항생제 처리 등의 별도의 조치가 필요할 수 있다. 그러나 항생제의 사용이 무균적 제조 요구사항을 대체하지는 않는다. 항생제를 사용하는 경우, 그 사용 내용을 기록해야 한다. 항생제가 완제품 구성성분인 경우처럼 품목허가증에서 항생제의 존재가 예측되는 경우를 제외하고 항생제를 가능한 빠르게 제거해야 한다. 또한 항생제가 제품의 미생물시험 또는 무균시험을 방해하지 않고 완제품에 존재하지 않는지 확인하는 것이 중요하다 [4].

5-4-3 유전자변형생물체의 관리

첨단바이오의약품을 제조하기 위하여 「유전자변형생물체의 국가간 이동 등에 관한 법률」 제2조제1호에 따른 유전자변형생물체를 사용하는 경우에는 다음 사항을 준수하여야 한다 [7].

1) 유전자변형생물체의 생물안전 교육에 관한 내용 및 평가계획을 수립하여 실시하고 그 결과를 보관할 것

2) 유전자변형생물체의 보관 및 반입·반출에 관한 기록을 작성하고 보관할 것

3) 유전자변형생물체가 자연환경에 노출되지 않도록 제조 및 품질관리를 철저히 할 것

기타 사항은 「바이오의약품 제조소 유전자변형생물체(LMO) 관리 가이드라인[민원인 안내서]」을 참고하여 유전자변형생물체 관리 기준을 적용할 수 있다 [17].

5-5 시드로트 및 세포은행 시스템

세포배양 또는 배아 및 동물에서의 증식을 통해 동종 첨단바이오의약품을 생산하는 경우, 마스터 및 제조용 바이러스 시드로트 또는 세포은행 시스템을 권장한다. 이렇게 하면 반복적인 계대배양 또는 여러 세대에서 발생할 수 있는 원치 않는 속성 변이를 방지할 수 있다 [4].

시드로트 또는 세포은행, 의약품 원료와 완제의약품 사이의 세대 수[배가(倍加), 계대]는 품목허가사항과 일치하여야 한다 [4].

제품전주기관리(product lifecycle management)의 일환으로, 마스터 및 제조용을 포함하여 시드로트와 세포은행의 제조는 적절한 제조 및 품질관리기준 조건에서 수행하여야 하며, 시드로트와 세포은행 및 작업자를 보호하기 위한 적절한 환경 관리도 포함하여야 한다. 시드로트와 세포은행의 제조 중에는 동일 구역에서 또는 동일 작업자가 다른 생물체나 감염성 물질(예: 바이러스, 세포주 등)을 동시에 취급해서는 안된다. 또한 의약품 제조 및 품질관리기준 원칙 부분만 적용되는 마스터 시드 또는 세포은행의 제조 이전단계에서는 개발되는 동안 제품의 안전성에 잠재적 영향을 미칠 수 있는 사용 성분(예: 생물학적 기원의 시약)들과 관련된 사항을 포함하여 추적관리 할 수 있도록 관련 문서를 마련하여야 한다 [4].

마스터 및 제조용 세포은행과 마스터 및 제조용 시드로트의 제조 후에는 격리 및 출하 승인 절차에 따라야 한다. 이때 오염물질에 대한 적합한 특성 분석(characterization) 및 시험을 실시하여야 하며, 연속 제조 단위의 특성과 품질의 일관성을 확인함으로써 세포은행과 시드로트의 지속적인 사용 적합성을 증명하여야 한다. 또한 시드로트와 세포은행의 안정성과 회수율에 대한 근거 자료를 문서화하고 경향 평가가 가능하도록 하여야 한다 [4].

시드로트와 세포은행은 오염 또는 변질의 위험을 최소화하도록 보관 및 사용하여야 한다. (예: 밀봉용기 내 액체질소의 기화상태에서 보관). 서로 다른 시드 또는 세포를 같은 구역에 보관하거나 동일한 장비를 사용하여 보관하는 경우, 혼동 또는 혼입되지 않게 보관하고 물질의 감염성을 고려하여 교차 오염 방지 대책을 마련하여야 한다 [4].

다른 제조소에서 구축 · 운영된 세포은행(바이러스시드 및 형질전환 은행도 포함한다)을 입고하는 경우 세포의 일관성을 확인할 수 있도록 유전자계통분석을 실시해야 한다 [20].

세포치료제는 한정된 계대 수에서 생성된 세포 원액(cell stock)으로부터 만들어진다. 마스터 및 제조용 세포은행의 두 단계 시스템과 달리, 세포 원액(cell stock)으로부터의 생산 횟수는 세포 원액(cell stock)을 배양 확장한 다음 얻어진 분할한 세포액의 개수에 따라 결정되고, 이는 제품 전주기에 사용할 수는 없으며, 따라서 한번 얻어진 세포액은 다음 생산을 위해 사용되지 않는다. 공여자 간의 편차는 인체세포등(세포원액)의 품질 변화뿐만 아니라 완제품의 품질에 영향을 주는 관계로 이러한 편차 관리방안은 품목허가증에 기재되어야 하며, 밸리데이션 및 동등성 비교 계획서에 포함해야 한다 [4].

보관 용기는 밀봉하여 라벨을 명확하게 표시하고, 적절한 온도에서 보관해야 한다. 재고는 엄격하게 관리해야 하며, 보관 온도를 지속적으로 기록하고, 액체질소를 사용하는 경우 그 양을 모니터링해야 한다. 설정된 기준일탈과 그에 따른 시정 및 예방조치 사항을 기록해야 한다. 원액(stock)을 분할하고 분할된 원액은 서로 다른 곳에 보관하여 전체가 손실될 위험을 최소화하는 것이 바람직하며, 그러한 보관장소의 관리는 앞 단락에 요약된 사항을 보장해야 한다. 원액(stock)의 보관 및 취급 조건은 동일한 절차 및 조건에 따라 이루어져야 하며, 일단 보관 용기를 시드로트 또는 세포은행 관리 시스템에서 꺼내면 해당 용기를 다시 재고로 반환해서는 안된다 [4].

세포은행 유지 및 관리에서 다음의 사항들을 고려하여야 한다 [11, 14].

1) 세포은행에 대한 접근은 승인된 작업원으로 제한되어야 한다.

2) 세포은행은 생존율을 유지하고 오염을 방지하도록 설계된 보관 조건 하에서 유지 관리되어야 한다.

3) 세포은행 바이알 사용 및 보관조건에 대한 기록을 유지 관리하여야 한다.

4) 적절한 경우 사용 적합성을 결정하기 위해 세포은행을 주기적으로 점검하여야 한다.

5) 세포은행에 관한 더 자세한 사항은 '생물의약품 생산에 사용되는 세포기질 관리 가이드라인(민원인 안내서)' 를 참조한다.

5-6 제조공정관리

제품의 제조단위마다 '4-8 표준제조처방서 및 제조지시서' 에 기재된 내용을 포함하여 제조기록서를 작성하여야 하되, 제조기록서는 제조지시서와 통합하여 작성할 수 있다 [6].

제조공정관리에 다음 사항을 고려하여야 한다 [6].

1) 해당 작업에 종사하지 않는 사람의 작업소 출입을 제한하여야 한다.

2) 작업 전에 시설 및 기구의 청결상태를 확인하여야 한다.

3) 작업 중인 작업실과 보관용기 및 기계 · 설비에는 제품명과 제조번호 등을 표시하여야 한다.

4) 반제품은 제품의 균질성을 확보하기 위하여 필요한 공정에서 적절한 시험을 하여 완제품의 규격에 맞도록 하여야 한다.

5) 반제품은 신속하게 제조공정을 완료하되, 보관 시에는 품질이 변하지 아니하도록 보관하여야 한다.

6) 이론 생산량과 실생산량을 비교하여 수율관리기준을 벗어난 경우에는 그 원인을 조사하고 대책을 수립하여 시행하여야 한다.

7) 의약품을 제조하는 경우에는 미생물의 오염에 유의하고 청정등급에 맞도록 관리하여야 한다.

8) 멸균조작이 필요한 의약품은 멸균 전과 멸균 후의 반제품 상호간에 혼동이 일어나지 않도록 관리하여야 한다.

9) 제조용수의 수질을 작업 시마다 규정된 방법에 따라 확인하여야 한다.

10) 제조공정 중 기준일탈한 반제품을 재가공하는 경우에는 품질(보증)부서 책임자의 승인을 받아야 하며 그 기록을 보관하여야 한다.

11) 발열성물질시험이 적용되는 의약품의 용기나 마개는 발열성물질을 제거하기 위하여 세척 · 멸균하여야 한다.

12) 완제품의 품질을 보증하기 위하여 중요공정에 설정된 작업시간을 벗어난 경우에는 제품의 품질에 영향이 없음을 규명하고 그 관련 기록을 보관하여야 한다.

생산공정 중에 물질(예: 배양배지 및 완충액)를 측정하거나 무게를 칭량해야 하는 경우, 정해진 기준에 따라 특정된 기간(예: 제조단위 또는 캠페인의 제조 기간) 동안 소량 재고를 생산구역에 보관할 수 있다 [4].

의약품 제조에 사용되는 원료약품은 사용 적합성에 영향을 미치지 않는 적절한 조건 하에서 칭량하거나 측정하여야 한다. 칭량 및 측정 장치는 사용 목적에 적합한 정확성을 갖추어야 한다. 물품을 추후 생산 작업에 사용하기 위해 작은 단위로 나누는 경우, 물품을 담는 용기는 적합하여야 하며 다음 정보를 표시하여야 한다 [11].

1) 물품명 및 품목 코드 또는 각각

2) 입고 또는 관리번호

3) 새로운 용기에 담긴 물품의 무게 또는 측정값

4) 적절한 경우 재평가 또는 재시험일자

중요한 칭량, 측정 또는 작은 단위로 나누는 작업에는 입회자를 두거나 그와 동등한 수준으로 관리하여야 한다. 사용하기 전에 생산 작업원은 생산하고자 하는 중간체 또는 원료의약품의 제조기록서에 명시된 물품인지 여부를 확인하여야 한다 [11].

1) 기타 중요 활동에는 입회자를 두거나 그와 동등한 수준으로 관리하여야 한다.

2) 생산 공정 중 지정된 단계에서 실제수율과 예상수율을 비교하여야 한다. 적절한 범위의 예상수율을 이전 실험, 파일럿규모 생산 또는 제조 자료에 근거하여 설정하여야 한다. 중요 공정 단계와 관련된 수율의 일탈은 관련 제조단위의 품질에 미치는 영향 또는 잠재적인 영향을 확인하기 위해 조사하여야 한다.

3) 모든 일탈은 문서화되고 설명되어야 한다. 중대한 일탈에 대해서는 조사를 실시하여야 한다.

4) 주요 설비의 공정 상태는 개별 설비에 또는 적절한 문서, 컴퓨터 제어 시스템이나 기타 대체 수단으로 표시되어야 한다.

5) 재가공 또는 재작업 대상 물품은 무단 사용을 방지하기 위해 적절히 관리하여야 한다.

표준 제조지시서에 시간제한이 명시되어 있는 경우의약품의 품질을 보증하기 위하여 이러한 시간제한을 준수하여야 한다. 일탈은 문서화되고 평가되어야 한다. 목표값에 맞추기 위한 공정(예: pH 조정, 수소화 반응, 설정 규격을 맞추기 위한 건조 작업)을 실시할 때에는 공정 중 검체 채취 및 시험에 의해 반응 또는 공정 단계의 완료 여부가 결정되므로, 이 경우에는 시간제한이 적절하지 않을 수 있다. 다음 공정을 위해 보관 중인 중간체는 사용 적합성을 보증하기 위한 적절한 조건 하에 보관하여야 한다 [11].

진행상황을 점검하고 의약품의 품질 특성에 변화를 일으킬 수 있는 공정단계의 수행을 관리하기 위해 문서화된 절차를 수립하여야 한다. 공정 중 관리와 그 허용기준은 개발단계 또는 지난 자료를 통해 얻은 정보를 근거로 정하여야 한다 [11].

1) 허용 기준과 시험의 유형 및 범위는 제조하는 중간체 또는 원료의약품의 특성, 실시하는 반응 또는 공정단계, 그리고 공정이 제품 품질의 변화에 미치는 영향의 정도에 따라 결정될 수 있다. 초기 공정 단계에는 비교적 덜 엄격한 공정관리를 적용할 수 있는 반면, 후기 공정단계(예: 분리 및 정제 단계)에는 엄격한 관리를 적용하는 것이 적절할 수 있다.

2) 관리 시점 및 방법을 포함한 중요 공정 중 관리(및 중요 공정 모니터링)는 문서로 작성하여야 하며 품질부서의 승인을 받아야 한다.

3) 공정 중 관리는 자격을 갖춘 제조부서 작업원이 수행할 수 있으며, 품질부서가 승인한 사전에 설정된 한계기준 내에서 이루어지는 조정은 품질부서의 사전 승인

없이 수행할 수 있다. 모든 시험과 결과는 제조기록서에 모두 기록하여야 한다.

4) 공정 중 검체 채취 방법에 대한 문서화된 절차가 있어야 한다. 검체 채취 계획과 절차는 과학적으로 타당한 검체 채취 방법에 근거하여야 한다.

5) 검체 채취된 물질의 오염을 방지할 수 있도록 설계된 절차를 사용하여 공정관리용 검체를 채취하여야 한다. 채취 이후 검체의 완전성을 보증할 수 있는 절차를 수립하여야 한다.

6) 공정 모니터링 및 공정 조정 또는 각각을 목적으로 수행하는 공정 중 시험에 대한 기준일탈 조사는 일반적으로 필요하지 않다.

혼합은 동일한 규격에 적합한 물질들을 섞어 균질한 중간체나 원료의약품을 생산하는 공정이다. 단일 제조단위의 부분을 공정 중 섞는 것(예: 단일 결정화 제조단위에서 여러 차례에 걸쳐 원심분리한 결과물을 모으는 것)이나 다음 공정을 위해 여러 개 제조단위의 일부분을 섞는 것은 생산공정의 일부이며 혼합으로 보지 않는다.

규격에 맞추기 위해 기준일탈된 제조단위를 다른 제조단위와 혼합하여서는 아니 된다. 혼합하는 각 제조단위는 수립된 공정에 따라 제조하여야 하며 혼합하기 이전에 개별적으로 시험을 실시하여 적절한 규격에 부합하여야 한다. 허용되는 혼합 작업에는 다음이 포함되나 이에 국한되지 않는다 [11, 14].

1) 제조단위를 증대하기 위한 작은 제조단위의 혼합

2) 하나의 제조단위를 만들기 위하여 동일한 중간체 또는 원료의약품 제조단위의 나머지 부분[테일링(tailing), 즉, 분리된 물질의 비교적 적은 분량]의 혼합

혼합 공정을 적절히 관리하고 문서화하여야 하며, 설정된 규격에 적합한지 확인하기 위해 필요한 경우 혼합된 제조단위에 대해 시험을 실시하여야 한다. 혼합 공정의 제조기록서에는 그 혼합 제조단위를 구성하고 있는 개별 제조단위를 추적할 수 있어야 한다.

원료의약품의 물리적 속성이 중요한 경우 섞여진 제조단위의 균질성을 위해 혼합 작업을 검증하여야 한다. 밸리데이션에는 혼합 공정에 의해 영향을 받을 수 있는 중요 속성에 대한 시험이 포함되어야 한다. 혼합이 안정성에 부정적인 영향을 미칠 수 있는 경우 최종 혼합 제조단위에 대해 안정성시험을 수행하여야 한다. 혼합 제조단위의 사용(유효)기한 또는 재시험일자는 혼합물에 포함된 가장 오래된 제조단위 또는 나머지 부분의 제조일자를 기준으로 설정하여야 한다.

제조공정 중의 오염을 방지하기 위하여 다음 사항을 준수하여야 한다 [7].

1) 폐쇄식 제조시설 또는 이에 준하는 시설을 사용할 것

2) 동일한 설비에서 다른 제품을 제조하는 경우에는 청소 및 소독을 철저히 하여 오염을 방지할 것

3) 제조에 사용하는 기구, 물품 등은 세척하고, 필요시 소독 또는 멸균 후 전용 준비실을 통하여 반입할 것

4) 원심분리에 의한 연무(煙霧)나 혼합작업에 의하여 발생하는 가루의 날림에 대한 방지대책을 마련할 것

작업실 및 기자재는 수시로 소독하거나 멸균하여야 한다. 발효 등 생물화학적 반응을 하는 경우에는 온도, 수소이온농도 등 제조공정관리에 필요한 사항을 연속적으로 측정하고 기록하여야 한다. 연속배양법으로 제조하는 경우 용매나 배지는 이송배관이 잘 되었는지를 확인한 후 반응조에 투입한 후 그 상태에서 멸균하여야 한다. 연속배양법을 사용하는 경우에는 배양조의 배양조건을 유지하기 위하여 필요한 조치를 하여야 한다.

제조에 사용하는 시드 로트 및 세포은행은 담당자만이 취급하며 서로 다른 시드 로트와 세포은행은 구분하여 보관하고 서로 오염되지 않도록 관리하여야 한다. 다만, 「의약품 등의 제조업 및 수입자의 시설기준령 시행규칙」 제6조제3호 각 목에 따른 병원체 등은 각각 명확히 격리한다. 생균은 배지가 오염되지 않은 상태로 유지되어 있고 제조공정 중에 오염될 우려가 없는 설비에서 취급하여야 한다. 제조공정에서 원료약품 또는 제품을 불활화(不活化: 본래 가지고 있는 기능을 없애는 작용)하는 경우에는 불활화하지 않은 원료약품 또는 제품에 의한 오염 방지를 위하여 필요한 조치를 하여야 한다.

용매 등 액체 원료약품의 투입 시 사용되는 필터와 배관은 연결하거나 분리하여 멸균하여야 한다. 완충제 등 제조 중에 무게를 측정할 필요가 있는 물질이 소량인 경우에는 제조구역에 보관할 수 있다.

정제공정에서 사용하는 칼럼크로마토그래피장치는 제품별로 용도를 지정하여 사용하며, 제조단위가 변경되면 세척, 멸균 또는 소독하여 사용하여야 하고, 필요한 경우에는 엔도톡신 등을 모니터링한다.

제품등을 충전하거나 포장하는 경우에는 제품등에 직접 접촉하는 용기 또는 포장재료를 냉장시설에서 제품등과 같은 온도로 미리 냉각한 후 충전하거나 포장하여야 한다. 다만, 제품등에 직접 접촉하는 용기 또는 포장재료가 품질에 영향을 주지 않는 경우에는 그렇지 않다.

병원미생물 또는 유전물질, 세포, 세포주, 조직 등에 오염되었거나 오염되었다고 의심되는 다음의 것은 그 제조소 안에서 소각처분하여야 한다. 다만, 소독 등의 방법으로 보건위생상 위해가 없도록 조치한 물품인 경우에는 사용한 물품을 소각하지 않아도 되며, 동물의 사체 또는 오물은 위탁하여 소각할 수 있다 [7, 20].

1) 제조 또는 시험에 사용한 물품, 2) 오물, 3) 동물의 사체

제조공정 중의 오염을 방지하기 위하여 조제와 충전은 별도의 작업실에서 해야 한다. 다만, 교차오염을 방지할 수 있는 시설과 절차가 마련된 경우에는 그렇지 아니할 수 있다 [20].

5-7 제조위생관리

오염과 혼동을 방지하기 위하여 정리정돈을 잘하고, 청결을 유지할 수 있도록 청소하여야 한다 [6].

1) 작업소의 청소는 청소방법, 청소주기 및 확인방법에 대한 규정에 따라 하여야 한다.
2) 청정구역은 청정등급에 맞는 청정도가 유지되도록 관리하고 정기적으로 점검하여야 한다.
3) 작업소 및 보관소에 음식물 반입, 개인의약품 보관, 흡연 등 제품의 품질에 영향을 미칠 수 있는 행위를 해서는 아니 된다.
4) 해충이나 쥐를 막을 대책을 마련하고 정기적으로 점검 · 확인하여야 한다.

제조설비의 세척에 사용하는 세제 또는 소독제는 잔류하거나 적용하는 표면에 이상을 초래하지 않는 것이어야 한다 [6].

1) 세척한 제조설비는 다음 사용 시까지 오염되지 않도록 유지 · 관리하여야 한다.
2) 제조설비의 세척은 세척 작업원, 세척 작업일 및 세척에 사용된 약품 등을 기록한 세척기록과 그 기계 · 설비를 사용한 품목 등 사용기록을 날짜순으로 작성하여 갖추어 두어야 하되, 세척기록과 사용기록은 통합하여 작성할 수 있다.

5-8 세포배양 및 발효에 의해 제조된 원료의약품

세포배양 및 발효 공정은 배지, 완충제와 같은 원료들로 인해서 미생물학적 오염이 발생할 수 있으므로, 제조 공정 중 적절한 단계에서 미생물부하, 바이러스성 오염, 엔도톡신 등을 관리하고 모니터링하여야 한다. 의약품의 오염을 방지하기 위하여 설비와 환경에 대한 적절한 관리가 필요하며, 환경에 대한 기준과 점검의 주기는 생산 단계와 생산 조건(개방, 폐쇄 또는 차폐시설 등)에 따라 결정하여야 한다. 필요한 경우 배지 조성물, 숙주유래 단백질, 공정 유래 불순물, 제품 유래 불순물, 오염원 등의 제거 여부를 적절한

단계에서 확인하여야 한다 [14].

세포배양 또는 발효에 의해 원료의약품 또는 중간체를 생산할 때에는 세포배양 또는 살아있는 유기체로부터 얻어진 물질의 추출 및 정제와 같은 생물학적공정이 적용된다. 물리화학적 변경과 같은 제조공정의 일부인 추가적인 공정 단계가 있음에 주의한다. 사용되는 원료약품(배지, 완충액 성분)로 인해 미생물 오염물질의 증식 가능성이 있다. 공급원, 조제방법 및 원료의약품 또는 중간체의 사용 용도에 따라, 제조 중 바이오버든, 바이러스 오염 및 엔도톡신 또는 각각의 관리와 적절한 단계에서의 공정 모니터링이 필요할 수 있다 [11].

1) 오염 위험을 최소화하기 위하여 적절한 설비를 사용하고 환경관리를 하여야 한다. 환경의 품질에 대한 허용기준 및 모니터링 빈도는 생산 단계 및 생산 조건(개방, 밀폐 또는 봉쇄 시스템)에 따라 달라야 한다.

2) 일반적으로 공정관리 시 다음 사항을 고려하여야 한다.

- 제조용 세포은행의 유지관리(적절한 경우)
- 적절한 접종 및 배양의 확대
- 발효 및 세포배양 시 중요 작업 변수의 관리
- 세포증식과정, 생존율(대부분의 세포배양과정에 대해) 및 해당하는 경우 생산성 모니터링
- 중간체 또는 원료의약품을 오염(특히 미생물적 특성에 의한)되지 않도록 하고 품질 손상을 방지하면서 세포, 세포잔해 및 배지 성분을 제거하는 회수 및 정제 절차
- 적절한 생산 단계에서 바이오버든 및 필요한 경우 엔도톡신 수준 모니터링
- ICH 가이드라인 Q5A ‘생명공학 제품의 품질: 사람 또는 동물 기원의 세포주에서 유래된 생명공학 제품의 바이러스 안전성 평가’에 기술된 바이러스 안전성 문제

3) 적절한 경우 배지 성분, 숙주 세포 단백질, 기타 공정관련 불순물, 제품관련 불순물 및 오염물질의 제거를 증명하여야 한다.

세포배양 및 발효공정에서 다음의 사항들을 고려하여야 한다 [11, 14].

1) 세포기질, 배지, 완충액 및 가스의 무균적 투입이 필요한 경우 가능하면 폐쇄 또는 봉쇄 시스템을 사용하여야 한다. 최초 용기 접종 또는 후속 이전 또는 투입(배지, 완충액)을 개방 용기에서 수행하는 경우 오염 위험을 최소화하기 위한 관리 및 절차가 있어야 한다.

2) 원료의약품 품질이 미생물 오염의 영향을 받을 수 있는 경우 개방 용기를 사용하는

조작은 생물안전작업대 또는 이와 유사하게 관리되는 환경 내에서 실시하여야 한다.

3) 배양을 취급할 때 작업원은 적절한 복장을 착용하고 특별한 주의를 기울여야 한다.

4) 수립된 공정의 일관성을 보증하기 위하여 중요작업변수(예: 온도, pH, 교반속도, 가스 투입, 압력)를 점검하여야 한다. 세포성장, 생존율(대부분의 세포배양과정에 대해), 적절한 경우 생산성도 점검하여야 한다. 중요 변수는 각 공정에 따라 다양하며 고전적 발효의 경우 일부 변수(예: 세포 생존율)는 점검이 필요하지 않을 수 있다.

5) 세포배양설비를 사용 후에 세척하고 멸균하여야 한다. 적절한 경우 발효 설비를 세척하고 소독 또는 멸균하여야 한다.

6) 원료의약품의 품질을 보호하기 위해 적절한 경우 배지를 사용하기 전에 멸균하여야 한다.

7) 오염을 감지하고 취해야 할 조치의 진행을 결정하기 위한 적절한 절차가 있어야 한다. 오염이 제품에 미치는 영향을 확인하는 절차 및 설비로부터 오염을 제거하여 후속 제조단위에 사용될 상태로 회복시키는 절차가 포함되어야 한다. 발효과정에서 관찰되는 외래성 유기체를 적절히 식별하고, 필요한 경우 그 존재가 제품의 품질에 미치는 영향을 평가하여야 한다. 생산한 물질의 처리 시에 이러한 평가의 결과를 고려하여야 한다.

8) 오염발생 기록을 유지 관리하여야 한다.

9) 교차오염의 위험을 최소화하기 위하여 공용(다제품) 설비의 경우 캠페인 생산 사이에 세척 후 적절히 추가적인 시험을 실시하여야 한다.

회수, 분리 및 정제공정에서 다음의 사항들을 고려하여야 한다 [14].

1) 회수 공정은 오염을 방지할 수 있는 작업실 및 설비 내에서 이루어져야 한다.

2) 원료의약품의 품질 저하 및 오염을 방지하면서 중간체 및 원료의약품을 일정한 품질로 회수할 수 있도록 회수 및 정제 공정을 실시하여야 한다.

3) 모든 설비는 사용 후 적절한 방법으로 세척하고 소독하여야 한다.

4) 개방형 설비를 사용할 경우, 정제 공정은 원료의약품의 품질을 유지할 수 있는 적절한 조건에서 실시하여야 한다.

5) 정제공정에서 사용하는 칼럼크로마토그래피장치는 제품별로 용도를 지정하여 사용하여야 하고, 제조단위가 변경되면 세척, 멸균 또는 소독하여 사용하여야 하며, 필요한 경우에는 엔도톡신 등을 모니터링하여야 한다.

세포 또는 세포 성분을 제거하거나 파괴 후 세포 성분을 수집하는 회수 단계는 오염 위험을 최소화하도록 설계된 설비 및 구역에서 수행하여야 한다 [11].

1) 생산유기체, 세포잔해물, 배지성분을 제거 또는 불활화하는 회수 및 정제 절차는 (품질저하, 오염, 품질손실을 최소화하면서) 중간체 또는 원료의약품을 일관성 있는 품질로 회수하는 것을 적절하게 보증하여야 한다.

2) 모든 설비는 사용 후 적절히 세척하고 필요한 경우 소독하여야 한다. 중간체 또는 원료의약품의 품질이 훼손되지 않는 경우 세척하지 않고 복수의 계속적인 제조단위 방식을 이용할 수 있다.

3) 개방 시스템을 사용하는 경우 정제는 제품 품질 보존에 적절한 환경 조건 하에서 수행되어야 한다.

4) 설비를 여러 제품에 사용하는 경우, 크로마토그래피 수지의 전용 사용 또는 추가 시험과 같은 추가적인 관리가 적절할 수 있다.

바이러스 제거 및 불활화 단계에서 다음의 사항들을 고려하여야 한다 [14].

1) 세포주로부터 유래된 제품은 바이러스 오염의 가능성이 있으므로 제조 공정중의 바이러스 시험 기준을 확립하거나 바이러스 제거 및 불활화에 대한 밸리데이션을 실시하여야 한다.

2) 바이러스 제거 및 불활화 공정은 밸리데이션을 통해 검증된 범위 내에서 이루어져야 한다.

3) 제조공정에서 바이러스 제거 및 불활화하는 경우에는 바이러스 제거 및 불활화하지 아니한 원료의약품에 의한 오염방지를 위하여 적절한 대책을 마련하고 조치하여야 한다.

4) 동일한 설비를 다른 정제 단계에 사용하지 아니하여야 하나, 동일 설비를 사용할 경우에는 사용 전에 적절하게 세척하고 소독하여야 한다.

5) 설비나 환경 등을 통하여 이전 공정 단계로부터 잠재된 바이러스가 교차 오염되는 것을 방지하기 위한 적절한 대책을 마련하고 조치하여야 한다.

바이러스 제거 및 불활화 단계 전후의 잠재적인 바이러스 오염을 방지하기 위하여 적절한 주의를 기울여야 한다. 바이러스 제거 및 바이러스 불활화 단계는 일부 공정에 있어 중요한 공정 단계이며 검증된 변수 이내에서 수행되어야 한다. 개방 공정은 다른 공정 활동과 분리된 구역에서 실시하여야 하며 별도의 공기조화장치를 사용하여야 한다. 일반적으로 서로 다른 정제 단계에 대해 동일한 설비를 사용하지 않는다. 다만 동일한 설비를 사용한다면, 재사용하기 전에 설비를 적절히 세척하고 소독하여야 한다. 이전 단계로부터의 잠재적인 바이러스 전이를 방지하기 위해 적절한 주의를 기울여야 한다 (예: 설비 또는 환경을 통해). 보다 자세한 사항은 ICH 가이드라인 Q5A '생명공학 제품의 품질: 사람 또는 동물 기원의 세포주에서 유래된 생명공학 제품의 바이러스 안전성 평가'를 참조한다 [11].

5-9 무균작업 및 무균공정

멸균이 불가능한 생물학적 물질의 경우, 오염물질의 유입을 최소화하기 위해 반드시 무균환경에서 공정을 수행해야 한다. 오염물질이 존재할 수 있는 경우에는, 제조공정 밸리데이션에 바이러스 제거 또는 불활화 공정을 포함하여야 한다. 적절한 환경관리 및 모니터링을 실시하여야 한다 [4].

1차 포장 용기 및 구성품은 미립자, 엔도톡신, 발열성물질 및 바이오버든 오염을 적절히 관리하도록 검증된 절차를 통해 세척해야 한다 [8].

5-9-1 무균작업준비 및 무균공정

무균공정은 명확히 규정되어야 한다. 무균공정과 연관된 위험과 모든 관련 요구사항은 확인, 평가, 적합하게 관리되어야 한다. 이러한 관리(방안)에 대한 허용기준, 모니터링 요건 및 유효성 검토 내용을 해당 제조소의 오염관리전략에 명시해야 한다. 이러한 위험의 관리 방법 및 절차를 기술하고 이행해야 한다. 허용된 잔류 위험을 공식적으로 문서화해야 한다 [8].

제조소의 오염관리전략에 따라 무균 환경 준비작업 및 모든 공정 단계 중에, 그리고 제품을 최종 용기에 밀봉하기 전까지 미립자, 미생물, 엔도톡신 및 발열성물질 오염을 최소화하기 위한 예방책을 시행해야 한다. 청정실 내에서 미립자 및 섬유를 유발하기 쉬운 물질을 최소화해야 한다 [8].

A등급 환경에 대한 중요 간섭의 필요성을 줄이고 오염 위험성을 최소화하기 위해 가능한 경우 랍스(RABS), 아이솔레이터 또는 기타 시스템과 같은 설비의 사용을 고려해야 한다. 사람에 의한 직접적인 중요 간섭을 제거하기 위해 로봇 및 공정 자동화도 고려할 수 있다 (예: 건열 터널, 자동화된 동결건조기 적재, 증기멸균장치(SIP)) [8].

최종 제형이 여과될 수 없는 무균제품의 경우 다음 사항을 고려해야 한다 [8].

1) 모든 제품 및 구성품에 접촉하는 설비는 사용 전에 멸균해야 한다.

2) 모든 원료약품 또는 중간체를 멸균하여 무균적으로 투입해야 한다.

3) 벌크 용액 또는 중간체는 멸균해야 한다.

직접적 또는 간접적으로 제품과 접촉하는 설비, 구성품 및 부속품에 대해 멸균 후 포장 해체, 조립 및 준비는 무균공정으로 처리하여야 하며, 주변 환경이 B등급인 A등급에서 수행되어야 한다. 제품의 충전 라인 조립 및 충전은 무균공정으로 처리하여야 하며, 주변 환경이 B등급인 A등급에서 수행되어야 한다.

무균의약품의 조제 및 충전은 해당 제품 및 구성품이 환경에 노출된 이후에 해당 제품이 여과되지 않거나(멸균등급필터를 통해) 최종 멸균되지 않은 경우 주변 환경이 B등급인 A등급 구역에서 이행되어야 한다 [8]. 아이솔레이터를 사용하는 경우는 적용되지 않는다.

무균연결은 이후에 멸균장치로 멸균하거나 인근 환경으로부터의 오염 가능성을 최소화시키는 무균연결장치를 사용하지 않는 한 주변 환경이 B등급 배경인 A등급 구역에서 시행되어야 한다. 무균연결장치는 오염 위험을 완화하도록 설계되어야 한다. 무균 연결을 적절히 평가하고 그에 대한 유효성을 입증해야 한다. 무균연결장치 관련 요건은 다음 사항을 참조한다 [8].

1) 무균 연결장치에 사용된 자재의 완전성을 보장하도록 적절한 조치를 이행해야 한다. 완전성을 달성하는 방법을 확정하고 이를 오염관리전략에 포함해야 한다. 제품 무균성 침해 위험이 있는 경우 적절한 시스템의 완전성 시험을 고려해야 한다. 공급자 평가에는 시스템의 무균성 손상을 유발할 수 있는 잠재적 고장모드와 관련된 데이터 수집 분석을 포함해야 한다.

2) 폐쇄형 시스템이 위치하는 주변 환경은 시스템 설계 및 수행한 공정에 근거해야 한다. 무균공정 및 폐쇄형 시스템의 완전성이 손상될 위험이 있는 경우, 폐쇄형 시스템은 A등급에 위치해야 한다. 해당 시스템이 모든 용법(예: 압력 시험 및 모니터링 또는 각각)에서 완전성을 유지한다면 더 낮은 등급의 구역에 위치할 수 있다. 청정구역 간 이동은 철저히 평가되어야 한다. 폐쇄형 시스템을 개방할 경우(예: 벌크 제조 라인 유지관리를 위해) 원자재에 적절하게 등급 분류된 구역(예: 최종멸균공정의 경우 C등급, 무균 공정의 경우 A등급)에서 공정을 수행하거나 추가 세척 및 소독(무균 공정의 경우 멸균)을 실시해야 한다.

무균 조작(비무균연결장치 포함)은 미리 조립되고 멸균된 설비와 같은 엔지니어링 설계 솔루션을 활용하여 최소화해야 한다. 가능한 경우 제품과 접촉하는 배관 및 설비는 미리 조립하고 자동멸균장치로 멸균해야 한다 [8].

생산 중에 발생할 수 있는 허용되고 적격한 간섭(내재적 간섭 및 시정 간섭 모두)에 대해 승인 목록이 있어야 한다. 간섭은 환경, 공정, 제품의 오염 위험을 효과적으로 최소화할 수 있도록 신중하게 설계되어야 한다. 공기흐름 및 중요 표면과 제품에 대한 모든 영향을 고려하여 간섭을 설계해야 한다. 가능한 엔지니어링 솔루션을 사용하여 간섭 중 작업원의 등장을 최소화해야 한다. 조작 시 멸균 도구의 적절한 사용을 포함하여 무균 기술 표준을 항상 준수해야 한다. 내재적 간섭과 시정 간섭 유형과 수행 방법을 목록화한 절차는 최신 상태를 유지해야 하며, 위험 관리 및 공정 모의작업을 통해 먼저 평가되어야 한다. 검증되지 않은 간섭은 해당 간섭과 관련된 위험을 충분히 고려하고 품질부서의 승인이 있을 경우에 예외적인 상황에서만 사용해야 한다. 시행된 간섭에 대한 세부 사항은 제조업체의 의약품품질시스템에 따라 위험성 평가를 수행하고, 기록하며, 전면적인 조사를 수행해야 한다. 모든 검증되지 않은 간섭은 품질부서에서 철저히 평가하여 제조단위 판정 시 고려해야 한다 [8].

간섭과 작업 정지는 제조기록서에 기록해야 한다. 각각의 작업 정지나 간섭은 관련된 시간, 해당하는 기간과 참여한 작업원에 대한 정보를 포함하여 충분히 문서화하여야 한다 [8].

다음 각 항목과 같은 무균 작업준비 및 무균공정의 단계별 시간은 최소화 시켜야 하며, 정하여 검증된 최대 허용 시간 이내로 제한해야 한다 [8].

1) 설비, 구성품 및 세척 용기에 대한 건조와 멸균 사이의 유지 시간

2) 멸균된 설비, 구성품 및 용기에 대한 사용 전 유지시간, 충전 또는 조립하는 동안 유지 시간

3) 랍스(RABS) 또는 아이솔레이터와 같이 오염이 제거된 환경에 대한 사용 전 유지 시간

4) 제품의 작업준비 시작부터 무균 충전공정을 완료하여 멸균 또는 미생물 제거 필터를 통한 여과(적용 가능한 경우)까지 걸리는 시간. 제품의 조성 및 규정된 보관 방법을 고려하여 각 제품에 대한 최대 허용 시간을 설정해야 한다.

5) 멸균된 제품에 대한 충전 전까지 유지 시간

6) 무균 공정 시간

7) 충전 시간

청정실에서의 작업원 행동을 포함하여 공정 작업이 올바르게 수행되고 있음을 확인하고 부적절한 작업이 감지되면 이를 관리할 수 있도록, 무균공정에 특화된 전문 지식을 보유한 작업원이 무균작업(무균공정모의시험 포함)을 정기적으로 관찰해야 한다 [8].

5-9-2 무균 제품의 최종 공정

개방된 1차 포장 용기는 마개가 완전히 삽입될 때까지 적절한 주변 환경을 가진 A등급 조건 하에서 보관되어야 한다 [8].

적절히 검증된 방법으로 최종 용기를 밀봉해야 한다. FFS, 소용량 및 대용량 수액백(SVP & LVP), 유리 또는 플라스틱 앰플 등 용융작업(fusion)으로 밀봉하는 최종 용기의 경우 밀봉의 완전성에 영향을 미치는 중요 파라미터와 변수에 대해 평가, 설정, 효과적인 관리 및 공정 중 모니터링을 실시해야 한다. 유리 앰플, 소용량 용기(100mL 이하)의 경우 100% 완전성 시험을 거쳐야 한다. 용융작업으로 밀봉하는 대용량 용기(100mL 초과)의 경우 과학적으로 정당화되고 기존 절차의 일관성과 높은 수준의 공정 관리를 보여주는 데이터에 근거할 경우 검체 채취를 축소할 수 있다. 육안검사는 적합한 완전성 시험 방법으로 고려

될 수 없음을 유념해야 한다.

용융작업이 아닌 다른 시스템을 사용하는 제품의 검체를 채취하고 검증된 방법을 통해 완전성을 확인해야 한다. 사용 중인 용기 및 밀폐 시스템에 대한 지식과 경험을 기반으로 시험 주기를 설정해야 한다. 과학적으로 타당한 검체 채취 계획을 사용해야 한다. 공급업체 관리, 포장자재 규격 및 공정 지식 등의 정보를 기반으로 검체 크기를 정해야 한다.

진공 상태에서 밀봉된 용기는 출하 전 적절하게 미리 선정된 기간 이후와 제품의 유효기간 동안 진공 유지상태에 대한 시험을 거쳐야 한다.

용기 마개 완전성 밸리데이션 시 용기의 완전성에 부정적인 영향을 미칠 수 있는 운송 또는 선적 요건(예: 감압 또는 극한 기온)을 고려해야 한다 [8].

바이알 캡을 씌우는 작업(crimping)에 사용된 설비가 다량의 입자를 발생시키는 경우 적절한 공기 배출 장치를 구비하고 물리적으로 분리된 작업대에 해당 설비를 설치하는 등 입자로 인한 오염을 막기 위한 조치를 취해야 한다.

무균 충전된 제품의 바이알 캡핑(capping)은 멸균된 캡을 사용하여 무균공정으로 수행하거나, 무균공정 구역 밖에서 청정공정으로 수행할 수 있다. 후자의 방식이 채택된 경우 무균공정 구역을 벗어나는 지점까지 A등급 조건으로 바이알을 보호하여야 하며 이후 캡이 씌워지기 전까지 A등급 공기를 공급하여 타전된 바이알을 보호해야 한다. A등급 공기의 공급을 지원하는 주변 환경은 최소한 D등급 요건을 충족해야 한다. 캡핑이 수동으로 수행되는 경우에는, 적절히 설계된 아이솔레이터나 주변 환경이 B등급인 A등급 구역과 같은, A등급 조건에서 수행되어야 한다.

A등급 공기의 공급을 통해 보호되는 청정공정으로 무균 충전된 제품의 마개에 대한 캡핑을 수행하는 경우, 마개가 누락되거나 위치에서 벗어난 바이알은 캡핑 전에 부적합으로 처리해야 한다. 마개 높이를 감지하기 위해 적절히 검증되고 자동화된 방법을 마련해야 한다. 캡핑 작업 구역에서 작업원 간섭이 필요한 경우, 바이알과의 직접적인 접촉을 방지하고 오염을 최소화하기 위해 적절한 기술적 방법 및 조직적 방법을 사용해야 한다. 랍스(RABS) 및 아이솔레이터는 필요한 조건을 보장하는데 도움이 될 수 있다 [8].

모든 주사제의 충전된 용기들은 외부적 요인으로 인한 오염 또는 기타 결함에 대해 개별적으로 검사되어야 한다. 결함 분류와 중요도는 적격성평가 시 결정되어야 하며 위험성과 종래의 이력에 대한 지식을 기반으로 결함 분류 및 중요도를 결정해야 한다. 고려해야 할 요인들은 환자에 미칠 수 있는 결함의 잠재적 영향과 투여 경로를 포함하지만 그에 국한되지는 않는다. 여러 결함 유형을 분류하고 제조단위 성능을 분석해야 한다. 공정 시 확인되는 일반적인 결함 수와 비교하여(정기 및 경향 데이터 기반) 비정상적인 수준의 결함이 있는 제조단위의 경우 조사를 실시해야 한다. 모든 등급의 결함을 포착하는 결함 라이브러리를 구축하고 유지관리해야 한다. 결함 라이브러리는 생산 및 품질보증 관련 작업원의 교육에 사용해야 한다. 적합 용기에 대한 추후 검체 채취 및 검사 시 중요 결함이 확인되지 않아야 한다. 추후 확인되는 모든 중요 결함은 기존의 검사 절차의 실패를 의미하므로 그에 대한 조사를 실시해야 한다 [8].

수동검사를 하는 경우 적합하게 관리된 조명 및 배경 조건 하에서 실시해야 한다. 검사 속도는 적절히 통제되고 검증되어야 한다. 검사를 수행하는 작업원은 최소 1년에 한번 육안검사 적격성평가(교정용 렌즈를 일반적으로 착용하는 경우 착용하고 평가 진행)를 받아야 한다. 제조업체의 결함 라이브러리 세트에서 채취한 적절한 검체를 사용하고 최악의 시나리오(예: 검사 시간, 컨베이어 시스템으로 제품이 작업원에게 이송되는 경우 라인 속도, 용기 크기 또는 피로감)를 고려하여 적격성평가를 시행하고 시력 검사 또한 평가 대상으로 고려해야 한다. 작업원에 대한 방해요소를 최소화시키고 검사 시 적절한 기간 동안 자주 휴식을 취할 수 있도록 해야 한다 [8].

자동화된 검사 방식을 사용하는 경우 해당 공정은 결함(제품의 품질, 안전성에 영향을 미칠 수 있는 결함)을 감지하기 위해 검증되어야 하고 수동 검사 방법과 동일하거나 더 효과적이어야 한다. 설비 성능은 가동 전 및 제조단위 전체에서 정기적인 간격으로 대표 결함을 사용하여 검증되어야 한다 [8].

검사 결과를 기록하고 결함 유형 및 개수에 대한 경향을 파악해야 한다. 통계 원칙을 기반으로 다양한 결함 유형에 대한 부적합 수준에 대한 경향도 파악해야 한다. 이상 경향이 확인될 경우 조사의 일부로 시판되고 있는 제품에 미치는 영향을 평가해야 한다 [8].

5-10 무균공정모의시험(배지충전시험)

공정 밸리데이션 동안에 조직 · 세포의 수량이 제한될 가능성이 있음을 고려하여야 한다. 최대한의 공정지식을 얻기 위한 전략을 실행하여야 한다. 밸리데이션은 규정된 절차에 따라 실시되어야 한다. 특히, 다음과 같은 결과와 결론을 기록하여야 한다 [4].

1) 첨단바이오의약품의 모든 무균공정 및 멸균공정, 그리고 바이러스 불활화 또는 제거 공정은 밸리데이션 되어야 한다.

2) 모든 무균공정에 대해, 무균공정 모의시험을 최초 밸리데이션의 일부로서 수행하여야 하며 그 이후에는 「의약품 제조 및 품질관리에 관한 규정」[별표 1]에 따라 6개월마다 반복해야 한다. 드물게 생산하는 경우(즉, 두 제조단위의 생산 간격이 6개월 이상이고 1년 미만인 경우), 다음 제조단위를 제조하기 전에 공정 모의시험을 수행할 수 있다. 이 경우에는 다음 생산을 시작하기 전에 공정 모의시험의 결과를 사용할 수 있어야 한다. 이러한 접근방식을 사용하지 않는 경우에는 제품 특성,

제품 품질 및 환자 안전의 모든 측면을 고려하여 품질위험관리(QRM) 원칙에 따라 충분히 타당성을 입증해야 한다.

3) 첨단바이오의약품이 일상적으로 생산되지 않는 경우(즉, 1년 이상), 무균공정 모의시험은 모든 관련 작업자를 포함하여 제조 시작 전 적어도 3회 수행되어야 한다.

품질위험관리(QRM) 원칙은 「의약품 제조 및 품질관리에 관한 규정」[별표 1]에 따라 적용되어야 한다. 이 접근방식을 사용하지 않는 경우에는 제품 특성, 제품 품질 및 환자 안전의 모든 측면을 고려하여 품질위험관리(QRM) 원칙에 의해 충분히 타당성이 입증되어야 한다.

출발물질이 부족한 경우(예: 자가 이식 첨단바이오의약품, 공여자 맞춤형 동종 첨단바이오의약품, 마스터세포은행을 구성하지 않은 동종세포치료제)에 대체물질을 사용하여 공정 밸리데이션을 수행할 수 있다.

공여자 연령, 건강한 공여자의 원재료 사용, 해부학적 기원 (예: 대퇴골 또는 엉덩뼈능선) 또는 기타 다른 특성(예: 대표 세포유형 사용 또는 제품 기준규격에서 예상한 것보다 더 높은 계대 수의 세포 사용) 등의 사례를 포함하여 대체 출발물질의 대표성이 평가되어야 한다.

가능한 경우, 제조공정의 주요 측면에 대해 실제 출발물질의 검체로 대체물질의 사용을 보완하는 것을 고려해야 한다. 예를 들어, 유전질환을 치료하기 위해 자가 세포의 변형을 기반으로 하는 첨단바이오의약품의 경우, 자가 세포를 사용하는 제조공정 밸리데이션(조건의 영향을 받음)은 유전자 변형 자체에 초점을 맞춘 제조공정 부분으로 제한될 수 있다. 다른 부분은 대표적인 대리 세포 유형을 사용하여 밸리데이션할 수 있다 [4].

무균공정 관리의 효과성에 대한 정기적인 입증 방법은 제품 대신 멸균영양배지 및 대체물질 또는 이 중 하나를 사용하는 무균공정모의시험을 포함해야 한다.

무균공정모의시험을 무균공정 또는 무균공정의 양상을 검증하는 주요 수단으로 간주해서는 안 된다. 무균공정의 효과성은 공정 설계, 품질 시스템 및 공정 관리 준수, 교육 및 모니터링 데이터 평가를 통해 판단한다.

무균공정 중 제품의 무균성에 위험을 가하는 상황을 평가할 수 있는 물리적 제품 특징을 재현할 수 있는 배지 또는 대체물질의 성능에 근거하여 적절한 영양배지 및 대체 물질 또는 이 중 하나를 선택해야 한다.

공정단계가 유입된 미생물의 생존에 간접적인 영향을 미칠 수 있는 경우, 최대한 기존 작업을 대신할 수 있는 대체 절차를 마련해야 한다. 완충제 등 대체 물질이 무균공정모의시험 일부에 사용된 경우 해당 물질은 잠재적 오염물질의 성장을 저해해서는 안 된다 [8].

5-10-1 무균공정모의시험 범위 및 고려 사항

무균공정모의시험은 일상적인 무균 제조공정을 최대한 가깝게 모방해야 하고 특히 다음을 포함한 모든 중요 제조 단계를 포함해야 한다 [8].

1) 무균공정모의시험은 공정에 사용된 물질들의 멸균 및 오염제거 단계 이후부터 용기 밀봉까지 진행된 모든 무균공정을 평가해야 한다.

2) 여과가 안되는 제제는 추가적으로 진행되는 모든 무균공정 단계를 평가해야 한다.

3) 비활성 환경(inert atmosphere)에서 무균 제조를 시행하는 경우 혐기성 모의시험이 계획되지 않은 한 공정모의시험에서 비활성 가스를 공기로 대체해야 한다.

4) 무균 분말제품 투입이 요구되는 공정은 평가 중인 공정에서 사용된 것과 동일한 용기에 허용 가능한 대체물질을 담아 사용한다.

5) 개별단위작업(예: 무균 분말제품의 건조, 혼합, 분쇄, 소분과 관련된 공정)에 대한 개별 모의시험은 지양해야 한다. 개별적인 모의시험 시 문서화된 정당한 근거가 뒷받침해야 하며, 각 모의시험을 합한 결과가 전체 공정을 포함할 수 있음을 보장해야 한다.

6) 동결건조 제품에 대한 공정모의시험 절차는 최악의 작업 변수가 명시되어 문서화 되고 타당성이 입증된 조건 하에서 충전, 이송, 적재, 챔버 내 대표적 대기 시간, 하역, 밀봉 등 전체 무균공정 단계를 포함해야 한다.

7) 동결건조 공정모의시험은 오염물질의 생존 또는 회수에 영향을 미칠 수 있는 경우를 제외하고, 공정의 모든 측면을 모의시험해야 한다. 예를 들어 공정액의 가열이나 실제 동결은 수행하지 않아야 한다. 무균공정모의시험 설계 시 고려해야 할 요인은 가능한 경우 다음을 포함한다.

- 진공 해제를 위해 질소 또는 기타 가스 대신 공기 사용
- 동결건조기의 멸균과 사용 사이의 최대 간격 구현
- 여과 및 동결건조 간 최대 시간 구현
- 최악의 상황에 대한 양적 측면(예: 많은 수의 트레이 적재, 챔버가 환경에 노출된 경우 최대 적재 시간 구현)

무균공정모의시험은 일반 생산 과정 뿐만 아니라 최악의 상황에서 발생하는 것으로 알려진 다양한 무균 조작 및 간섭을 고려해야 하며 다음 사항도 고려해야 한다 [8].

1) 일상적인 공정을 대표하는 내재적 간섭과 시정 간섭 행위는 일상적 무균공정 중

발생하는 것과 유사한 방식과 빈도로 수행되어야 한다.

2) 무균공정모의시험 간섭행위의 포함 여부와 빈도는 제품 무균성에 대해 평가된 위험을 기반으로 해야 한다.

무균공정모의시험은 불필요한 오염 위험에 노출되는 작업을 정당화하기 위해 사용되어서는 안된다. 무균공정모의시험 계획 수립 시 다음 사항을 고려해야 한다 [8].

1) 용기 크기, 라인 속도 등 관련 변수를 포함하는 최악 조건의 확인 및 해당 조건들이 공정에 미치는 영향. 평가를 통한 결과는 선정된 변수에 대한 타당성을 입증해야 한다.

2) 밸리데이션에 사용되는 용기/마개 조합의 대표적인 크기 결정. 공정 동등성이 과학적으로 입증된 여러 다른 제품에 대해 동일한 용기/마개로 구성하는 밸리데이션의 경우 브래케팅(bracketing)이나 매트릭스(matrix) 방법을 고려할 수 있다.

3) 무균공정 중에 노출된 무균 제품 및 장비의 최대 허용 시간

4) 용기 당 충전량은 무균 제품을 직접적으로 오염시킬 수 있는 모든 설비 및 자재 표면과 배지가 접촉한다는 것을 입증할 수 있는 정도여야 한다. 이 충전량은 잠재적 미생물 성장을 뒷받침하고 검사 중에 탁도를 감지할 수 있도록 충분한 헤드스페이스를 제공해야 한다.

5) 혐기성 모의시험이 계획되지 않은 한 일상의 무균제조공정에 사용되는 비활성 가스를 공기로 대체하는 요건. 이러한 경우 간헐적인 혐기성 모의시험을 전반적인 밸리데이션 전략에 포함하는 것을 고려해야 한다.

6) 선정된 영양배지는 관련 공정서에 명시된 대표 미생물의 지정된 그룹과 해당 지역에서 분리된 적절한 대표 미생물들이 성장할 수 있어야 한다.

7) 미생물 오염 검출 방법을 과학적으로 입증하여 오염을 신뢰성 있게 검출할 수 있다는 것을 보장해야 한다.

8) 무균 제품 제조에 대한 적절한 조건을 제공하기 위해 공정모의시험은 공정, 간섭을 이행하는 작업원, 작업 교대, 공정 진행의 환경 능력을 시험할 수 있도록 충분한 시간 동안 수행해야 한다.

9) 제조업체가 다른 교대조나 연장된 교대조를 운영하는 경우, 무균공정모의시험은 제품 무균성에 위험을 초래하는 것으로 평가되는 교대조 관련 특정 요인(예: 작업원이 청정실에 머물 수 있는 최대 시간 등)을 확인하도록 설계되어야 한다.

10) 공정이 지체(예: 근무 교대, 분주용기 재충전, 추가 장비 사용)되어 일반적인 무균제조 중단(interruption)에 대한 모의시험

11) 일상적인 생산 시 요구되는 정도와 전체 공정모의시험 기간에 걸쳐 환경 모니터링을 시행하였는지 입증

12) 배리어 기술 사용 또는 무균 활성물질의 제조와 같은 캠페인 생산이 발생하는 경우, 캠페인 시작 및 종료와 연관된 위험을 모의하고 캠페인 생산이 위험을 야기하지 않음을 입증할 수 있도록 공정모의시험을 설계하여 수행해야 한다.

13) "생산 종료 시 또는 캠페인 무균공정모의시험" 수행은 추가 보증 및 조사 목적으로 사용할 수 있다. 그러나 이러한 사용은 오염관리전략에서 정당화되어야지 일상적인 무균공정모의시험으로 대체되어서는 안된다.

    만약 이 방법이 사용되는 경우, 어떠한 잔류 제품도 잠재적인 미생물 오염 회수에 부정적인 영향을 미치지 않는다는 것을 입증해야 한다.

무균 활성물질의 경우 제조단위 크기는 일상적인 공정을 대표할 수 있을 정도로, 간섭 작업의 최악조건을 모의하고 멸균 제품이 접촉할 수 있는 모든 표면을 확인할 수 있을 만큼 커야 한다.

또한 모의시험에 사용된 모든 물질(대체 물질 또는 증식 배지)은 미생물 평가 대상이어야 한다. 모의시험 물질은 공정에 대한 평가를 만족시키기에 충분해야 하며 미생물 회수를 방해해서는 안 된다 [8].

5-10-2 무균공정모의시험 주기

무균공정모의시험은 초기 밸리데이션의 일부로 실시해야 하며, 무균공정에서 발생할 수 있는 모든 교대조를 포함하는 모의시험을 연속 3회 실시할 때 만족스러운 결과가 나와야 한다.

제품의 무균성을 보장하는 데 영향을 미치는 것으로 평가되는 공정 행위, 시설, 서비스 또는 설비에 중대한 변경이 있은 후에도 실시해야 한다(예: 공기조화장치 시스템, 장비의 변경, 공정, 교대 수 및 작업원 수의 변화, 주요 설비의 일시적인 생산 활동 중지(shut down)).

일반적으로 무균공정모의시험(주기적인 재밸리데이션)은 각 무균공정, 각 충전라인, 각 근무조에 대해 연 2회(약 6개월마다 한번) 수행해야 한다.

각 작업원은 최소 연간 1회 이상 성공적인 무균공정모의시험에 참여해야 한다.

일시적인 생산 활동 중지(shut down) 전의 최종 제조단위 생산 이후나, 오랜 기간의 생산 활동 정지 및 라인 해체나 재배치 전에는 무균공정모의시험을 실시할 것을 고려해야 한다 [8].

5-10-3 무균공정모의시험

무균공정모의시험을 위해 사용된 용기 개수는 무균 제조공정을 대표하는 모든 활동에 대해 유효한 평가를 할 수 있을 만큼 충분하여야 한다. 배지충전 용기 개수는 오염관리 전략에서 타당성을 입증하고 명시되어야 한다.

일반적으로 최소 5,000 ~ 10,000개의 용기가 충전된다. 소규모 제조단위(예: 충전용기 5,000개 미만)의 경우, 무균공정모의시험용 용기 개수는 최소한 실제 생산 제조단위 규모와 동일하여야 한다 [8].

충전된 무균공정모의시험 단위용기는 용기의 모든 내부 표면에 배지가 접촉되는 것을 보장하도록 배양하기 전에 교반하거나, 흔들거나 뒤집어야(inverted) 한다.

외관상 불량이 있는 용기나 비파괴 공정 중 관리 검사를 거친 용기를 포함하여 무균공정모의시험의 모든 대상 용기에 대해 배양 및 평가되어야 한다.

공정모의작업 동안 용기가 폐기되고 배양되지 않은 경우, 이는 일상적인 충전 중에 폐기된 단위와 유사해야 하며, 제조 표준작업절차서에 동일한 상황(즉, 간섭 유형, 라인 위치, 명시된 폐기 용기 수)이 명시되어 있어야 한다. 어떠한 경우에도 생산 진행 중에 제거되는 것보다 더 많은 용기가 배지 충전의 간섭 행위 중에 제거되어서는 안 된다. 예시로 셋업(set-up) 공정 후 또는 특정 유형의 간섭 행위 후에 진행되는 일상적인 생산 중에 폐기해야 하는 것들이 포함될 수 있다.

공정을 완전히 이해하고 무균 셋업(set-up) 또는 필수적인 라인 정리 중 오염 위험을 평가하기 위해 이러한 용기는 일반적으로 별도로 배양되며 무균공정모의시험의 허용 기준에 반드시 포함되지는 않는다 [8].

공정 중에 제품 접촉 표면과 접촉하였으나 폐기되었던 물질이 있는 경우(예: 제품 세정), 폐기 공정이 제품의 무균성에 영향을 미치지 않는다고 명확히 입증되지 않는 한 폐기된 물질도 무균공정모의시험의 일부로 영양배지를 통해 모의작업을 실시하고 배양해야 한다 [8].

충전된 무균공정모의시험 단위용기는 미생물 성장을 육안으로 확인하기 위해 투명한 용기 안에서 배양해야 한다.

제품 용기가 불투명한 경우(예: 갈색 유리, 불투명 플라스틱), 오염을 확인하기 위해 동일한 규격의 투명한 용기로 대체할 수 있다. 동일한 규격의 투명한 용기로 대체 불가능한 경우 미생물 성장을 확인할 수 있도록 적합한 방법을 개발하고 검증해야 한다. 오염된 단위에서 분리된 미생물은 가능성 있는 오염 원인을 파악하기 위해 타당한 경우 종(species) 수준으로 식별해야 한다 [8].

충전된 무균공정모의시험 단위용기는 잠재적인 오염으로부터 가능한 최선의 복구를 위해 불필요한 지연 없이 배양해야 한다. 미생물 오염 검출을 위해 적절한 민감도 수준을 제공하도록 배양 조건 및 기간 선정을 과학적으로 입증하고 검증해야 한다 [8].

충전된 무균공정모의시험 단위용기는 미생물 오염 검출에 대해 적절히 훈련받고 자격을 갖춘 작업원이 검사해야 한다. 모든 미생물 오염 식별을 용이하게 하는 조건에서 검사를 수행해야 한다. 이러한 충전된 무균공정모의시험 용기의 검체는 적절한 범위의 참조 미생물과 적합하게 대표되는 해당 구역에서 분리된 미생물을 활용하여 양성대조시험을 수행해야 한다 [8].

기준은 제로 성장(zero growth)으로 한다. 오염된 단위는 공정모의시험 실패로 결과 처리되어야 하며, 다음의 조치를 취하도록 한다 [8].

1) 가장 가능성 있는 근본원인을 파악하기 위한 조사

2) 적절한 시정 조치 결정 및 실행

3) 공정이 관리 상태로 돌아간 것을 입증하기 위해 연속적으로 성공적인 충분한 횟수의 배지 충전(일반적으로 최소 3회)을 수행해야 한다.

4) 성공적인 마지막 무균공정모의시험 이후 진행된 무균 생산과 관련된 모든 적절한 기록서의 신속한 검토.

- 검토 결과는 성공적인 마지막 무균공정모의시험 이후 제조된 제조단위에서의 잠재적인 무균 훼손에 대한 위험평가를 포함해야 한다.
- 그 외 모든 시판되지 않은 제조단위도 조사 대상에 포함해야 한다. 해당 제조단위 출하와 관련한 결정을 내릴 경우 조사 결과를 고려해야 한다.

5) 공정모의시험 실패 이후 라인에서 제조된 모든 제품은 공정모의시험 실패에 대한 성공적인 해결책이 마련될 때까지 격리해야 한다.

6) 근본 원인 조사에서 시험 실패가 작업원의 활동과 관련된 것으로 나타나는 경우, 다시 훈련을 받고 자격을 갖추기 전까지 작업원의 활동을 제한하는 조치를 취해야 한다.

7) 성공적인 재밸리데이션 완료 후에만 생산을 재개해야 한다.

모든 무균공정모의시험 운영은 완전히 문서화하고 처리된 단위(예: 충전된, 배양된, 배양되지 않은 단위)의 조정을 포함해야 한다 [8].

1) 충전되고 배양되지 않은 단위의 정당성이 문서에 포함되어야 한다.

2) 각 간섭 시작과 종료 및 관련된 작업원을 포함하여 무균공정모의시험 중에 진행된

모든 간섭은 기록되어야 한다.

3) 모든 미생물 모니터링 데이터와 그 외 시험 데이터는 무균공정모의시험 제조기록서에 기록되어야 한다.

4) 진행 중인 무균공정모의시험은 문서화된 절차서에서 시판용 제조단위와 동일하게 취급되도록 요구한 상황에서만 중단해야 한다. 이런 경우 조사 행위가 문서화되어야 한다.

다음의 경우 무균공정에 대한 초기 밸리데이션을 다시 실시해야 한다 [8].

1) 특정 무균공정이 오랜 기간동안 진행되지 않은 경우

2) 무균공정에 잠재적인 영향을 미칠 수 있는 공정, 장비, 절차, 환경이 변경되거나 새로운 제품 용기 또는 용기와 마개 조합이 추가된 경우

5-11 동결보존

모든 동결보존 단계에서 특정 요구사항(예: 동결이나 해동 중 온도 변화율)에 세심한 주의를 기울여야 한다. 보관 챔버의 유형, 배치 및 회수(retrieval) 절차는 교차 오염 위험을 최소화하고 제품의 품질을 유지하며 정확한 회수가 이루어질 수 있도록 하여야 한다. 혈청학적 지표가 양성인 제품의 안전한 취급 및 보관을 위해 문서화된 절차가 마련되어 있어야 한다 [4].

5-12 포장

1차 포장자재 및 인쇄된 포장자재 공급업체의 선정, 적격성평가, 승인 및 유지관리는 출발물질 관리와 동일하게 주의하여 실시하여야 한다 [12].

1) 인쇄된 자재는 특별히 주의를 기울여야 한다. 인쇄된 자재는 권한이 없는 자가 접근할 수 없는 통제된 조건에서 적절하게 보관하여야 한다. 컷라벨과 기타 인쇄된 표시자재는 혼동을 피하기 위하여 별도의 밀폐 용기에 넣어 보관하고 운반하여야 한다. 포장자재는 승인되고 문서화된 절차에 따라 권한있는 작업원에 의해 발행 및 관리하여야 한다.

2) 인쇄된 포장자재 또는 1차 포장자재의 각 입고분 또는 각 제조단위에 대하여 특정 참조번호 또는 식별표시를 부여하여야 한다.

3) 사용할 수 없는 1차 포장자재 또는 인쇄된 포장자재는 폐기하고 이를 기록하여야 한다.

용기, 장비 또는 시설에 적용되는 표시사항은 명확하고, 잘 정의되고, 제조업자가 동의한 형식이어야 한다. 환자맞춤형 또는 자가치료용으로 사용되는 제품에 대한 특정 문자를 포함하여, 라벨의 준비, 인쇄, 보관 및 적용에 주의를 기울여야 한다. 사람의 세포 또는 조직에서 유래한 세포를 포함하는 제품의 경우, 공여자에 관한 표시사항에는 완전한 추적성을 제공하는 데 필요한 모든 관련 정보를 포함해야 한다. 자가치료용으로 사용되는 제품의 경우, 고유한 환자 식별자와 "자가치료에 한함"이라는 문구를 외부 포장에 표시하거나 외부 포장이 없는 경우 직접 포장에 표시해야 한다. 그렇지 아니한 경우에는 관련 규정에 특정되어 있어야 한다. 제품의 잘못된 투여 위험이 적절히 완화되는 한 대체 접근법·조치가 허용된다 [4].

1차 및 2차 포장 작업을 위한 프로그램을 설정할 때 교차 오염, 혼동 또는 혼입의 위험을 최소화하기 위하여 특별히 주의해야 한다. 무균 또는 낮은 바이오버든 요구사항을 준수하고 분리 전략을 적용해야 한다 [4].

선택된 포장재의 적합성을 고려해야 한다. 초저온(-60℃ 이하)에서 보관되는 용기에 사용되는 라벨의 인쇄된 문자의 접착성, 내구성 및 가독성을 확인해야 한다. 또한, 초저온에서 보관하는 동안 발생할 수 있는 용기 마개 완전성(Container closure integrity, CCI)에 대한 위험을 최소화하기 위해 포괄적인 접근방식을 적용한다. 적절한 1차 포장자재의 선택과 용기/마개 밀봉 공정의 적격성평가를 지원하기 위해 증거 기반 데이터가 만들어져야 한다 [4].

포장작업의 수행 중 다음의 사항을 주의하여 실시하여야 한다 [12].

1) 포장작업을 시작하기 전에 작업소, 포장라인, 인쇄 기계 및 기타 기계가 세척되었고, 현재 작업에 필요하지 않다면 이전 작업에 사용한 모든 제품, 원자재 또는 문서가 없다는 것을 보장하는 단계를 거쳐야 한다. 포장라인 청소는 적절한 점검목록에 따라 수행하여야 한다.

2) 포장작업 중인 제품명 및 제조번호를 각 포장작업 구역 또는 포장라인에 표시하여야 한다.

3) 사용하는 모든 제품 및 포장자재는 포장부서에 전달시 수량, 표시사항 및 포장지시서와 일치하는지 여부를 확인하여야 한다.

4) 충전용기는 충전하기 전에 청결하여야 한다. 유리조각 및 금속파편과 같은 오염물을 피하고 제거하는데 주의하여야 한다.

5) 일반적으로 충전과 밀봉 작업 후에 가급적 빨리 표시작업을 실시하여야 한다. 그렇지 않은 경우 혼동 또는 표시 오류가 발생하지 않도록 보장하는 적절한

절차를 수행하여야 한다.

6) 포장작업과 별도로 혹은 포장작업 중에 실시되는 모든 인쇄 작업(예: 코드번호, 사용(유효)기한)이 정확하게 수행되고 있는지 확인하고 기록하여야 한다. 수동 인쇄의 경우 일정한 간격으로 재확인하고 주의하여야 한다.

7) 컷라벨을 이용하는 경우와 포장라인 외에서 덧인쇄를 실시하는 경우 특별히 주의하여야 한다. 일반적으로 혼동 방지를 위하여 컷라벨보다 롤라벨이 더 바람직하다.

8) 모든 전자식 코드 판독기, 표시재료 계수기 또는 그와 유사한 장치가 올바르게 작동하고 있는지 보장하기 위하여 확인하여야 한다.

9) 포장자재에 인쇄 및 압인된 정보는 뚜렷하여야 하며, 희미해지거나 지워지지 않아야 한다.

10) 포장공정 중 제품의 온라인 관리는 최소한 다음 사항을 포함하여야 한다.

- 포장의 전반적인 외관
- 포장이 완전한지 여부
- 적합한 제품과 포장자재가 사용되었는지 여부
- 덧인쇄가 정확하게 되었는지 여부
- 라인 모니터의 정확한 작동

11) 포장라인에서 벗어난 검체는 다시 투입하지 않아야 한다.

12) 정상적이지 않은 상황에 관련된 제품은 특별 검사, 조사 및 권한있는 자의 승인을 거친 후에만 공정에 재투입하여야 한다. 이러한 작업은 상세하게 기록하여 보관하여야 한다.

13) 포장 전 반제품 및 인쇄된 포장자재 수량과 제조된 물품의 수량을 확인하는 과정에서 현저한 차이가 발견되는 경우 출하승인 전에 조사하고 충분히 설명되어야 한다.

14) 포장작업이 완료되면 제조번호가 표시된 사용하지 않은 포장자재는 모두 폐기하여야 하며 폐기 사실을 기록하여야 한다. 제조번호를 표시하지 않은 인쇄된 자재를 반납할 때에는 문서화된 절차에 따라야 한다.

5-13 완제품 보관

완제품은 최종 출하승인 전까지 제조업자가 설정한 조건에서 격리하여 보관하여야 한다. 완제품 평가와 제품 출하승인에 대한 문서화된 절차를 마련해야 한다. 출하 승인 후 완제품은 제조업자가 설정한 조건에 보관하여야 한다 [12].

5-14 기준일탈한 물품, 수거품 및 반품

기준일탈한 물품은 명확하게 기준일탈로 표시하여 제한구역에 별도로 보관하여야 한다. 기준일탈한 원료 및 반제품은 공급업체에 반품하거나 적절한 경우 재가공하거나 폐기하여야 한다. 권한있는 책임자의 승인을 받고 조치하여야 하며 이를 기록하여야 한다 [12].

1) 기준일탈한 반제품의 재가공은 예외적으로 실시하여야 한다. 재가공은 완제품의 품질이 영향을 받지 않고, 기준을 충족하며, 관련 위험을 평가한 후 정해지고 승인된 절차에 따라 실시된 경우에만 허용된다. 재가공에 대한 기록은 보관하여야 한다.

2) 요구되는 품질에 적합한 이전 제조단위의 전부 또는 일부를 수거(recovery)하여 제조의 특정 단계에서 동일 제품의 다른 제조단위에 통합하는 것은 미리 승인을 받아야 한다. 이러한 수거는 사용(유효)기간에 미칠 수 있는 영향 등 관련된 모든 위험을 평가한 후 정해진 절차에 따라 실시하여야 한다. 수거 내용은 기록하여야 한다.

3) 공정 중 재가공된 완제품 또는 수거된 제품을 통합한 완제품에 대하여 추가적인 시험이 필요한지 여부는 품질(보증)부서에서 고려하여야 한다.

4) 유통과정에서 반품되어 제조업자의 관리에서 벗어난 제품은 품질이 의심의 여지 없이 만족스러운 경우가 아니면 폐기하여야 한다. 이러한 제품은 품질(보증)부서가 문서화된 절차에 따라 엄격하게 평가한 후에만 재판매, 재표시를 고려할 수 있다. 평가 시에는 제품의 특성, 요구되는 특정 보관조건, 상태와 이력 및 제조 이후 경과된 시간을 모두 고려하여야 한다. 제품의 품질에 대하여 어떠한 의심이라도 있는 경우 주성분을 수거하기 위하여 기본적인 화학적 재가공이 가능하더라도 다시 제조하거나 재사용하여서는 아니된다. 취해진 모든 조치는 적절하게 기록하여야 한다.

반품된 제품에 대해서는 품목명, 제조번호, 수량, 반품사유, 반품업소 및 반품일과 그 처리명세 및 처리일 등 반품에 관한 내용을 기록하여야 한다 [6].

1) 유통과정에서 반품된 제품은 원칙적으로 폐기하여야 한다. 다만, 다음 사항을 모두

만족한 경우에 한정하여 재입고 또는 재포장할 수 있다.

- 적절한 조건에서 보관되었다는 것이 확인된 경우
- 직접용기가 파손되지 않은 경우
- 사용기한 또는 유효기한이 충분히 남아있는 경우
- 시험 · 검사 결과 품질기준에 맞다는 것이 확인된 경우

2) 재입고 또는 재포장 작업은 품질(보증)부서 책임자의 승인이 있어야 하고, 재포장을 하는 경우에는 품목 및 제조번호에 따라 재포장을 지시하며 기록서에 의하여 작업하고 적합으로 판정된 후 입고하여야 한다.

3) 재포장한 제품에는 제조번호 등에 재포장한 것임을 나타내는 표시를 하여야 하며, 사용기한 또는 유효기한을 변경해서는 안 된다.

4) 재입고 또는 재포장할 수 없는 반품인 경우에는 따로 보관하고, 규정에 따라 신속하게 폐기하여야 한다.

5-15 제조 제약으로 인한 의약품 공급 중단

제조업자는 비정상적으로 공급이 제한될 수 있는 제조 작업의 모든 제약 사항을 품목허가권자에게 알린다. 제조업자는 품목허가권자가 관련 규정에 따라 공급 제한을 관계 당국에 신속하게 보고할 수 있도록 이를 적시에 알린다 [12].

6 품질관리

6-1 원칙

품질관리는 조직, 문서화 및 출하 절차, 검체채취, 규격 및 시험과 관련되어 있다. 출하 절차는 필수적인 관련 시험이 수행되고 그 품질이 적합하다고 판정한 후에 물품을 사용하거나 제품을 시판한다는 것을 보장한다. 품질관리는 시험실 작업에 국한되지 않으며 제품의 품질과 관련될 수 있는 모든 결정과 연관되어야 한다. 제조와 품질관리의 독립성을 유지하는 것은 적합한 품질관리 업무의 기본으로 간주 된다 [12].

제조업자는 품질(보증)부서를 두어야 한다. 품질(보증)부서는 다른 부서와 독립되어야 하고, 적합한 자격과 경험을 갖춘 사람이 관리하여야 하며, 이 관리자는 품질관리 시험실을 관리한다. 모든 품질관리 업무를 효율적이고 확실하게 수행할 수 있도록 하기 위하여 충분한 자원을 사용할 수 있어야 한다.

품질(보증)부서 전체는 모든 품질관리절차의 확립, 검증 및 이행, 원자재 및 제품의 참조검체 및 보관검체 관리, 물품 및 제품 용기의 정확한 표시 보장, 제품의 안정성 모니터링 보장, 제품 품질과 관련된 불만 조사 참여 등의 기타 책임을 갖는다. 이러한 모든 작업은 문서화된 절차에 따라 수행하여야 하며 필요한 경우 기록하여야 한다. 완제품 평가는 제조조건, 공정검사 결과, 제조 및 포장 기록 검토, 완제품 규격 준수 및 최종 완제품 포장 검사와 같은 모든 관련 요소를 포함하여야 한다. 품질관리 작업원은 적절한 경우 검체채취와 조사를 하기 위해 작업소에 적절하게 출입할 수 있어야 한다 [12].

품질관리부서 책임자는 첨단바이오의약품 유효성분, 출발물질, 원자재 및 1차 포장재와 제조공정에서 제품과 직접 접촉하는 기타 물질과 첨단바이오융복합제제에 사용되는 의료기기와 같은 기타 물품을 관리할 책임이 있다. 또한, 품질관리부서 책임자는 모든 제조 단계에서 첨단바이오의약품의 품질을 관리할 책임이 있다. 자가 제품 또는 공여자 적합 동종 제품의 경우, 출발물질의 기원과 수여자 간 일치함을 확인하여야 한다 [4].

6-2 품질관리시험실기준

고위험 구역간 교차오염을 피하기 위하여 시험실 장비를 일상적으로 옮기지 않아야 한다. 특히 미생물 시험실의 경우 교차오염을 최소화하도록 장비를 배치한다.

시험실의 작업원, 시설, 설비 및 기기는 제조 작업의 특성 및 규모에 따라 수행할 업무에 적절하게 확보되어야 한다 [12].

외부 시험실 사용은, 부록의 "위탁업무 활동" 의 위탁시험 및 관련 법령에 기술된 원칙에 따라 가능하며, 그 내용을 관련 문서에 기술하여야 한다 [12].

6-3 문서화

문서화의 중요 부분은 품질관리를 다루고 있으며, 다음 세부사항은 품질(보증)부서에서 손쉽게 활용할 수 있어야 한다 [12].

1) 규격서
2) 검체채취, 시험, 기록서(시험기록양식 또는 시험일지를 포함), 기록 및 검증을 위한 절차서
3) 장치의 교정 및 적격성평가와 기기의 유지 관리에 대한 절차서와 기록서
4) 기준일탈과 경향일탈에 대한 조사 절차서
5) 시험 보고서나 시험성적서 또는 모두
6) 환경모니터링 자료(공기, 제조용수, 기타 제조지원설비)
7) 시험방법 밸리데이션 기록서

일부 자료(예: 시험결과, 수율, 환경관리 등)에 대해서는 경향 평가를 할 수 있도록 기록서를 보관한다. 모든 기준일탈 또는 경향일탈 자료는 조사한다.

제조기록서에 기재된 정보뿐만 아니라, 시험일지나 기록서 또는 모두와 같은 기타 근거 자료는 보존하여야 하며 손쉽게 활용할 수 있어야 한다.

6-4 공정 중 관리

연속배양법으로 제조하는 경우에는 그 방법에서 필요한 품질관리 항목을 추가하여 관리하여야 한다 [7].

제조단위 관리 시 그 재현성 및 적합성을 유지하기 위하여 중요한 제조공정단계의 생성물을 검체로 채취하여 적절한 조건하에서 보관하여야 한다 [7].

첨단바이오의약품의 경우 전통적인 의약품보다 품질의 일관성을 보증하기 위해서 공정 중 관리(IPC)가 더 중요하다. 완제품의 품질에 중요한 조건들을 관리하기 위해서 적절한

공정 단계에서 공정 중 관리(IPC) 시험을 실시해야 한다 [4].

6-5 시험관리

의약품품목허가사항에 기재된 모든 항목의 시험은 허가된 방법에 따라 실시하여야 한다. 작업소에서 제조 작업원이 실시하는 것을 포함한 모든 공정 중 관리는 품질(보증) 부서에서 승인한 방법에 따라 수행하여야 하며 그 결과를 기록하여야 한다 [12].

원자재, 반제품 및 완제품은 적합판정이 된 것만을 사용하거나 출하하여야 하며, 일탈, 기준일탈 또는 편향이 있는 경우에는 그 사유를 조사한 후 처리하여야 한다 [6].

다만, 반제품의 경우에는 밸리데이션, 안정성시험, 제품품질평가 등을 고려하여 적합판정 이전에 사용할 수 있다.

1) 의약품과 접촉하는 포장재료는 의약품을 변질시키거나 인체에 유해한 재료가 아닌지를 확인한 후 사용하여야 한다.

2) 제조용수는 정기적으로 사용점 등에서 제조용수를 채취하여 규정된 시험방법에 따라 시험하고 평가하여야 한다.

3) 경시변화(經時變化: 시간의 흐름에 따라 물리 · 화학적 성질 등이 변화하는 것을 말한다)가 우려되는 원료약품을 장기보관하는 경우 재시험하여 사용하여야 한다.

원자재의 품질이 계속적으로 균질하여 시험성적에 충분한 신뢰성이 보증되는 경우에는 절차와 기준을 문서로 정하여 입고될 때마다 필요 항목만 검사할 수 있다. 다만, 확인시험 및 육안검사는 반드시 하여야 하며, 정기적으로 모든 항목을 시험하여야 한다 [6].

의약품등의 품질관리를 위한 시험방법의 타당성을 미리 검증하고 문서화하는 밸리데이션으로서 품목별로 시험방법 밸리데이션을 실시하여야 한다. 밸리데이션이 요구되지 않는 시험방법을 사용하는 경우 시험방법의 적절성을 입증해야 한다 [6, 12].

필요한 경우 「의약품 제조 및 품질관리에 관한 규정」[별표17] 제6호의 규정에 따라 적격성평가, 밸리데이션 또는 세척에 사용되는 시험방법에 대해 적절한 검출 한계 및 정량 한계를 포함하여 밸리데이션한다. 제품에 대한 미생물 시험을 실시하는 경우에는 제품이 미생물의 회수(recovery)에 영향을 주지 않음을 시험방법 밸리데이션을 통하여 확인한다. 청정작업실의 표면에 대한 미생물 시험을 실시하는 경우에 소독제가 미생물의 회수에 영향을 미치지 않음을 시험방법 밸리데이션을 통하여 확인한다 [10].

시험용 검체는 오염되거나 변질되지 않도록 채취하고, 채취과정에서 원자재 및 중간체가 오염되지 않도록 관리하여야 한다. 채취한 후에는 원상태와 동등하게 포장하여야 하며,

시험용 검체가 채취되었음을 표시하는 절차를 포함한 검체채취 절차를 마련하여야 한다 [6, 14].

시험기기, 계측기 및 기록계는 미리 정한 계획서에 따라 정기적으로 교정 · 기록하여야 한다 [6].

실제 제조 · 사용된 검체를 대상으로 시험 시마다 시험자, 시험기기 오차 등을 확인하는 적합성 시험을 하여야 한다 [6].

그래프, 계산식 등 시험에서 얻은 모든 기록(전자기록을 포함한다)은 보존하여야 한다 [6].

시험 결과는 기록하여야 한다. 중요품질특성으로 정의한 변수의 결과가 각각 일정하게 유지되는지 경향을 확인하여야 한다. 모든 계산결과를 철저히 점검하여야 한다. 수행한 시험들은 기록하여야 하며 기록서는 최소한 다음 사항을 포함하여야 한다 [12].

1) 물품명 또는 제품명, 해당하는 경우 제형

2) 제조번호, 적절한 경우 제조자나 공급업체 또는 모두

3) 관련 규격 및 시험 절차에 대한 참조

4) 관찰사항 및 계산결과를 포함한 시험결과, 모든 시험성적서에 대한 참조

5) 시험일자

6) 시험자의 성명

7) 시험 및 계산결과를 확인한 중간검토자의 성명(서명)

8) 적합 또는 부적합(또는 기타 상태 판정)에 대한 명시 및 지정된 책임자의 성명(서명)과 일자

9) 시험에 사용한 설비

의뢰한 시험별로 다음 사항이 포함된 시험성적서를 작성하여야 한다. 시험성적서는 시험의뢰서와 시험지시서를 통합하여 작성하거나 관리할 수 있다 [6].

1) 품명, 제조번호 또는 관리번호, 제조 연월일

2) 시험번호

3) 접수, 시험 및 판정 연월일

4) 시험항목, 시험기준, 시험결과 및 항목별 적격 · 부적격 결과

5) 판정결과

6) 시험자의 성명, 판정자의 서명 및 중간검토자의 서명

시험기록(시험 근거자료를 포함한다)이 정확하고 설정된 기준에 맞다는 것을 확인하는 중간검토자를 두어야 한다.

완제품의 출하승인을 위한 평가는 제조기록서와 반제품 및 완제품의 시험결과를 종합하여 판정하여야 한다 [6].

원수, 제조용수처리 설비, 처리된 제조용수에 대해서 화학적, 생물학적 및 적절한 경우 엔도톡신 오염 가능성을 정기적으로 점검하고, 모니터링 결과 및 조치사항에 대한 기록을 유지하여야 한다 [20].

표준품, 배지(培地), 검체, 중요 시약, 부피측정용 유리기구 등에 대한 관리상황을 기록하여야 한다 [6].

1) 시약, 부피측정용 유리기구, 용량분석용 용액, 표준품 및 배지의 품질에 특별한 주의를 기울여야 한다. 이들은 문서화된 절차에 따라 준비하고 관리한다. 관리수준은 용도와 안정성 자료 등에 따라 정한다 [12].

2) 표준품은 사용목적에 적합하여야 한다. 표준품의 적격성과 성적서를 명확하게 기술하고 문서화 한다. 별도의 예외적인 경우를 제외하고, 공인된 출처에서 구입한 공정서 표준품이 있는 경우 이를 1차 표준품으로 사용하여야 한다(2차 표준품은 1차 표준품으로 평가 및 문서화하여 추적성이 확보되었을 때 사용할 수 있다). 이러한 공정서 물질은 별도로 정하지 않는 한 공정서에 기술된 목적을 위해 사용해야 한다 [12].

3) 시약, 시액, 표준품, 배지에는 조제일자, 개봉일자 및 조제자의 서명을 표기한다. 시약 및 배지의 경우, 라벨에 특정 보관조건과 사용기한을 표기한다. 또한 용량분석용 표준용액의 경우 최근 표정일자 및 현재 유효한 계수를 표기한다. 필요한 경우 시험에 사용되는 모든 물질(예: 시약, 시액 및 표준품)의 입고일자를 그 용기에 표시하여야 하며, 사용 및 보관에 대한 절차서를 따라야 한다. 일부 경우에는 시약 물질의 입고 시 또는 사용 전에 확인시험이나 기타 시험 또는 모두를 실시하여야 할 수도 있다 [12].

4) 과학적인 타당성을 입증할 수 없는 경우 배지는 공급업체에서 제시한 방법에 따라 조제한다. 모든 배지는 사용 전에 성능을 입증한다. 사용한 미생물 배지와 균주는 표준절차에 따라 오염을 제거하고 교차오염 및 잔류를 방지할 수 있는 방법으로 폐기한다. 배지의 사용기한을 설정하고 문서화하며, 과학적인 타당성을 입증한다 [12].

5) 표시재료는 기재사항이 변경될 때마다 규정에 맞는지를 확인하고 변경된 표시재료를 보관하여야 한다 [6].

6) 시험용 동물은 적절하게 관리하여야 하며, 각각 구분하여 그 사용명세를 기록하여야 한다. 구성품, 물품 또는 제품의 시험에 사용하는 동물은 사용 전 적절하게 격리하여야 한다. 시험용 동물은 사용 목적에 대한 적합성을 보증할 수 있도록 유지 관리하여야 한다. 시험용 동물에 식별표시를 하여야 하고, 사용 이력을 나타내는 적절한 기록서를 유지관리하여야 한다 [6, 12].

7) 시험과정에서 미생물에 의하여 오염된 기자재와 동물의 사체는 그 제조소 안에서 소각하여야 한다. 다만, 소독 등의 방법으로 보건위생상 위해가 없도록 조치한 기자재는 그렇지 않다 [7].

안정성시험은 「의약품등의 안정성시험 기준」에 따라 계획을 수립하여야 하고, 그 결과에 따라 완제품의 유효기간 또는 사용기간, 포장방법 및 저장조건을 설정하여야 한다. 안정성시험 계획서에는 다음 사항이 포함되어야 한다 [6].

1) 시험구분 및 보존조건(식품의약품안전처장이 정하여 고시하는 바에 따른다)

2) 시험간격 및 시험 예정일

3) 시험방법 및 기준(이 경우 사용 시 조제하는 제품은 조제하여 시험한다)

4) 검체의 수량

5) 포장형태(시판품과 동일한 재질이어야 한다)

6-6 무균시험

제조공정 설계와 환경 모니터링 체제, 무균 제품의 안전성과 미생물학적으로 연관된 사례에 대한 영향 평가 조사를 뒷받침하기 위해 미생물학, 무균보증, 공정 지식에 대한 적절한 교육을 받고 경험이 있는 작업원이 있어야 한다 [8].

모니터링 또는 오염관리전략에 따라 필요한 경우, 원자재, 자재, 완제품의 규격서에는 미생물, 입자 및 엔도톡신/발열성물질 기준에 대한 요건을 포함해야 한다 [8].

무균충전제품과 최종제품의 각 제조단위에 대해 바이오버든 분석을 해야 하고 최종 제조단위 검토 시 그 분석 결과를 고려해야 한다 [8].

완제품에 적용되는 무균시험은 무균성이 보장되는 일련의 중요 관리 조치 중 마지막 단계로 간주해야 한다. 무균시험은 제품 설계, 공정 또는 밸리데이션 매개변수를 충족하지 않는 제품의 무균성을 보장하는 데 사용될 수 없다. 무균시험은 관련 제품에 대해 밸리데이션되어야 한다. 무균시험은 무균 조건 하에서 시행되어야 한다.

무균시험을 위해 채취된 검체는 전체 제조단위를 대표해야 하나, 특히 다음의 경우와 같이 오염 위험성이 가장 높은 것으로 고려되는 제조단위 일부에서 채취한 검체를 포함해야 한다(참조: 일부 제조공정을 완료하기 위해 하나의 제조단위를 여러 작은 제조단위(sub lot)로 나누어 수행한 경우(예: 최종멸균제품) 나누어진 각 제조단위(sub lot)에 대해 무균시험을 실시해야 한다). 또한 기타 완제품 시험 항목에 대해서 별도의 시험을 실시할 것을 고려해야 한다 [8].

1) 무균 충전된 제품의 경우, 검체는 제조단위 처음과 끝에 충전된 용기를 포함해야 한다. 추가 검체(예: 중요 간섭 이후 채취된 검체)는 위험도에 기반하여 고려해야 한다.

2) 최종 용기에서 가열멸균한 제품의 경우 채취한 검체는 최악조건의 위치(예: 개별 멸균작업 시 적재 위치 중 온도가 가장 낮거나 가열 속도가 가장 느릴 수 있는 곳)를 대표해야 한다.

3) 동결건조한 제품의 경우 여러 동결건조 적재물에서 검체를 채취해야 한다.

일부 제품의 경우 사용기한이 무균시험을 완료하기에 너무 짧기 때문에 출하 전에 무균시험 결과를 얻는 것이 불가능할 수도 있다. 이 경우, 확인된 위험을 완화하기 위해 요구되는 공정 설계, 추가 모니터링 또는 대체 시험법에 대한 추가 고려사항을 평가하고 문서화해야 한다 [8].

시험 전 무균 검체의 외부 표면 오염제거에 사용되는 공정(예: 기화된 과산화수소, 자외선)은 시험방법의 민감도 또는 검체의 신뢰성에 부정적인 영향을 미쳐서는 안 된다 [8].

제품 시험에 사용되는 배지는 사용 전에 관련 공정서에 따른 품질관리 시험을 해야 한다. 환경 모니터링 및 무균공정모의시험에 사용되는 배지는 과학적으로 입증되고 지정된 대조 미생물군을 사용하여, 적절히 대표되는 제조소 검출균을 포함하여 사용 전 성장 촉진시험을 해야 한다. 배지 품질관리 시험은 일반적으로 최종 사용자에 의해 수행되어야 한다.

위탁 시험 또는 배지 공급업체 시험에 대한 신뢰성은 그 타당성이 입증되어야 하며 이 경우 운송 또는 수송 조건이 철저하게 고려되어야 한다 [8].

등급이 분류된 구역에 대한 환경 모니터링 자료 및 경향 자료는 제품 제조단위 인증/출하의 일부로 검토되어야 한다. 환경 모니터링 자료가 경향을 벗어나거나 설정된 기준을 초과할 경우에 이행할 조치를 기술한 문서화된 절차가 있어야 한다.

사용기한이 짧은 제품의 경우 제조 당시의 환경 자료가 유효한 상태가 아닐 수 있다. 이 경우, 가장 최근의 가용 자료를 검토해야 한다. 해당 제품의 제조업체는 신속한 대체 방법의 사용을 고려해야 한다 [8].

신속하고 자동화된 미생물 시험법을 일반 제조공정 목적으로 사용하는 경우 해당 방법은 관련 제품 또는 공정에 대해 밸리데이션되어야 한다 [8].

6-7 시험방법 기술 이전

시험방법을 이전하기 전에 기술을 이전하려는 시험실의 시험방법이 품목허가(신고)사항을 준수하는지 확인한다. 기술 이전 하고자 하는 시험방법 밸리데이션이 현재의 규정을 준수하고 있는지 검토한다. 기술 이전을 하기 전에 추가 검증이 필요한지 시험실 간의 차이점을 분석하고 문서화한다 [12].

다른 시험실로 시험방법을 이전하는 경우 상세한 기술 이전 계획서를 작성한다. 기술 이전 계획서는 적어도 다음 사항을 포함한다 [12].

1) 수행할 시험과 기술 이전 중인 시험방법

2) 추가적인 교육에 대한 요구사항

3) 시험에 사용하는 표준품 및 검체

4) 시험 검체의 운송 및 보관 조건

5) 기술 이전 허용 기준은 해당 시험방법에 대한 현재 밸리데이션을 기반으로 하되 관련 규정을 고려하여 설정한다.

기술 이전을 종료하기 전에 계획서와 상이한 일탈을 조사한다. 기술 이전 절차를 계획서와 비교한 결과를 기술 이전 보고서에 작성하여야 하며, 해당하는 경우 향후 재밸리데이션이 필요한 경우를 확인한다 [12].

6-8 변경관리

변경관리란 적절한 훈련을 받은 자격을 갖춘 자가 시설, 시스템, 설비 또는 공정의 검증된 상태에 영향을 줄 수 있는 변경 안 또는 변경된 사항을 검토하는 공식적인 시스템을 말한다. 변경 관리의 목적은 시스템이 검증된 상태로 유지 관리되고 있음을 보증하고 문서화하는 조치에 대한 필요성을 결정하는 것으로 다음의 사항을 고려한다 [10].

1) 변경관리는 지식 관리의 중요한 부분이며 의약품품질시스템에 따라 처리한다.

2) 제품의 전주기 동안, 제품의 품질이나 공정의 재현성에 영향을 미칠 수 있는

출발물질, 제품원자재, 공정, 설비, 시설, 품목 범위, 제조방법, 시험방법, 제조 단위 크기, 디자인 스페이스 등의 변경 또는 기타 변경을 추진하고자 하는 경우에 취해야 할 조치에 대해 문서화된 절차가 있어야 한다.

3) 디자인 스페이스를 사용한 경우 변경에 대한 영향을 고려하여야 한다.

4) 제품 품질, 의약품품질시스템, 문서화, 밸리데이션, 허가 상태, 교정, 유지 관리 및 의도하지 않은 상황이 발생하지 않도록 하는 모든 다른 시스템에 미치는 잠재적인 영향을 파악하기 위해 계획한 변경을 평가할 때 품질위험관리를 사용한다. 또한, 모든 필요한 공정 밸리데이션, 입증 또는 재적격성평가에 대한 계획을 수립할 때에도 품질위험관리를 사용한다.

5) 변경은 의약품품질시스템에 따라 권한 있는 책임자 또는 관련 부서의 권한 있는 자가 승인한다.

6) 최종 승인 전에 근거 자료를 검토하여 변경으로 인한 영향을 확인한다.

7) 변경을 이행한 후에 적절한 경우, 변경이 성공적으로 완료되었음을 확인하기 위하여 변경의 효과를 평가한다.

기계설비, 원자재, 제조공정, 시험방법 등을 변경할 경우에는 제품의 품질 또는 공정의 재현성에 미치는 영향을 검토하여야 하고, 충분한 데이터에 의하여 품질관리기준에 맞는 제품을 제조한다는 것을 확인하고 문서화하여야 하되, 필요한 경우에는 밸리데이션과 안정성시험 및 원자재의 제조업자 평가 등을 실시한다.

변경된 내용을 실시할 경우에는 관련 문서의 개정, 작업원에 대한 교육·훈련 등의 필요한 조치를 수립하여 시행하여야 한다 [6].

7 시판 후 안정성 시험

시판용으로 제조하는 최초 3개 제조단위에 대하여 장기보존시험을 하여야 하며, 시험 결과 제품의 품질에 영향을 미치는 경우에는 유효기간 또는 사용기간을 조정하여야 한다 [6].

다음과 같이 시판 후 안정성시험을 해야 한다 [6].

1) 사용기간 또는 유효기간 동안 제품 품질이 유지되는 것을 확인하기 위하여 시판 후 장기보존시험을 하여야 한다.

2) 시험간격은 타당한 사유가 계획서에 기재된 경우에는 '안정성시험 계획서'의 항목과 다르게 설정할 수 있다.

3) 매년 품목별로 모든 함량 및 시판품과 동일한 재질의 포장형태마다 한 개 제조단위 이상에 대하여 실시하여야 한다. 다만, 과학적으로 타당성을 입증하는 경우에는 일부 생략할 수 있다.

시판 후 안정성시험 계획서는 그 타당성이 입증되고 문서화되어 있는 경우에 품목허가 서류에 제출된 초기 장기 안정성시험 계획서와 다를 수 있다(예: 시험 빈도 또는 ICH 권고사항 업데이트 시). 재구성되고 해동된 제품에 대한 안정성시험은 제품 개발 중에 수행되므로 지속적으로 모니터링 할 필요가 없다.

전체 제조단위를 환자에게 투여해야 하는 자가 제품(또는 공여자 적합 제품)의 경우, 대체물질(즉, 건강한 자원자로부터 유래된 물질) 또는 과학적으로 타당한 대체 접근방식을 사용할 수 있다 [4].

시판품의 조성과 관련된 모든 안정성 문제(예: 유연물질 수치 변화 또는 용출 양상 변화)를 파악할 수 있도록 지속적이고 적절한 프로그램에 따라 시판 후 안정성을 점검하여야 한다. 시판 후 안정성시험의 목적은 사용(유효)기간 동안 제품을 점검하고, 표시된 보관 조건에서 제품의 품질이 규격에 맞게 유지되는지 또는 유지될 것인지를 확인하는 것이다 [12].

시판 후 안정성시험은 시판품에 적용되나, 포장 전 반제품의 안정성시험을 포함하는 것도 고려하여야 한다. 포장 전 반제품이 포장되기 전 장기간 보관되거나 제조소에서 포장 제조소로 이동하는 경우, 포장된 제품의 안정성에 미치는 영향을 평가하고 조사하여야 한다. 사용 시 조제하는 제품의 조제 후 안정성시험은 제품 개발 단계에서 수행하며 시판 후 안정성시험에서 점검할 필요는 없다. 그러나 필요한 경우 조제 후 안정성을 점검할 수도 있다 [12].

시판 후 안정성시험은 문서관리의 일반원칙에 따라 계획서를 작성하여야 하며 결과를 보고서로 작성하여야 한다. 시판 후 안정성시험에 사용되는 기기(특히 안정성시험 챔버)는

「의약품 제조 및 품질관리에 관한 규정」[별표 13]에 따라 적격성평가를 실시하여 유지관리하여야 한다 [12].

시판 후 안정성시험 계획은 사용(유효)기간의 종료시점까지 포함하여야 하며, 최소한 다음 항목을 포함하여야 한다 [12].

1) 해당하는 경우 함량별 및 제조단위 크기별 시험할 제조단위의 수

2) 관련 물리적, 화학적, 미생물학적 및 생물학적 시험방법

3) 허용기준

4) 시험방법에 대한 참조

5) 용기마개시스템에 대한 설명

6) 시험간격(시점)

7) 보관조건에 대한 설명 (표시기재사항과 일치하는 조건으로, 장기보존시험에 대하여 관련 규정의 조건을 적용하여야 한다.)

8) 해당 의약품에 특별히 적용되는 기타 변수

시험에 사용되는 제조단위 수와 시험 주기는 경향 분석을 하기에 충분한 양의 자료를 제공하여야 한다. 별도로 타당성을 입증한 경우 및 당해 생산 제조단위가 없는 경우를 제외하고는, 매년 품목별로 모든 함량 및 시판품과 동일한 재질의 포장형태마다 한 개 제조단위 이상에 대하여 시판 후 안정성시험을 실시하여야 한다.

시판 후 안정성 모니터링을 위해 동물을 사용하는 시험이 필요하고 이를 적절하게 대체할만한 검증된 기술이 없는 경우, 시험의 주기는 위험성-유익성 접근방법을 통해 정할 수 있다. 계획서에 과학적인 타당성을 입증하였다면 브래케팅 및 매트릭스 디자인의 원칙을 적용할 수 있다.

상황에 따라서, 시판 후 안정성시험에 추가 제조단위를 포함시켜야 한다. 예를 들어, 공정 또는 포장에 유의한 변경 또는 유의한 일탈이 발생한 경우 시판 후 안정성시험을 실시하여야 한다. 재가공 또는 수거 작업을 한 경우에도 시판 후 안정성시험 실시 여부를 고려하여야 한다 [12].

시판 후 안정성시험의 결과는 주요 작업원, 특히 권한있는 책임자가 활용할 수 있어야 한다. 포장 전 반제품 또는 완제품의 제조소 이외의 장소에서 시판 후 안정성시험을 실시하는 경우 위탁자와 수탁자 간 계약서가 있어야 한다. 시판 후 안정성시험 결과는 제조소에서 활용할 수 있어야 한다 [12].

기준일탈 또는 유의한 이상경향이 있는 경우 조사하여야 한다. 유통된 제조단위 중 확인된

기준일탈 결과 또는 유의한 부정적 경향이 있는 경우 관할 지방식품의약품안전청에 보고하여야 한다. 시중에 유통 중인 제조단위에 대한 잠재적 영향을 불만 및 제품 회수에 따라 고려하여야 하고 관할 지방식품의약품안전청에 보고하여야 한다 [12].

시판 후 안정성시험에서 얻은 중간 결과를 포함하여 모든 자료에 대한 요약서를 작성하고 보관하여야 한다. 이 요약서는 주기적으로 검토하여야 한다 [12].

8 출하승인

일반적으로, 첨단바이오의약품 제조단위는 반드시 제조관리자(품질)가 인증한 후에 판매 또는 공급 목적으로 출하되어야 한다. 제조단위 출하 승인 기준규격은 시험분석 결과에 국한되지 않는다(기준일탈 결과도 참조) [4].

제조단위가 인증될 때까지 제조 현장에 보관하거나 격리된 상태로 다른 장소로 이송되어야 한다. 이 장소는 식품의약품안전처장(해당하는 경우)에 의해 해당 목적으로 허가받고 제조업자의 품질시스템 내에서 적절하게 관리되어야 한다. 일반적으로, 출하 승인 기준규격에 부적합한 완제품은 달리 정당화되지 않는 한 환자에게 투여되어서는 안된다 [4].

관련 규정에 의해 식품의약품안전처장이 인정한 경우, 출하 승인 기준규격을 충족하지 못한 제품의 투여가 예외적인 상황에서 수행될 수 있다(예: 동일한 치료 결과를 제공할 수 있는 대체 치료 방법이 없고, 기준규격 부적합 제품의 투여가 환자의 생명을 살릴 가능성이 있는 경우). 예외적 상황에서의 출하 승인 관련 사항은 관련 규정에 따른다. 품목허가를 받은 자는 제품이 출하 승인 기준규격 미충족이지만 치료를 위해 출하 승인될 수 있는 경우, 취해야 할 단계를 설명하는 절차를 갖추고 있어야 한다. 이러한 프로그램이 관련 규정에 명시되어 있다면, 출하 승인 기준규격을 충족하지 못하는 개별 사례는 제조단위별 출하 승인 프로그램 및 특정 사례별 위험기반 평가를 통해 다뤄질 수 있다 [4, 18, 19].

사용기한이 짧은 첨단바이오의약품의 경우, 확립된 분석적 시험 기간 때문에 제품 투여 전 제조단위 인증이 불가능할 수 있으므로 동등한 데이터를 얻는 대체 방법(예: 신속 미생물 시험 방법)을 고려해야 한다. 식품의약품안전처장의 승인에 따라 모든 품질관리를 완료하기 전에 수행되는 사용기한이 짧은 제품의 제조단위 인증은 시험 일정이 환자에게 효과적인 공급을 불가능하게 할 경우에 허용된다 [4].

1) 제품 및 공정 성능에 대한 이해도를 높이고 적절한 관리전략이 반드시 있어야 한다. 이것은 출발물질, 원자재 및 반제품의 관리와 속성을 고려해야 한다.

2) 제조단위 인증 절차는 생산 및 분석 데이터의 평가와 관련된 여러 작업자의 책임을 포함하여 전체 출하 승인 절차에 대한 정확하고 자세한 설명을 제공해야 한다.

3) 제조단위 인증 및 사용기한이 짧은 첨단바이오의약품 출하승인 절차는 다음 두 단계 이상으로 수행될 수 있다.

가) 제조단위 공정기록, 생산 조건을 포괄해야 하는 환경 모니터링(사용 가능한 경우) 결과, 표준절차서 및 계획서의 모든 일탈 뿐만 아니라 제조관리자(품질)에 의한 최초 인증 준비 검토를 위한 활용 가능한 분석 결과의 지정된 사람에 의한 평가

나) 제조관리자(품질)에 의한 최종 인증에 사용할 수 있는 최종 분석시험 및 기타

정보에 대한 평가. 기준규격을 벗어난 시험 결과를 얻은 경우에 취해야 할 조치를 설명하는 절차가 있어야 한다. 이러한 사건은 충분히 조사해야 하며 재발을 방지하기 위해 취해진 관련 시정 및 예방조치가 필요하다.

4) 경향 평가가 가능한 방식으로 기록을 보관하는 것을 포함하여 의약품품질시스템의 효율성에 대한 지속적인 평가가 이루어져야 한다.

9 불만 및 제품 회수

공중보건을 위하여 잠재적인 품질 결함을 포함하여 불만사항을 기록, 평가, 조사 및 검토하고 필요한 경우 제품을 즉각적이고 효율적으로 회수할 수 있는 시스템과 적절한 절차를 마련한다.

9-1 원칙

출하된 제품에 중대한 결함이 있는 경우에는 신속히 조치하고 그 기록을 보존하여야 하며, 재발방지대책을 수립하여 시행하여야 한다 [6].

품질위험관리 원칙을 품질 결함에 대한 조사 및 평가에 적용하고 제품 회수와 관련된 시정 및 예방조치, 기타 위험경감 조치의 의사결정 과정에 적용한다 [12].

위탁업무의 경우 결함이 있는 제품에 대한 평가, 의사결정, 정보의 전달 및 위험 경감조치와 관련된 제조업자와 품목허가권자의 역할과 책임을 계약서에 기술한다. 계약서에는 품질 결함 및 회수 문제에 대한 책임이 있는 각 당사자에게 연락하는 방법을 포함하여야 한다 [12].

제품회수 또는 비정상적인 공급 제한으로 이어질 수 있는 결함 가능성이 있는 제조, 제품 품질저하, 위조약품 확인, 품목허가(신고)사항 또는 제품 규격 미준수, 심각한 품질문제가 확인된 경우 관계 당국에 신속하게 그 사실을 알려야 한다. 시판 중인 제품이 품목허가(신고)사항을 위반하는 것으로 확인된 경우, 관계 당국에 알려야 한다 [12].

9-2 작업원 및 조직

적절하게 훈련되고 숙련된 작업원이 불만과 품질 결함에 대한 조사를 관리하고 회수를 포함한 이러한 문제로 인하여 발생할 수 있는 잠재적인 위험을 관리하기 위한 조치를 결정한다. 별도의 타당성을 입증한 경우를 제외하고는 해당 작업원들은 판매 및 영업 조직과 독립되어 있어야 한다. 이러한 작업원 중에 해당 제조단위의 출하 승인에 관여하는 권한있는 책임자가 없는 경우 권한있는 책임자는 모든 조사, 위험경감조치 및 회수에 대한 사항을 적시에 인지하고 있어야 한다. 훈련된 인력 및 자원이 불만사항 및 품질 결함의 처리, 평가, 조사 및 검토와 위험 경감조치의 시행, 관계당국과의 상호 소통을 위하여 충분히 제공되어야 한다 [12].

품질경영을 포함하여 적절한 교육을 받은 여러 분야의 인원들로 팀을 구성하는 것을 고려한다. 불만 및 품질 결함 처리를 조직 내에서 통합하여 관리하는 경우, 관련 담당자의 역할과 책임을 문서화한다. 통합관리로 인하여 문제의 조사와 관리가 지연되어서는 아니된다 [12].

소비자로부터 불만을 접수한 경우에는 신속하게 불만내용을 조사하여 그 원인을 규명하고, 재발방지대책을 마련하며 소비자에게 적절한 조치를 하여야 한다. 제품에 대한 불만을 효과적으로 처리하기 위하여 불만처리규정을 작성하고 불만처리위원회를 구성하여 운영하여야 한다 [6].

9-3 불만 처리 및 조사 절차

불만사항의 접수에 대하여 취할 조치를 상세하게 기술한 문서화된 절차가 있어야 한다. 모든 불만사항을 문서화하고 평가하여 잠재적 품질 결함 또는 기타 문제에 해당하는지 규명한다. 불만 또는 의심되는 품질 결함이 위조제품과 관련되는지 규명하기 위하여 특별히 주의를 기울인다. 업체가 접수하는 불만사항이 실제 품질 결함을 반영하지 않을 수 있으므로, 잠재적 품질 결함을 나타내지 않는 불만사항도 적절히 문서화하고 의심되는 이상사례와 같은 불만사항을 조사하고 관리하는 부서 또는 담당자와 소통한다. 보고된 이상사례 중 의심되는 사례의 경우 원활한 조사를 위하여 완제의약품 제조단위의 품질에 대한 조사를 요청하는 절차를 마련한다 [12].

불만처리기록에는 다음 사항이 포함되어야 한다 [6].

1) 제품명 및 제조번호

2) 불만제기자의 이름 및 연락처

3) 불만 접수 연월일

4) 불만내용

5) 불만처리 결과 및 조치사항

품질 결함 조사는 최소한 다음 사항을 포함한다 [12].

1) 보고된 품질 결함에 대한 기술

2) 품질 결함의 정도 결정. 참조 및 보관검체의 확인 및 시험을 고려하고 해당하는 경우 제조단위의 생산 기록, 성적서 및 유통기록(특히 온도에 민감한 제품의 경우)의 검토

3) 불만 제기자로부터 결함 제품의 검체 또는 반품을 요청할 필요성과 검체를 제공받은 경우 적절한 평가를 수행할 필요성

4) 심각성과 정도에 기반한 품질 결함으로 야기된 위험의 평가

5) 제조단위 또는 제품의 회수, 기타 조치 등 유통과정에서 취해지는 위험 경감조치의 잠재적 필요성과 관련된 의사결정 과정

6) 제품 회수조치가 환자에게 의약품을 공급하는데 미치는 영향에 대한 평가와 해당 영향을 관계 당국에 보고할 필요성

7) 품질 결함 및 품질 결함에 대한 조사와 관련하여 대내외적으로 수행해야 할 소통 사항

8) 품질 결함에 대한 잠재적 원인 파악

9) 문제에 대한 적절한 시정 및 예방조치를 확인하고 실행할 필요성과 해당 시정 및 예방조치에 대한 효과를 평가할 필요성

9-4 조사와 의사결정

품질 결함 가능성과 관련된 정보는 모든 세부사항을 포함하여 기록한다. 보고된 모든 품질 결함의 타당성과 범위는 조사 및 조치의 정도에 관한 결정을 뒷받침하기 위하여 품질위험관리 원칙에 따라 문서화하고 평가한다 [12].

어떤 제조단위에서 제품의 결함이 발견되거나 의심된다면 다른 제조단위 또는 경우에 따라서 다른 제품도 영향이 있는지 확인하는 것을 고려한다. 특히 결함이 있는 제조단위 또는 구성품이 포함될 우려가 있는 다른 제조단위를 조사한다. 품질 결함 조사에는 주의를 요하는 특별한 문제 또는 재발에 대한 징후 및 추가적인 조치의 필요성을 확인하기 위하여 이전 품질 결함 보고서 또는 기타 관련 정보에 대한 검토를 포함한다 [12].

품질 결함 조사과정 또는 조사 후에 내린 결정은 품질 결함이 초래하는 위험의 수준과 의약품 품목허가(신고) 사항 또는 의약품 제조 및 품질관리기준 미준수로 인한 심각성을 고려한다. 이러한 결정은 제시된 위험 수준에 따라 환자의 안전이 보장되도록 적시에 이루어져야 한다. 품질 결함의 특성 및 정도에 대한 포괄적인 정보를 조사 초기 단계에서는 이용하기 어려울 수 있으므로, 의사결정 절차는 조사과정 중 적절한 위험 경감조치가 적절한 시점에 수행되는지 확인해야 한다. 품질 결함의 결과로 수행된 모든 결정과 조치는 문서화 한다 [12].

품질 결함으로 인하여 제품이 회수 되거나 비정상적으로 공급이 제한될 수 있는 경우 제조업자는 품목허가(신고)를 받은 자 및 관계 당국에 품질 결함을 적시에 보고한다 [12].

9-5 원인 분석과 시정 및 예방조치

품질 결함 조사 시 적절한 수준으로 원인 분석을 한다. 품질 결함의 원인을 확정할 수 없는 경우 가장 가능성 높은 원인을 고려한다. 품질 결함이 사람의 실수로 인한 것으로 의심되거나 확인되는 경우 이를 규명하고 절차 또는 시스템에 기반한 오류나 문제를 간과하지 않도록 주의한다 [12].

품질 결함에 대응하여 적절한 시정 및 예방조치를 수립하고 실시한다. 해당 조치의 유효성을 검토하고 평가한다. 주의를 요하는 특정 문제 또는 재발에 대한 징후를 확인하기 위하여 정기적으로 품질 결함 기록서를 검토하고 경향을 분석한다 [12].

9-6 제품 회수 및 기타 잠재적 위험감소화 조치

모든 회수 및 위험 경감조치를 위하여 문서화된 절차를 확립한다. 이를 정기적으로 검토하고 필요시 개정한다 [12].

제품의 회수 조치를 결정한 경우 사전에 관계 당국에 알려야 한다. 매우 심각한 사안(예: 환자에게 심각한 영향을 미칠 수 있는 우려가 있는 경우)의 경우 관계 당국에 알리기 전에 위험경감조치(예: 제품회수)를 실시해야 할 수도 있다. 가능한 경우 사전에 관계 당국과 이러한 사항을 합의한다. 제안된 회수 조치가 의약품 시장에 미치는 영향이 고려되어야 하며, 영향을 미치는 경우 적절한 위험 경감조치를 마련하여 관계 당국과 논의한다. 회수와 같은 위험 경감조치를 결정하기 전에 제품의 치료적 용도를 고려하여 대체품이 없는 의약품의 공급중단의 위험을 고려한다. 요구되는 위험 경감조치를 이행하지 않는 결정은 관계 당국과 사전에 합의한다 [12].

제품이 시장에 출시된 후 품질 결함으로 인하여 유통중인 제품을 수거할 경우 이를 회수로 간주하고 관리한다(품질 결함 문제/보고의 조사를 위하여 유통중인 제품의 검체를 수거(또는 반품)하는 경우에는 적용되지 않는다.). 회수는 즉시 그리고 언제든지 시작할 수 있어야 한다. 경우에 따라 공중 보건을 위하여 품질 결함의 원인 및 정도가 파악되기 전에 회수를 실시할 수 있다. 제안된 회수 조치가 공중보건에 미칠 수 있는 잠재적 위험 가능성을 고려하여야 하며, 이를 통해 관계 당국과 회수 조치의 범위를 협의한다. 유효기간이 만료되어 결함이 있는 제조단위에 대한 회수 조치를 고려하지 않는 경우에도 관계당국에 알려야 한다. 회수품은 격리 · 보관하고 정해진 규정에 따라 조치하여야 한다. 제품에 결함이 있거나 결함이 있는 것으로 의심되어 회수하고자 할 때에는 제품이 유통된 모든 국가의 관계 당국에 적절한 방법으로 알려야 한다. 회수된 제품은 식별할 수 있어야 하고 그 처리가 결정될 때까지 통제구역에 격리하여 보관한다. 회수된 제조단위의 처리결과를 작성하고 문서화한다. 회수된 제품 자체의 품질에 영향을 미치지 않는 재작업(rework) 결정에 대한 근거를 문서화하고 관계 당국과 협의한다. 재작업한 제조단위를 출하하고자 하는 경우 유효기한이 충분히 남아있는지 고려한다. 회수절차가 종료되고 최종 보고서를 발행할 때까지 진행과정을 기록한다. 문제가 된 제품/제조단위의 배송량과 회수량의 비교를 포함하여 최종 보고서를 작성한다 [6, 12].

세포 · 조직 채취 후, 제품 품질에 영향을 미치는 추가적인 공여자(사람 또는 동물)의 건강정보를 사용할 수 있게 되면 '룩백' 절차를 개시해야 한다. 여기에는 위험분석과 시정 또는 예방 조치의 필요성에 대한 분석이 포함된다 [4].

판매기록은 회수 책임자가 쉽게 활용할 수 있어야 하며, 수출된 제품 및 견본품을 포함하여 도매업자 및 직접 공급 받은 자에 대한 충분한 정보(주소, 연락처, 운송된 제조단위 및 수량)를 포함하여야 한다 [12].

회수 외에도, 다음과 같은 경우에 중요하게 여기는 적절한 정보를 의료전문가에게 전달하는 것과 같이 품질 결함으로 인한 위험을 관리하기 위해 다른 위험감소 조치를 고려할 수 있다 [4].

1) 단일 제조단위 제품(예: 전체 제조단위가 투여된 자가치료용으로 사용되는 첨단 바이오의약품)

2) 회수대상 제품을 계속 사용하는 것보다 환자치료 중단에 따른 위험이 높은 제품. 이러한 경우, 품목허가를 받은 자 · 제조업자는 치료 의사와 식품의약품안전처에 정보를 제공해야 한다. 품질 결함 통지, 약물감시 보고정보 및 기타 통지도 관련 규정에 따라 보고해야 한다.

회수 절차(또는 의료 전문가 통지)의 견고성을 시험하기 위해 모의 회수를 수행하거나 적절한 정보를 근무 시간 내 상황과 근무 외 시간 상황을 고려하여 의료 전문가에게 모의 전송하는 것을 고려해야 한다. 그 빈도는 제품 개발 단계 및 공급의 복잡성과 같은 요소를 고려하여 제조업자가 정해야 한다 [4].

회수방법의 효과를 정기적으로 평가하여 회수방법의 완건성 및 적합성을 확인한다. 평가는 근무 내 · 외 상황을 포함하여 진행해야 하며, 모의회수(mock-recall) 조치가 필요한지 여부를 고려한다. 이러한 평가는 문서화되고 타당성이 입증되어야 한다 [12].

10 제품 유형별 고려사항

이 안내서는 도축장과 같은 시설로부터 공급 받은 물질을 포함하는 동물성 물질에 적용한다. 공급망이 광범위하고 복잡할 수 있으므로 품질위험관리(QRM) 원칙을 기반으로 한 품질관리가 요구되며 특정 단계에서의 추가시험 필요성을 포함하여 적절한 공정서도 참고한다. 구체적이고 현재 사용되는 공정도를 포함하여, 공급망에 대한 추적 가능성 및 공급 담당자의 명확한 역할을 문서화해야 한다. 사람의 건강에 영향을 미칠 수 있는 동물의 질병을 모니터링하는 프로그램이 마련되어 있어야 한다. 관련 기관들은 위험 요소와 완화 요소에 대한 평가를 취합할 때, 국가의 질병 유병율 및 관리 조치에 관하여 신뢰성 있는 출처로부터 얻은 보고서를 고려해야 한다. 해당 기관에는 국제수역사무국 [World Organization for Animal Health(Office International des Epizooties, OIE)]도 포함된다. 국가 및 지역 수준에서 실시하는 건강 모니터링 및 관리 프로그램들에 관한 정보로 상기 내용을 보완해야 하며, 지역 수준에는 동물을 공급하고 도축장까지의 운송할 때 적용 가능한 관리 절차가 마련되어 있는 공급처(예: 농장 또는 가축 사육장)를 포함된다. 도축장과 같이 의약품 출발물질 및 원재료를 취급하는 곳은 작업자 훈련, 물질의 추적성, 관리, 일관성 등의 조건이 충족됨을 보장하기 위해 적절한 품질시스템을 갖추고 있음을 보증해야 한다.

「의약품 제조 및 품질관리에 관한 규정」 외 다른 규정 등에 의해 보증 시스템이 구축되는 경우는 「의약품 제조 및 품질관리에 관한 규정」과 동등한 수준의 관리를 제공하는 것으로 입증되어야 한다. 이종 출발물질은 다른 관련 규정을 준수해야 한다. 출발물질 또는 원재료가 제조 단계를 거쳐 공급망까지의 과정을 거치는 동안 원료물질의 품질에 영향을 미칠 수 있는 요소를 방지하거나, 적어도 그러한 요소에 대한 증거를 제공할 수 있는 관리대책을 마련해야 한다. 최초 수집, 부분적 · 최종적 정제 장소, 보관소, 물류센터(hub), 중개인 간의 이동도 공급망에 포함된다. 이와 관련된 모든 상세사항은 추적 체계 내에서 기록하고 위반사항에 대해서도 기록하여 필요한 조사와 조치를 취하여야 한다. 각 제조 공정에 사용되는 출발물질 및 원재료의 관리기준 준수 여부를 입증하기 위해 정기적인 공급업체 평가를 수행해야 하며, 발생한 문제점은 중요도에 따라 적절한 수준으로 조사하여 관련 자료를 문서화해야 한다. 효과적인 시정 및 예방조치가 이루어지도록 보장하는 시스템도 마련해야 한다.

이종 세포 기반 의약품의 제조를 위한 세포, 조직 및 장기는 해당 목적에 따라 격리된 시설에서 키워진 동물에서 얻어야 하며, 야생 동물이나 일반 도축장에서 입수한 세포 등을 사용해서는 안된다. 유사하게 기원 동물의 조직도 이와 같다. 동물의 건강 상태를 모니터링하고 문서화해야 한다.

유전자치료제는 여러 유형이 있다. 세포 기반 유전자치료 제품의 경우, 이 안내서 “사람체세포 및 이종 세포치료 제품과 조직공학 제품 및 첨단바이오융복합제제 "의 일부 내용이 적용될 수 있다. 유전자치료제의 제조 및 시험의 경우, 완제품의 안전성 및 품질과 관련된 문제, 그리고 수여자(recipient)와 의료진에 대한 안전성 문제가 제기되므로, 생물학적 위해 등급에 기반한 작업자, 환경 및 환자 안전성에 대한 위험기반 접근방식을 적용해야 한다. 관련 규정을 적용해야 하고 가능한 경우 국제적인 안전성 조치를 적용해야 한다. 출발물질[플라스미드, 관심 유전자(gene of interest) 및 조절 염기 서열, 세포은행, 바이러스성 또는 비바이러스성 벡터 원액]부터 최종 제품에 이르기까지의 추적성을 보장하기 위하여 벡터와 비바이러스 벡터, 핵산(예: 플라스미드, 선형 DNA, mRNA, siRNA) 및 유전자 변형 세포의 제조에 관한 사항을 상세하게 기술하여야 한다. 수여 세포로의 체외 유전자 이식에 적용 시 필요한 요건은 다음과 같다.

1) 추적관리 요구사항은 반드시 유지되어야 한다. ☞ [표2] 추적관리 요구사항

2) 세포 원료에서 최종 제품 용기에 이르기까지 제조 단위에 관해 명확히 규정되어 있어야 한다. ☞ [표3] 제조단위 정의

3) 유전자를 전달하기 위해 비생물학적 방법을 사용하는 제품의 경우, 물리화학적 특성을 문서화하고 시험해야 한다.

4) 세포 조작에 사용되는 벡터는 최종 제품의 일부가 아니지만 바이러스 벡터 제조의 모든 초기공정(예: 플라스미드 제조를 위한 설계, 세포은행 구축)은 중요한 것으로 간주되며 그 품질을 관리하여야 한다. 규정에서 바이러스 벡터의 제조가 완전한 제조 및 품질관리기준 적용이 요구되지 않는 경우, 충분한 품질표준 ("제조 및 품질관리기준의 원칙")이 제조에 적용되어야 한다.

벡터의 제조가 외부 위탁된 경우, 첨단바이오의약품 제조업자는 벡터가 첨단바이오의약품의 품질 및 안전성에 대해 나타내는 위험을 평가하여 관련 규정에서 요구하는 제조 및 품질관리기준을 준수할 수 있는 적절한 벡터 공급업자를 선택해야 한다.

특정 제품과 관련된 「의약품 제조 및 품질관리에 관한 규정」[별표 2]의 해당 부분과 [별표 15]의 적용은 관련 측면(예: 품질관리, 문서화, 원자재, 세포은행, 생산, 시험 및 관리, 보관 및 기타 적절한 취급 및 유통 측면)을 포함하여 첨단바이오의약품 제조업자와 벡터 제조업자 간의 합의하여 결정되어야 한다.

아울러, 벡터 제조업자는 첨단바이오의약품 제조업자의 공급자 적격성평가 프로그램에 참여해야 한다. 첨단바이오의약품 제조업자의 감독 및 추가시험 수준은 개별 원재료로 인한 위험에 비례해야 한다.

유전자 치료제로 분류되지 않은 유전자 변형 세포 기반 제품의 경우 "유전자치료제" 의 일부 내용이 적용될 수 있다. 사람 또는 이종 세포를 포함하는 제품의 제조에서 추적관리

요구사항 및 제조단위 정의에 특별한 주의를 기울여야 한다.

☞ [표2] 추적관리 요구사항, [표3] 제조단위 정의

가능한 경우, 허가된 의약품 또는 의료기기인 세포 제품, 생체분자, 생체재료, 스캐폴드, 매트릭스 및 기타 물질의 승인된 원료를 사용해야 한다. 맞춤형 의료기기를 포함한 의료기기가 제품의 일부로 통합되는 제품의 전주기 동안 의료기기의 일관된 품질을 보장하기 위해 제조업자와 의료기기 공급업자 간에 적절한 품질계약을 체결해야 한다 [4].

[표2] 추적관리 요구사항

❍ 추적성

가. 인체 세포나 조직 공여자가 관련된 경우, 관련 규정에 따른 개인의 사생활과 건강 관련 정보에 관한 기밀은 유지하되 모든 성분을 포함한 출발물질 및 원자재로부터 해당 제품의 사용 시점까지 전체 기간 추적관리가 필요하다.

나. 사람 기원의 출발물질에 대하여, 세포·조직·바이러스가 기원하는 공급원 및 해부학적 환경의 확인(또는, 적절한 경우 세포주, 마스터세포은행, 시드로트의 확인)도 상세하게 기술해야 한다.

다. 공여 시점부터 제조를 거쳐 완제품을 환자에게 전달하기까지 첨단바이오의약품에 포함된 세포·조직을 양방향으로 추적할 수 있는 시스템을 만들어야 한다. 이 시스템은 수동이나 자동화 모두 가능하다. 이 시스템은 시판용 제조단위를 포함하는 제조 전주기 전반에 걸쳐 사용되어야 한다.

라. 추적관리 기록은 감사가 가능한 문서로 보관해야 하며, 관련 제조기록서와 명확하게 연결되어야 한다. 저장 시스템은 환자의 부작용이 발생할 경우 추적성 데이터에 쉽게 접근할 수 있음을 보장해야 한다.

마. 세포 및 조직 기반 제품과 환자 맞춤형 첨단바이오의약품에 대한 인체세포등의 고유식별 번호, 출발물질 식별코드 등 추적관리기록은 첨단바이오의약품의 사용기한 종료 후 30년간 보관되어야 한다. 환자 맞춤형 첨단바이오의약품에 사용되는 인체세포등 및 출발물질의 추적성 유지 및 관리를 위한 절차를 마련해야 한다.

바. 이종 세포가 첨단바이오의약품의 출발물질로 사용되는 경우, 품목허가증 또는 관련 규정에 따라 기원 동물의 식별이 가능한 정보를 보관한다.

[표3] 제조단위 정의

일부 유형의 제품에서는 어떠한 물질이 제조단위를 구성하고 있는지에 대하여 명확히 할 필요가 있다. 자가 이식 및 공여적합자(donor-matched) 이식의 경우 제조된 제품은 하나의 제조단위로 보아야 한다.

부록

1 적격성평가와 밸리데이션

의약품 제조업자는 제품 및 공정의 전주기에 걸쳐 적격성평가와 밸리데이션을 실시하여 특정 작업의 중요측면을 관리한다. 제품 품질에 영향을 줄 수 있는 시설, 설비, 지원설비 및 공정에 대한 계획된 변경은 공식적으로 문서화하고, 검증된 상태나 관리전략에 미칠 영향을 평가한다 [10].

의약품 전주기에 걸쳐 품질위험관리(Quality Risk Management, QRM) 접근법을 적용한다. 품질위험관리 시스템의 일부분으로 시설, 설비, 지원설비 및 공정에 대한 타당하고 문서화된 위험평가에 근거하여 적격성평가 및 밸리데이션의 범위와 정도를 결정한다. 제조업자는 외부의 자료를 활용하여 적격성평가 및 밸리데이션 또는 각각의 결과를 뒷받침할 수 있다. 이러한 경우, 타당성을 입증하여야 하며 그와 같은 자료의 확보에 대해 관리하고 있음을 적절하게 보증하여야 한다 [10].

1-1 지원설비 적격성평가

증기, 제조용수, 공기, 기타 가스 등의 품질은 적격성평가 단계를 적용하여 설치한 후에 확인한다. 가능한 경우 계절적인 변동과 지원설비의 사용목적을 반영하여 적격성평가 기간과 범위를 정한다. 난방, 환기, 공기조화장치와 같이 제품과 직접 접촉할 수 있거나, 열교환기와 같이 간접적으로 접촉할 수 있는 경우에는 품질이 저하될 위험을 낮추기 위하여 위험평가를 실시한다 [10].

1-2 밸리데이션

다음의 어느 하나에 해당하는 경우에는 미리 수립된 밸리데이션계획서에 따라 밸리데이션을 실시하여야 한다 [6].

1) 새로운 품목의 의약품 제조를 처음 하는 경우

2) 의약품의 품질에 영향을 미치는 기계 · 설비를 설치하는 경우

3) 의약품의 품질에 영향을 미치는 제조공정을 변경하는 경우

4) 제조환경을 변경하는 경우

밸리데이션 실시에 관한 기준서, 밸리데이션 실시 결과 및 결론을 종합한 보고서를

작성하여 갖추어 두어야 한다. 밸리데이션을 실시한 결과 제조관리 및 품질관리에 관하여 개선이 필요한 경우에는 필요한 조치를 하고 해당 조치에 대한 기록을 작성하여 갖추어 두어야 한다. 식품의약품안전처장이 정하는 바에 따라 객관적이고 합리적인 증거자료가 있는 경우에는 밸리데이션을 생략할 수 있다 [6].

제조용수공급시스템 및 공기조화장치시스템 등 의약품 제조를 지원하는 시스템에 대하여 검증하고 문서화하는 밸리데이션으로서 기계 · 설비별로 실시하여야 한다 [6].

1-3 구성과 계획

적격성평가 및 밸리데이션 구성과 계획에 다음의 사항을 고려한다 [10].

1) 모든 적격성평가 및 밸리데이션 활동은 시설, 설비, 지원설비, 공정 및 제품의 전주기를 고려하여 계획한다.

2) 적격성평가 및 밸리데이션 활동은 적절하게 교육을 받은 작업원이 승인된 절차에 따라 수행한다.

3) 적격성평가 및 밸리데이션 또는 각각을 실시하는 자는 반드시 품질관리 또는 품질보증부서일 필요는 없으나 의약품품질시스템 내에서 정한 바에 따라 보고하며 밸리데이션 전주기에 걸쳐 품질을 적절하게 관리한다.

4) 적격성평가 및 밸리데이션 프로그램의 주요 요소를 밸리데이션 종합계획서 또는 이와 동등한 문서에 명확하게 규정하고 문서화한다.

5) 밸리데이션 종합계획서 또는 이와 동등한 문서에 적격성평가 및 밸리데이션 시스템을 규정하고, 최소한 다음 사항을 포함한다.

- 적격성평가 및 밸리데이션 방침
- 적격성평가 및 밸리데이션 활동조직과 그에 대한 역할 및 책임
- 제조소의 시설, 설비, 시스템, 공정에 대한 요약과 적격성평가 및 밸리데이션 상태
- 적격성평가 및 밸리데이션의 변경 관리 및 일탈 관리
- 허용기준 설정에 관한 지침
- 기타 참고문헌
- 필요한 경우 재적격성평가를 포함한 적격성평가 및 밸리데이션 전략

6) 대규모 복합 프로젝트인 경우에는 계획 수립이 더욱 중요하며, 별도로 밸리데이션 계획을 작성하는 것이 명확성을 높일 수 있다.

7) 적격성평가 및 밸리데이션 활동에 품질위험관리 접근법을 적용한다. 필요한 경우 개발단계 또는 시판용 제조를 하는 동안에 발생한 모든 변경으로부터 축적된 지식 및 이해의 정도에 따라 위험평가를 반복하여 실시한다. 적격성평가 및 밸리데이션 활동을 지원하기 위해 사용한 위험평가 방법은 명확히 문서화한다.

8) 확보한 모든 자료의 완전성을 보장하기 위하여 적격성평가 및 밸리데이션 작업에 대한 적절한 점검을 포함한다.

1-4 밸리데이션 종합계획서

밸리데이션 종합계획서를 포함한 문서화에 다음의 사항을 고려한다 [10].

1) 문서관리기준은 제품 전주기에 걸친 지식 관리를 뒷받침하는데 중요하다.

2) 적격성평가 및 밸리데이션 과정에서 작성된 모든 문서는 의약품품질시스템에서 규정한 바에 따라 적절한 작업원이 승인한다.

3) 복합 밸리데이션 프로젝트인 경우에는 문서간 상호 관계를 명확히 규정한다.

4) 밸리데이션 계획서에는 중요 시스템, 특성 및 변수와 그 허용기준을 명시한다.

5) 적격성평가 문서는 필요한 경우 통합하여 작성할 수 있다 (예: 설치적격성평가 및 운전적격성평가).

6) 외부업체로부터 밸리데이션 계획서 및 관련 문서가 제공된 경우 제조소의 적절한 작업원이 적합성 및 내부절차 준수 여부를 확인하고 승인한다. 외부업체가 제공한 계획서는 사용 전에 추가적인 문서 및 시험 계획서를 작성하여 보완할 수 있다.

7) 승인된 계획서를 실행하는 중에 유의한 변경(예: 허용기준, 운전변수 등)이 있는 경우에는 일탈로 간주하여 과학적으로 근거를 마련한다.

8) 미리 정해진 허용기준을 벗어난 결과가 발생하는 경우, 이를 일탈로 기록하고 내부절차에 따라 충분히 조사하며 밸리데이션에 대한 모든 영향을 보고서에 기술한다.

9) 밸리데이션의 검토 및 결론을 기록하고, 결과를 허용기준과 비교하여 요약한다. 허용기준을 변경하는 경우에는 과학적으로 타당하여야 하며 밸리데이션 결과를 바탕으로 이에 관련된 최종 권고사항을 작성한다.

10) 적격성평가 및 밸리데이션의 다음 단계에서 관련 책임자가 밸리데이션 보고서 또는 별도의 요약 문서를 공식적으로 승인한다. 허용기준이나 일탈이 완전히 정해지지 않았더라도 다음 활동에 유의한 영향이 없다는 것을 평가하여 문서화 하였다면, 다음 적격성평가 단계로의 진행을 조건부 승인할 수 있다.

1-5 적격성평가 단계

적격성평가는 해당 설비, 시설, 지원설비 또는 시스템에 대하여 사용자요구사항 규격서를 초기 설정하는 것부터 사용 종료 시점까지 모든 단계를 고려하여 실시한다. 개별 프로젝트 상황에 따라 달라질 수 있으나, 주요 단계 및 각 단계에 포함될 수 있는 권장 기준은 다음과 같다 [10].

단계	내용
1 사용자요구사항규격서	• 설비, 시설, 지원설비, 시스템의 규격을 사용자요구사항규격서 및 또는 기능규격서에 규정한다. 품질의 필수 요소를 이 단계에서 설정하고 의약품 제조 및 품질관리기준에 따른 위험요소를 허용수준으로 경감시킬 필요가 있다. 사용자요구사항규격서는 밸리데이션 전주기에 걸쳐 평가 근거가 된다.
2 설계적격성평가	• 설계적격성평가는 설계가 의약품 제조 및 품질관리 기준에 부합되는지 입증하고 문서화하는 것으로 사용자요구사항규격서 요건을 설계적격성평가 동안 입증한다.
3 공급업체 적합성시험과 제조소 적합성시험	• 새로운 기술 또는 복합 기술이 적용된 설비인 경우, 적용 가능하다면 납품받기 이전에 공급업체에서 평가를 실시할 수 있다. • 적용 가능하다면, 설비는 설치하기 이전에 공급업체에서 사용자요구사항규격서 및 공급업체의 기능규격서에 부합하는지 확인한다. • 적절하고 타당성이 있는 경우, 운송 및 설치로 인해 기능이 영향을 받지 않음을 입증할 수 있다면 문서 검토와 일부 시험을 제조소의 설계적격성평가 및 운전적격성평가에서 반복하지 않고 공급업체 적합성시험(FAT) 또는 다른 단계에서 실시할 수 있다. • 제조소에서 설비를 인수한 후에 제조소적합성시험(SAT)을 실시하여 공급업체적합성시험(FAT)을 보완할 수 있다.
4 설치적격성평가	• 설비, 시설, 지원설비, 시스템에 대하여 설치적격성평가를 수행한다. • 설치적격성평가는 최소한 다음사항을 포함한다. - 설계도면 및 규격 문서에 대비하여 구성품, 장치, 설비, 배관 및 서비스가 정확하게 설치되었는지 확인 - 사전에 정한 기준과 대조하여 정확하게 설치되었는지 확인

	- 공급업체의 운전 및 사용에 대한 설명서와 유지관리 요건 수집 및 대조 - 장치 교정 - 구성 물품의 확인
5 운전적격성 평가	• 일반적으로 설치적격성평가에 이어 운전적격성평가를 실시하여야 한다. 그러나, 시설, 장비의 복잡성에 따라 설치적격성평가와 운전적격성평가를 통합하여 수행할 수 있다. • 운전적격성평가는 다음 사항을 포함한다. - 시스템이 설계대로 운전됨을 보증하기 위하여 공정, 시스템 및 설비에 대한 지식 기반으로 개발된 시험 - 상한 및 하한의 운전기준 그리고/또는 최악조건을 확정하는 시험 • 운전적격성평가가 성공적으로 완료되면 표준운전절차서 및 표준세척절차서, 작업원 훈련, 예방적 유지관리 요건도 완료한다.
6 성능적격성 평가	• 일반적으로 설치적격성평가 및 운전적격성평가가 성공적으로 완료되면 성능적격성평가를 실시한다. 그러나, 경우에 따라서는 성능적격성평가를 운전적격성평가 또는 공정 밸리데이션과 연계하여 수행하는 것이 적절할 수 있다. • 성능적격성평가는 다음 사항을 포함한다. - 제조물질, 적합한 대체 물질 또는 모의제품을 사용하여 최악의 제조단위크기가 정상 운전조건에서 동등하게 작동됨을 증명하는 시험. 공정관리를 확정하기 위한 검체 채취 빈도의 타당성을 입증한다. - 운전 범위를 확인한 개발 단계의 근거 문서를 활용할 수 없다면 계획한 공정의 운전 가능 범위를 포함하여 시험을 실시한다.

설비, 시설, 지원설비 및 시스템이 관리 상태로 유지되고 있음을 확인하기 위하여 적절한 주기로 평가한다. 재적격성평가가 필요하여 특정 주기로 수행하는 경우, 그 주기의 타당성을 입증하여야 하고 평가 기준을 규정한다. 또한, 시간이 경과함에 따른 경미한 변화의 가능성을 평가한다 [10].

1-6 청정실 및 청정공기장치 적격성평가

무균의약품 제조에 사용되는 청정실과 단일방향공기흐름장치(UDAF), 랍스(RABS), 아이솔레이터와 같은 청정공기장치는 요구되는 환경 특성에 따라 적격성평가가 되어야 한다.

1) 각 제조 작업 시에는 취급되는 제품이나 물품의 오염 가능성을 최소화하도록

작업 시에 적절한 환경의 청정도가 요구된다. "비 작업 시" 상태와 "작업 시" 상태에 적합한 청정도가 유지되어야 한다.

2) 청정실과 청정공기장치는 「의약품 제조 및 품질관리에 관한 규정」[별표 13]의 요건에 따른 방법을 사용하여 적격성평가를 수행해야 한다. 청정실 적격성평가(등급분류 등)는 작업 중 환경 모니터링과 명확히 구분되어야 한다 [8].

청정실과 청정공기장치 적격성평가는 분류된 청정실 또는 청정공기장치가 사용 목적에 적합한 수준인지 평가하는 전반적인 절차이다. 「의약품 제조 및 품질관리에 관한 규정」[별표 13]의 적격성평가 요구사항의 일부로서 청정실 및 청정공기장치에 대한 적격성평가는 다음을 포함해야 한다(설계 및 설치 작업과 관련이 있는 경우).

1) 설치된 필터시스템 누출 및 완전성 시험

2) 공기흐름시험 - 풍량 및 풍속

3) 공기차압시험

4) 공기흐름방향 측정 및 시각화

5) 미생물 부유 및 표면오염

6) 온도측정시험

7) 상대습도시험

8) 회복시험

9) 밀폐시설 누출시험

청정실 및 청정공기장치의 적격성평가 관련 참조 문헌은 ISO 14644 표준기준 연속 간행물에서 확인할 수 있다 [8].

청정실 등급 분류는 청정실 적격성평가의 일환으로 총 입자 농도를 측정하여 청정실 또는 청정공기장치 규격 대비 공기 청정도 수준을 평가하는 방법이다.

1) 등급 분류 작업은 공정 또는 제품 품질에 영향을 미치지 않도록 일정을 정하고 수행해야 한다. 예를 들어, 초기 분류는 모의작업 시 수행하고 재분류는 모의작업 또는 무균공정모의시험(APS) 작업 시 수행되어야 한다.

2) 청정실 등급 분류의 경우, 0.5㎛ 및 5㎛ 이상의 총 입자를 측정해야 한다. 이 측정은 [표2] 청정등급 분류 시 허용되는 총 입자 농도 한계기준에 따라 "비 작업 시" 상태와 모의작업 상태에서 모두 수행되어야 한다.

청정실 등급 분류의 경우 ISO 14644 Part 1 에서 최소 검체채취 지점의 개수 및 해당 위치를 확인할 수 있다. 무균공정 구역(A등급 구역)과 주변 환경(B등급 구역)의 경우, 추가 검체 위치를 고려하고 충전 지점과 용기마개 공급 보관통 등 모든 중요 공정 구역을 평가해야 한다. 중요한 공정 위치는 문서화된 위험평가와 해당 구역에서 수행되는 절차 및 작업에 대한 지식에 의해 결정되어야 한다. 청정실 등급 분류는 "비 작업 시" 상태와 "작업 시" 상태에서 수행되어야 한다 [8].

[표2] 청정등급 분류 시 허용되는 총 입자 농도 한계기준

등급	m^3당 최대 허용 총 입자 수 (입자의 크기는 표에 명시된 각 입자의 크기와 같거나 더 크다)			
	비 작업 시		작업 시	
	0.5㎛	5㎛	0.5㎛	5㎛
A	3,520	필요한 경우 (Not specified)주1)	3,520	필요한 경우 (Not specified)주1)
B	3,520	필요한 경우 (Not specified)주1)	352,000	2,930
C	352,000	2,930	3,520,000	29,300
D	3,520,000	29,300	근거에 따라 설정 (Not predetermined)주2)	근거에 따라 설정 (Not predetermined)주2)

주1) 5㎛ 입자를 포함한 등급 분류는 오염관리전략 또는 과거 경향에 나타나는 경우 고려될 수 있다.
주2) D등급 분류에 대한 "작업 시" 총 입자 농도 한계기준은 미리 정하지 않았다. 제조자는 필요한 경우 위험평가 및 일상적인 데이터를 근거로 해당 기준을 설정해야 한다.

"비 작업 시"	공기조화장치(HVAC) 등 모든 제조지원설비 설치가 완료되어 작동하고 있으며, 정해진 바와 같이 주요 제조 설비가 설치되었으나 작업이 진행되지 않으며, 해당 청정실에 작업원이 존재하지 않는 상태를 말한다.
"작업 시"	청정실의 설치가 완료되었으며, 제조업자가 정한 작업 모드로 공기조화장치(HVAC)가 완전히 작동하고 모든 설비가 설치되고 작동하며, 정상 작업을 수행하거나 모의작업 시 최대의 작업 인원이 존재하는 상태를 말한다.

"비 작업 시" 상태에 대한 [표2]청정등급 분류 시 허용되는 총 입자 농도 한계기준에 제시된 총 입자 농도 한계기준은 작업 후 정돈 및 청소를 완료한 "정화" 기간 후에 달성되어야 한다. "정화" 기간(참고치는 20분 미만)은 작업실의 적격성평가 중 결정되어야 하며, 작업 중 중단되는 경우 적격한 정돈 상태를 복원하기 위한 절차를 문서화하고 따라야 한다.

단일방향공기흐름 시스템에서 공급되는 공기의 속도는 공기 속도 측정 지점을 포함하여 적격성평가 계획서에 타당한 근거를 명확히 기재해야 한다. 적합한 단일방향 공기 움직임이 작업 위치(예: 고위험 작업이 발생하는 경우와 제품이나 구성품이 노출된 경우)에서 제품과 노출된 구성품을 보호할 수 있도록 공기 속도를 설계, 측정 및 유지해야 한다. 오염관리전략에서 과학적으로 타당성을 입증하지 않는 한, 단일방향공기흐름 시스템은 작업 위치에서 0.36 ~ 0.54 m/s (참고치) 범위 내의 균질한 공기 속도를 제공해야 한다. 공기흐름 시각화 연구는 공기 속도 측정과 연관되어야 한다 [8].

청정실의 미생물 농도 오염 수준은 청정실 적격성평가의 일환으로 설정되어야 한다. 검체 채취 위치의 개수는 문서화된 위험 평가와 청정실 등급 분류, 공기 시각화연구 및 해당 구역에서 수행되는 공정 및 작업에 대한 지식에서 얻은 결과를 기반으로 해야 한다. 각 등급별 적격성평가 시 미생물 오염 최대 한계기준은 [표3] 적격성평가 시 허용되는 최대 미생물 오염 한계기준과 같다. 적격성평가는 "비 작업 시" 상태와 "작업 시" 상태 모두를 포함해야 한다 [8].

[표3] 적격성평가 시 허용되는 최대 미생물 오염 한계기준

등급	부유균 CFU/m^3	낙하균 (지름 90mm) CFU/4hours[주1)]	표면균 (지름 55mm) CFU/plate
A	균 생장 없음(No growth)		
B	10	5	5
C	100	50	25
D	200	100	50

주1) 낙하균은 작업 기간 동안 노출시켜야 하며 최대 4시간 후 필요에 따라 교체해야 한다. 노출시간은 회복시험을 기반으로 설정하고 사용된 배지가 완전히 건조되지 않도록 해야 한다.

참조1) 상기 표의 특정 등급별 명시된 모든 방법은 해당 특정 등급 구역의 적격성평가 시 사용되어야 한다. 표에 작성된 방법 중 하나를 사용하지 않거나 대체 방법을 사용하는 경우, 선택한 접근방법에 대하여 적절하게 타당성을 입증해야 한다.

참조2) 문서 전반에 CFU를 사용한 한계기준이 적용된다. CFU가 아닌 방식으로 결과가 나타나는 다른 또는 새로운 기술을 사용한 경우, 제조업체는 적용한 한계기준을 과학적으로 입증하고 가능한 경우 CFU와 연관지어야 한다.

참조3) 작업원 갱의 적격성평가의 경우 [표 5]의 표면균과 글러브 프린트에 대한 한계기준을 적용해야 한다.

참조4) 검체 채취 방법은 제조 작업에 오염 위험을 초래해서는 안 된다.

청정실과 청정공기장치의 재적격성평가는 정해진 절차에 따라 정기적으로 수행해야 한다. 청정실 구역의 재적격성평가 요건은 다음과 같다 [8].

1) 청정실 분류(총 입자 농도)

2) 최종 필터의 완전성 시험

3) 공기흐름량 측정

4) 작업실 간 차압 확인

5) 공기속도시험(참고: B, C, D 등급의 경우 오염관리전략의 일부로 문서화된 위험평가에 따라 공기속도시험을 수행해야 한다. 단, 단일방향공기흐름이 공급되는 충전 구역(예: 충전 공정으로 최종멸균이 적용되는 제품이나 A등급 및 랍스(RABS) 주변 지역의 경우)에서는 수행하여야 한다. 비단일방향공기흐름이 있는 등급의 경우, 회복시험의 측정으로 속도 시험을 대체해야 한다.)

A등급 및 B등급 구역의 경우 재적격성평가 간 최대 기간 간격은 6개월이다. C등급 및 D등급 구역의 경우 재적격성평가 간 최대 기간 간격은 12개월이다. 적합하지 않은 설비 또는 시설 상태를 바로잡기 위한 시정조치 완료 후, 혹은 설비, 시설 또는 공정을 적절하게 변경한 후에 최소한의 상기 시험으로 구성된 적절한 재적격성평가가 수행되어야 한다. 변경의 중요성은 변경관리 절차를 통해 결정되어야 한다. 고려되어야 할 변경의 예는 다음과 같으며, 이에 국한되지 않는다 [8].

1) 설치 작업에 영향을 미치는 공기 이동의 방해

2) 청정실 설계 변경 또는 공기조화장치(HVAC)의 작업 설정 매개변수 변경

3) 특별 유지관리 활동으로 설치 작업에 영향을 미치는 경우(예: 최종필터 변경 등)

1-7 공정 밸리데이션

공정 밸리데이션 요건과 원칙은 신규 공정에 대한 최초 밸리데이션, 공정 변경 또는 제조소 이전에 따른 밸리데이션 및 지속적 공정 검증에 적용된다. 의약품 제조 및 품질관리 기준 요건은 공정 전주기에 걸쳐 적용된다 [10].

1) 전통적 접근법이나 연속적 공정 검증 접근법으로 제조공정을 개발할 수 있으나, 어떤 방법을 사용하더라도 제품의 출하 이전에 공정의 완건성과 제품 품질의 일관성을 입증하여야 한다. 전통적 접근법을 사용하는 제조공정은 가능한 경우, 제품의 유통 및 판매 이전에 예측적 밸리데이션을 실시한다.

2) 신규 제품의 공정 밸리데이션은 시판용 제품의 모든 함량 및 제조소에 대해 실시하고 개발 단계에서 얻은 충분한 공정 지식을 기반으로 한다. 공정 밸리데이션은 적절한

지속적 검증 프로그램과 연계하는 경우 신규 제품에 브래케팅을 적용할 수 있다.

3) 한 제조소에서 다른 제조소로 이전하는 제품에 대한 공정밸리데이션의 경우 브래케팅 접근법을 적용하여 밸리데이션에 사용된 제조단위의 수를 줄일 수 있다. 그러나, 이전 밸리데이션 내용을 포함하여 기존 제품에 대한 지식이 사용되어야 한다. 적절한 경우, 함량, 제조단위크기 및 포장 단위 또는 포장용기의 종류가 다른 경우에도 브래케팅 접근법을 적용할 수 있다.

4) 기존에 허가(신고)된 제품의 제조소를 이전하는 경우, 제조공정 및 관리는 의약품 품목허가(신고)사항을 준수하여야 하며, 해당 제형에 대한 현재의 허가 기준도 만족하여야 한다.

5) 밸리데이션된 상태 및 제품품질을 보증하기 위해 모든 품질속성과 공정변수가 일관되게 충족될 수 있는지를 공정밸리데이션에서 확립한다. 모든 위험평가 활동의 결과에 따라 공정변수 및 품질속성이 중요한지 여부를 구분하고 그 근거를 명확히 문서화 한다.

6) 일반적으로 공정 밸리데이션 제조단위의 크기는 시판용 제조단위의 크기와 동일하다. 다른 제조단위 크기로 제조하려는 경우 타당성을 입증한다.

7) 공정 밸리데이션에 사용하는 설비, 시설, 지원설비 및 시스템은 적격성평가를 하여야 한다. 시험방법은 사용목적에 적합하게 검증되어야 한다.

8) 모든 제품의 개발 연구 또는 다른 출처로부터 얻은 공정 지식은 제조소에서 활용하고, 밸리데이션 활동의 근거로 활용할 수 있다.

9) 제조, 개발 또는 제조소 이전에 관련된 작업원이 공정밸리데이션에 참여할 수 있다. 의약품 제조 및 품질관리기준에 따라 교육을 받은 작업원이 승인된 문서를 사용하여 제조한다. 제품을 이해하기 쉽도록 제조부서 작업원이 제조에 참여한다.

10) 밸리데이션 제조단위를 제조하기 전에 중요 출발물질 및 포장자재의 공급업체가 적합한 공급업체임을 확인하여야 하며, 그렇지 않은 경우 품질위험관리 원칙을 적용하여 이에 대한 타당성을 문서화한다.

11) 해당하는 경우 공정 관리전략을 확인하기 위하여 디자인 스페이스의 타당성 입증과 수학적 모델의 개발에 관련된 기본적인 공정 지식을 활용하는 것이 특히 중요하다.

12) 밸리데이션 제조단위를 출하하려는 경우 사전에 이를 정한다. 그 제조 조건은 의약품 제조 및 품질관리 기준, 밸리데이션 허용기준, 모든 연속적 공정 검증 기준(해당하는 경우) 및 의약품 품목허가(신고)사항 또는 임상시험계획 승인 사항을 준수한다.

환자에 대한 위험성 대비 유효성이 높은 예외적인 상황에서는 일상적인 제조를 시작하기 전에 밸리데이션 프로그램을 완료하지 않고 동시적 밸리데이션을 실시할 수도 있다. 이 경우 식약처장이 별도 정하는 바에 따른다. 동시적 밸리데이션의 실시에 대해 타당성을 입증하여야 하고 밸리데이션 종합계획서에 문서화하여야 하며 권한 있는 작업원이 승인하여야 한다. 동시적 밸리데이션 접근법을 실시하는 경우, 모든 해당 제조단위가 균일하고 규정된 허용기준을 만족한다는 결론을 뒷받침하는 충분한 자료가 있어야 한다. 결과 및 결론은 문서화되어 권한 있는 책임자가 제조단위 출하 전에 활용하도록 한다 [10].

전통적 접근법으로 밸리데이션을 하는 경우에는 재현성을 확인하기 위하여 일상적인 조건에서 다수의 완제품 제조단위를 제조한다 [10].

1) 제조단위의 수와 검체의 수는 품질위험관리 원칙을 기반으로 하여 정하며, 이를 통해 정상적인 변동 범위 및 경향을 확립할 수 있고 평가에 필요한 충분한 자료를 제공할 수 있어야 한다. 각 제조업자는 공정이 품질이 확보된 제품을 일관되게 생산할 수 있음을 높은 수준으로 보증하기 위해 필요한 제조단위의 수를 결정하고 그 타당성을 입증하여야 한다.

2) 공정 밸리데이션은 일반적으로 1)의 기준을 벗어나지 않으면서 최소한 연속 3개 제조단위를 일상적인 조건에서 제조하는 경우 인정된다. 제조단위의 수를 다르게 하는 경우, 표준 제조방법을 사용하였는지와 제조소에서 유사한 제품 또는 유사한 공정을 사용하였는지를 고려하여 그 타당성을 입증하여야 한다. 3개 제조단위로 최초 밸리데이션을 수행하는 경우, 시판 후 지속적 공정 검증의 일환으로 이후 제조단위에서 추가 자료를 확보하여 보완하는 것이 필요할 수 있다.

3) 공정 밸리데이션 계획서에 개발 자료 또는 문서화된 공정 지식에 기반한 중요공정 변수, 중요품질특성 및 관련 허용기준을 규정한다.

4) 공정 밸리데이션 계획서는 최소한 다음 사항을 포함한다.

- 공정에 대한 간략한 설명 및 관련 표준제조기록서 정보
- 임무 및 책임
- 중요품질특성의 요약
- 중요공정변수 및 관련 기준의 요약
- 밸리데이션을 실시할 동안 조사 또는 점검할 다른 비중요 속성 및 변수와 그 포함 이유의 요약
- 측정, 점검, 기록 관련 장비를 포함하여 사용할 설비 및 시설 목록과 그 교정 상태
- 시험방법 및 시험방법 밸리데이션 목록

- 제안된 공정 중 관리와 그 허용기준 및 각 공정 중 관리 항목의 선정 이유
- 추가 시험 항목 및 그 허용기준
- 검체 채취 계획 및 그 근거
- 결과의 기록 및 평가 방법
- 해당되는 경우, 제조단위의 출하 및 승인 절차

제품이 설계기반 품질고도화 접근법으로 개발되고 확립된 공정 관리전략으로 제품 품질을 고도로 보증할 수 있음을 개발 단계에서 과학적으로 확립한 경우에는 전통적 공정 밸리데이션 대신에 연속적 공정 검증을 사용할 수 있다. 공정을 검증할 수 있는 방법을 규정하고 제품구현 여부를 확인하기 위하여 입고하는 물품에 대해 요구되는 속성, 중요품질특성 및 중요공정변수에 대하여 과학적 관리전략을 수립하며 정기적으로 평가한다. 연속적 공정 검증은 공정 분석 기술과 다변량 통계적 공정 관리 도구를 사용할 수 있으며 각 제조업자는 공정이 품질이 확보된 제품을 일관되게 생산할 수 있음을 높은 수준으로 보증하기 위해 필요한 제조단위의 수를 결정하고 그 타당성을 입증해야 한다. 상기 공정 밸리데이션 일반사항을 따른다 [10].

과거 제조단위 자료와 제조 경험을 통해 축적된 제품 및 공정에 대한 지식과 이해가 충분한 경우에는 전통적 접근법과 연속적 공정 검증을 혼합하여 실시할 수 있다. 또한, 최초 전통적 밸리데이션을 실시한 제품도 변경 이후의 모든 밸리데이션이나 지속적 공정 검증에 이러한 방법을 사용할 수 있다 [10].

전주기 동안의 지속적 공정 검증은 전통적 공정 밸리데이션, 연속적 공정 검증 및 하이브리드 접근법에 적용할 수 있다 [10].

1) 제조업자는 관련 공정의 경향 평가와 함께 제품 전주기 동안 관리상태가 유지되는지 보증하기 위하여 제품 품질을 모니터링 한다.

2) 지속적 공정 검증의 범위와 빈도를 정기적으로 검토한다. 제품 전주기 동안 언제든지 공정 이해와 공정 성능의 현재 수준을 고려하여 필요조건을 조정하는 것이 적절할 수 있다.

3) 승인된 계획서 또는 이와 동등한 문서에 따라 지속적 공정 검증을 실시하고 그 결과 보고서를 작성한다. 공정 능력과 변동성에 관한 결론을 뒷받침하고 관리 상태를 보증하기 위하여 통계 도구를 사용한다.

4) 제품 품질 평가에 제품의 밸리데이션을 뒷받침하기 위해 제품 전주기 동안 지속적 공정 검증을 실시한다. 또한, 시간 경과에 따른 점진적 변화를 고려하고 폭넓은 검체 채취 등 추가적인 조치의 필요성을 평가한다.

1-8 포장 공정 밸리데이션

1차 포장을 하는 동안 설비 공정변수의 변동은 포장(예: 블리스터 스트립, 소봉지 포장 및 무균 포장자재)의 완전성과 정확한 성능에 유의한 영향을 미칠 수 있으므로 1차 및 2차 포장 설비가 적합하여야 한다. 1차 포장에 사용하는 설비는 온도, 기계 속도 및 밀봉 압력과 같은 중요 공정변수 또는 다른 요소에 대하여 정해진 상한 및 하한의 운전범위에서 적격성평가를 실시한다 [10].

1-9 세척 밸리데이션

제품과 접촉하는 모든 설비에 대한 세척 절차의 효과를 확인하기 위하여 세척 밸리데이션을 실시한다 [10].

1) 적절한 과학적 타당성이 있는 경우에는 모의 물질을 사용할 수 있다. 유사한 유형의 설비를 그룹화 한 경우에는 특정 설비를 세척 밸리데이션 대상으로 선정한 사유가 타당해야 한다.

2) 청결도에 대한 육안 검사만 사용하는 것은 일반적으로 인정되지 않는다. 적합한 잔류물 결과가 얻어질 때까지 세척과 시험을 반복하는 것은 적절하지 않다.

3) 세척 밸리데이션 프로그램을 완료하는 데 일정 시간이 소요될 수 있으므로 임상시험용 의약품 등과 같은 제품은 각 제조단위를 제조한 후에 입증하면서 실시할 수도 있다. 설비가 깨끗하고 사용할 수 있다는 결론을 뒷받침하는 충분한 자료가 있어야 한다.

4) 세척 절차의 자동화 수준을 고려하여 밸리데이션을 실시한다. 자동 공정을 사용하는 경우에는 설비와 지원설비의 정해진 일반적인 작동 범위에 대하여 밸리데이션 한다.

5) 모든 세척 공정에서 세척 효과 및 성능에 영향을 미치는 작업자, 헹굼 횟수 등과 같은 다양한 요인을 결정하기 위해 평가를 수행하고 최악조건으로 세척 밸리데이션을 실시한다.

제품 잔류물에 대한 전이(carry-over)한계는 독성평가에 기반하여 설정한다. 설정 한계의 타당성은 위험평가 및 이를 뒷받침하는 모든 근거 자료를 포함하여 문서화한다. 사용한 모든 세척제의 잔류 한계를 확립한다. 사용한 여러 설비의 잠재적으로 누적되는 영향을 고려하여 허용기준을 설정한다 [10].

1) 치료 고분자 및 펩타이드는 극한의 pH나 열 등에 노출되는 경우에 분해 및 변성되어 약리학적으로 비활성 상태가 될 수 있다. 이러한 경우에는 독성학적 평가를

적용하지 않을 수 있다.

2) 특정 제품의 잔류물에 대한 시험을 할 수 없는 경우, 총유기탄소(TOC) 및 전도도와 같은 다른 대표적인 항목를 선정할 수 있다.

세척 밸리데이션 계획서는 미생물과 엔도톡신 오염에 따른 위험을 고려하여 작성한다 [10].

1) 제조공정과 세척 사이의 시간 및 세척과 사용 사이의 시간의 영향을 고려하여 세척 공정의 세척 전 유지시간 (dirty holding time) 및 세척 후 유지시간(clean holding time)을 정의해야 한다.

2) 캠페인 생산을 하는 경우에는 그 종료 시점의 세척 용이성에 미치는 영향을 고려하고, 최대 캠페인 생산 기간을 근거로 세척 밸리데이션을 실시한다.

3) 최악조건 제품을 선정하여 세척 밸리데이션을 실시하는 경우, 해당 제품의 선정 및 신제품이 미치는 영향에 대한 과학적 근거가 제시되어야 한다. 최악조건을 결정하는 기준은 용해도, 세척 난이도, 독성, 역가를 포함 할 수 있다.

4) 세척 밸리데이션 계획서에는 검체 채취 위치와 그 위치의 선정 이유를 명시하고 허용기준을 규정한다.

생산 설비에 따라 스왑법, 린스법 또는 다른 방법으로 검체를 채취한다. 검체 채취 도구 및 방법은 결과에 영향을 주지 않아야 한다. 사용된 모든 검체 채취 방법으로 제품과 접촉한 장비의 모든 구성품 재질에서 검체 회수가 가능해야 한다 [10].

세척은 다음의 사항을 고려한다 [10].

1) 세척 절차는 위험평가를 기반으로 적절한 횟수만큼 수행되어야 하고 세척방법이 밸리데이션 되었음을 입증하기 위해 허용 기준에 적합하여야 한다.

2) 일부 설비에서 세척 절차가 효과가 없거나 적절하지 않은 경우에는 각 제품에 대한 전용 설비 또는 다른 적절한 방법을 사용한다.

3) 설비를 수동으로 세척하는 경우 타당한 주기로 그 효율성을 확인하는 것이 중요하다.

1-10 운송 검증

완제의약품, 포장 전 반제품 및 검체는 의약품품목허가(신고)사항, 승인된 표시재료, 제품표준서에서 규정한 조건 또는 제조업자가 타당성을 입증한 조건에 따라 운송한다 [10].

운송 관련 사항을 규정하고 운송을 검증하는 동안 계절적 또는 기타 변동 사항도 고려한다. 지속적으로 관리 또는 모니터링 되는 운송 지연, 모니터링 장치 이상, 액화 질소 충전, 제품의 민감한 정도, 기타 관련 요소와 같은 조건 및 그 외의 운송 과정 중의 변수의 영향을 고려하여 위험평가를 수행한다. 운송 중 다양한 상황이 발생할 가능성이 있기 때문에 별도의 타당성을 입증할 수 없다면 제품이 노출될 수 있는 모든 중요 환경 조건을 지속적으로 모니터링하고 기록한다 [10].

2 컴퓨터화 시스템

컴퓨터화 시스템이라 함은 소프트웨어와 하드웨어의 조합으로서 특정 기능을 수행하는 것을 말한다. 응용프로그램은 검증되어야 하고, 컴퓨터화 시스템 기반시설은 적격성평가를 실시하여야 한다. 컴퓨터화되지 않은 작업을 컴퓨터화 시스템으로 대체하는 경우에는 제품품질, 공정 관리 및 품질 보증의 수준이 저하되어서는 안 된다. 또한, 전체 공정에 위험이 가중되어서도 안 된다 [9].

2-1 일반사항

위험관리는 환자 안전, 데이터 완전성 및 제품 품질을 모두 고려하여 전주기 동안 적용되어야 한다. 위험관리 시스템의 일환으로, 밸리데이션과 데이터 완전성 관리의 범위는 컴퓨터화 시스템에 대한 타당성이 입증되고 문서화된 위험평가를 기반으로 결정되어야 한다 [9].

공정 책임자, 시스템 책임자, 권한 있는 자, 컴퓨터화 시스템 등 모든 관련 작업원들 간의 긴밀한 협력이 필요하다. 맡은 업무를 수행할 수 있도록 모든 작업원들에게 적절한 자격, 접근권한 및 정해진 의무사항을 부여하여야 한다 [9].

컴퓨터화 시스템이나 관련 서비스 또는 데이터 처리를 제공하거나 설치, 구성, 통합, 밸리데이션, 유지보수(예: 원격 접근), 수정 또는 보존 등을 위해 외부업체(예: 공급업체, 서비스 제공자 등)를 이용할 수 있다. 이 경우 제조업자와 외부업체간의 공식적인 계약서가 반드시 있어야 하며, 해당 계약서에는 외부업체의 의무사항에 대하여 명확히 기재하여야 한다. 컴퓨터화 시스템 부서에도 외부업체와 유사하게 적용되어야 한다 [9].

1) 제품이나 서비스 제공자를 선별할 때는 공급업체의 능력과 신뢰도를 주요 요인으로 고려한다. 공급업체 평가의 필요성은 위험 평가를 토대로 결정한다.

2) 상용 제품과 함께 공급된 문서는 지정된 사용자가 검토하여, 사용자 요구사항이 충족되었는지 확인한다.

3) 사용되고 있는 시스템 및 소프트웨어 공급업체나 개발자와 관련된 품질시스템과 평가 정보를 요청하는 경우 조사관에게 이를 제공할 수 있어야 한다.

2-2 계획 단계

컴퓨터시스템의 자료를 정확하게 분석 · 관리 · 기록하고 미리 정해진 기준에 맞게 자료를 처리한다는 것을 고도의 보증수준으로 검증하고 문서화하는 밸리데이션으로서 기계 · 설비 · 시스템별로 실시하여야 한다 [6, 9].

1) 밸리데이션 문서와 보고서는 전주기의 관련 단계에 적용되어야 한다. 제조업자는 해당 단계에 대한 위험평가를 기반으로 하여 기준, 프로토콜, 허용 기준, 절차 및 기록을 뒷받침 할 수 있어야 한다.

2) 밸리데이션 문서는 해당되는 경우 변경 관리 기록과 밸리데이션 공정 중 인지한 모든 일탈에 대한 보고서를 포함한다.

3) 모든 관련 시스템과 해당 시스템의 의약품 제조 및 품질관리 기준과 관련된 기능에 대한 최신 목록이 구비되어 있어야 한다. 중요 시스템의 경우, 물리적, 논리적 배치, 기타 시스템 혹은 공정과의 데이터 흐름 및 인터페이스, 하드웨어 및 소프트웨어 전제 조건, 보안 절차 등에 대한 상세 사항이 기재되어 있는 최신 시스템 설명서가 있어야 한다.

4) 사용자 요구사항 규격서에는 컴퓨터화 시스템에서 필요한 기능이 설명되어 있어야 하며, 문서화된 위험 평가와 의약품 제조 및 품질관리 기준에 미치는 영향을 기반으로 작성되어야 한다. 사용자 요구사항은 전주기 동안 추적 가능해야 한다.

5) 지정된 사용자는 해당 시스템이 적절한 품질관리 시스템에 따라 개발되었는지를 확인하기 위하여 필요한 모든 단계의 조치를 취하여야 한다. 공급업체에 대한 적절한 평가도 실시하여야 한다.

6) 맞춤 또는 주문 제작된 컴퓨터화 시스템 밸리데이션의 경우, 해당 시스템의 전주기 단계의 품질 및 성능 측정에 대한 보고와 공식적인 평가를 할 수 있는 절차를 마련하여야 한다.

7) 시험 방법 및 시험 계획은 적절하게 증명되어야 한다. 특히, 시스템(공정)변수 한계기준, 데이터 한계기준, 오류 처리에 대해 고려하여야 한다. 자동화된 시험방법 및 시험 환경에 대한 적절성을 평가하고 이를 문서화하여야 한다.

8) 데이터를 다른 데이터 형식이나 시스템으로 전송할 때 그 과정에서 데이터 및 의미 또는 각각이 변경되지 않았는지에 대한 확인 과정이 밸리데이션에 포함되어야 한다.

2-3 사용 단계

다른 시스템과 전자적으로 데이터를 교환하는 컴퓨터화 시스템은 위험을 최소화 할 수 있도록 정확하고 안전한 데이터 입력 및 처리를 확인하는 적절한 내장기능을 포함하고 있어야 한다 [9].

중요 데이터를 직접 입력한 경우, 데이터의 정확성을 추가적으로 확인하여야 한다. 이 확인은 또 다른 작업원 또는 검증된 전자적 방법으로 수행될 수 있다. 실수로 혹은 부정확하게 시스템에 입력된 데이터로 인한 위험성 및 잠재적 영향은 위험관리를 통해 확인하여야 한다 [9].

데이터는 손상에 대비하여 물리적 및 전자적 수단을 이용하여 보호되어야 한다. 저장된 데이터의 접근성, 가독성, 정확성을 확인하여야 한다. 데이터 보관 기간 동안에는 데이터에 접근할 수 있어야 한다. 관련 데이터 전체를 정기적으로 백업한다. 밸리데이션을 진행하면서 백업 데이터의 완전성, 정확성 및 데이터 복구 능력을 확인하고 이를 정기적으로 점검한다 [9].

전자 방식으로 저장된 데이터의 경우 선명하게 인쇄할 수 있어야 한다. 제조단위의 출하 관련 기록의 경우, 최초 입력 시점 이후 데이터의 변경 여부를 확인할 수 있는 인쇄물을 만들 수 있어야 한다 [9].

위험평가를 기반으로 하여, 의약품 제조 및 품질관리 기준 관련 변경 또는 삭제 기록을 시스템에 입력할 때는 주의를 기울여야 한다(그 시스템은 점검기록을 생성한다). 의약품 제조 및 품질관리 기준 관련 데이터를 변경하거나 삭제할 때는 그에 대한 사유를 문서화 하여야 한다. 점검기록은 일반적으로 이해할 수 있는 형식으로 전환 가능해야 하며 해당 형식으로 구비하고, 정기적으로 검토되어야 한다 [9].

시스템 구성을 포함하여 컴퓨터화 시스템에 발생하는 변경은 정해진 절차에 따른 관리 하에서만 이루어져야 한다 [9].

컴퓨터화 시스템을 정기적으로 평가하여 유효한 상태이며, 의약품 제조 및 품질관리 기준을 준수하고 있는지 확증하여야 한다. 현재 시스템의 기능 범위, 일탈 기록, 사건, 문제점, 개선 내역, 성능, 신뢰도, 보안, 밸리데이션 상태 보고서가 평가에 적절하게 포함되어야 한다 [9].

물리적 및 논리제어 또는 각각을 마련하여 권한 있는 작업원에게만 컴퓨터화 시스템의 접근을 허용한다. 허가되지 않은 출입을 방지할 수 있는 적절한 방법에는 열쇠, 출입카드, 개인 비밀번호, 생체 인증, 컴퓨터 장비 및 데이터 보관 구역 접근 제한 등이 있다. 보안 관리의 정도는 컴퓨터화 시스템의 중요도에 따라 다르다. 접근 권한의 생성, 변경 및 삭제는 기록되어야한다. 데이터 또는 문서 관리 시스템은 일시를 포함하여 자료 입력, 변경, 확인, 삭제하는 작업원의 신원을 기록할 수 있도록 설계하여야 한다 [9].

시스템 장애 및 데이터 오류뿐만 아니라 모든 사건을 보고하고 평가하여야 한다. 중요 사건의 근본 원인을 규명하고, 시정 및 예방 조치의 기반을 마련한다 [9].

전자 기록은 전자 형태로 서명될 수 있다 [9].

1) 전자 서명은 회사 내에서는 손으로 한 서명과 같은 효력을 지닌다.

2) 전자 서명은 해당 전자 서명과 관련된 기록에 영구적으로 연계된다.

3) 전자 서명이 적용된 일시도 포함되어야 한다.

컴퓨터화 시스템을 사용하여 제조단위 출하 및 증명을 기록하는 경우에도 권한 있는 자만이 제조단위 출하를 승인하여야 한다. 해당 시스템은 제조단위를 출하하거나 승인하는 사람의 신원을 명확히 확인하고 기록하여야 한다. 이러한 경우 전자 서명을 사용하여야 한다 [9].

중요 공정을 지원하는 컴퓨터화 시스템은 고장이 발생한 경우 해당 공정을 지속적으로 지원할 수 있도록 대체 방안(예: 수동 혹은 대체 시스템 등)을 마련하여야 한다. 대체 방안을 실제로 활용할 수 있기까지 걸리는 시간은 위험성을 기반으로 정하며, 해당 방안이 적용되는 특정 시스템과 업무에 적합하여야 한다. 이러한 대체 방안은 적절하게 문서화되고 시험되어야 한다 [9].

보관되는 데이터의 접근성, 가독성, 완전성을 확인하여야 한다. 시스템(예: 컴퓨터 장비 또는 프로그램)에 변경 사항이 생긴 경우, 데이터를 해당 시스템으로부터 복구할 수 있어야 하며 이에 대한 시험도 이루어져야 한다 [9].

3 교차오염의 방지

모든 공정 단계에서, 제품과 원자재는 미생물 및 기타 오염으로부터 보호되어야 한다. 적절한 오염관리 및 모니터링 전략을 적용해야 한다. 서로 다른 혈청학적 양성지표(질환)를 가진 공여자들의 세포를 준비하는 과정에서의 교차 오염 위험을 특별히 고려해야 한다 [4].

3-1 품질위험관리(QRM)와 오염관리전략(CCS)

출발물질 또는 제품이 다른 원자재나 제품에 의하여 오염되지 않도록 하여야 한다. 주성분, 기타 물질(출발 혹은 공정 중), 공정 중 제품, 설비 내 잔류물, 작업원의 복장에서 유래된 먼지, 가스, 증기, 에어로졸, 유전물질 또는 유기체로부터 발생할 수 있는 예기치 못한 교차오염의 위험을 평가한다. 이러한 위험의 정도는 오염원 및 오염되는 제품의 종류에 따라 다르다. 교차오염이 가장 큰 영향을 미치는 제품은 주사제나 장기간 투여하는 제품이다. 그러나 모든 제품의 오염은 그 특성과 정도에 따라 환자의 안전에 위험을 초래한다. 교차오염 관리는 공정설계에 대한 주의와 효과적이고 재현성 있는 세척 절차와 같은 기술적 또는 조직적 조치의 실행으로 입증되어야 한다 [12].

오염관리전략을 시설 전반에 이행하여 모든 중요한 관리 지점을 규정하고 오염과 관련된 위험요소 관리에 활용되는 모든 관리사항(설계, 절차적, 기술적 및 조직적 관리사항)과 의약품 품질 및 안전성에 대한 위험관리를 위한 모니터링 방안의 효과성을 평가해야 한다. 오염관리전략과 연관된 전략은 오염방지에 대한 강력한 보증(방법)이 확립되어야 한다. 오염관리전략은 적극적으로 검토되고 적절히 개정되어야 하며 제조 및 관리 방법을 지속적으로 개선하여야 한다. 정기적인 관리를 통해 그 효과를 검토해야 한다. 기존 관리 시스템이 존재하고 적절히 관리되는 경우에는 교체가 필요하지 않을 수 있다. 그러나 해당 관리 시스템은 오염관리전략을 참조해야 하며 시스템 간의 관련 상호작용을 이해해야 한다. 미생물, 미립자, 엔도톡신 및 발열성물질로 인한 오염 가능성을 최소화하기 위한 오염 관리 및 조치에는 일련의 상호 관련된 행위와 조치가 포함된다. 이는 보통 개별적으로 평가, 관리 및 모니터링, 하지만 종합적인 효과도 같이 고려해야 한다 [8].

무균의약품 제조에는 미생물, 미립자, 엔도톡신 및 발열성물질로 오염될 위험을 최소화하기 위하여 특별한 요건이 적용된다. 다음 주요 사항을 고려해야 한다 [8].

1) 시설, 설비 및 공정은 적절하게 설계, 적격성평가 및 필요한 경우 검증되어야 하며, 해당되는 경우 제조 및 품질관리기준의 관련 항목에 따라 지속적 검증(ongoing verification)이 이루어져야 한다. 의약품을 미생물, 미립자, 엔도톡신 및 발열성

물질의 잠재적인 외부 오염원(작업원, 물품 및 주변 환경 등)으로부터 더욱 보호하고, 환경 및 제품의 오염가능성을 신속히 감지하기 위해, 적절한 기술(예: 랍스(RABS), 아이솔레이터, 로봇시스템, 신속 감지방법 또는 대체 방법, 연속적인 모니터링 시스템)을 사용하는 것을 고려하여야 한다.

2) 작업원은 제조, 포장 및 운송 과정 동안 무균의약품의 보호와 관련된 원칙에 초점을 두고 적절한 자격과 경험, 훈련 및 행동요건을 갖추어야 한다.

3) 무균의약품 제조를 위한 공정과 모니터링 시스템은 공정, 엔지니어링 및 미생물에 대해 적절한 지식을 갖춘 작업원이 설계, 시운전, 적격성평가, 모니터링 및 정기적인 검토를 수행하여야 한다.

4) 바이오버든과 엔도톡신 및 발열성물질 수준이 사용하기에 적합함을 보증하기 위해 원료 및 포장자재를 적절하게 관리하고 시험하여야 한다.

교차오염의 위험이 있다고 평가되었을 때 해당 오염을 방지하기 위한 조치가 적절하게 시행되어야 한다. 교차 오염을 방지하기 위해 고려할 수 있는 조치는 다음의 사항을 포함한다 [4].

1) 시설의 분리

2) 모든 제조설비의 전용화 또는 밸리데이션된 세척절차 수행을 전제로 하는 캠페인 기반 생산(시간으로 분리)을 위한 차폐 구역 설정

3) 적합한 세척 절차

- 세척 절차(기술, 위생처리 단계 등)는 제품과 제조 공정의 특정 특성에 맞게 조정해야 한다.
- 빈도를 포함하여, 필요한 세척 및 오염 제거 절차를 결정하기 위해 위험평가를 사용해야 한다.
- 최소한 각 제조단위 사이에 적절한 세척 및 오염 제거가 있어야 한다.
- 모든 세척 및 오염 제거 절차는 밸리데이션을 실시해야 한다.

4) 제조 공정 및 개별 제조 장비 간 물질 또는 제품 이송을 위한 “폐쇄식 시스템“의 사용

5) 특정된 구역 내에 잠재적인 공기 중 오염물질을 가두기 위한 에어락 및 계단식 차압의 사용

6) 일회용 시스템(single use system)의 활용

7) 다음과 같은 기타 적절한 조직적 조치

- 특수 위험 측면을 가진 유형의 제품에 전용의 장비 특정 부품(예: 필터) 사용

- 오염 위험이 높은 제품이 처리되는 구역 내에 특정 보호복장 보관

- 폐기물, 오염된 헹굼수 및 오염된 작업복을 취급하기 위한 적절한 조치의 실행

- 작업원의 이동 제한

공정, 설비, 시설 및 제조 활동은 잠재적 품질 위험을 확인, 과학적으로 평가, 관리하는 예방적인 수단을 제시하는 품질위험관리 원칙에 따라 관리되어야 한다. 다른 접근방식을 사용하는 경우 적절한 근거, 위험 평가 및 완화 방안에 의해 뒷받침되어야 하며 이 별표의 목적에 부합하여야 한다. 품질위험관리의 우선 순위는 첫째로 시설, 설비 및 공정의 적절한 설계이며, 그 다음으로 잘 설계된 절차서를 이행하는 것이고, 최종적으로 해당 설계와 절차서가 올바르게 이행되고 지속적으로 기대에 부합한다는 것을 증명하는 요소로 모니터링 시스템을 적용해야 한다. 모니터링이나 시험만으로는 무균성을 보장할 수 없다 [8].

제조된 제품에 의해 나타나는 교차 오염 위험을 평가하고 관리하기 위해 증거 기반 품질위험관리(QRM) 절차를 사용해야 하며, 이 경우 고려해야 할 요소는 다음의 사항을 포함한다 [4].

1) 사용된 벡터 및 복제능이 있는 바이러스 발생 위험(복제 제한, 복제 결함, 조건부 복제 및 복제 불가능 벡터 사용에서 파생된 다른 수준의 위험 포함)

2) 시설 · 장비 설계 및 사용

3) 작업원(품질관리 및 유지관리 담당자를 포함)과 물품[보관 및 시험(예: 원료, 공정 중 검사 및 완제품 검체, 환경 모니터링 검체 등)을 포함]의 동선

4) 미생물 및 기타 외래성인자 관리

5) 출발물질 · 유효성분 및 원자재의 특성

6) 공정특성

7) 청정작업실 조건

8) 세척 절차

9) 제품의 평가로부터 설정된 타당한 기준과 관련되는 분석 능력

품질위험관리(QRM)의 결과는 공정흐름도를 결정하기 위한 기초가 되어야 하며, 특정 제품에 대하여 시설 및 장비를 전용으로 사용하거나 일회용 시스템(single use system)을 사용해야 하는 정도와 필요성을 결정하는 기반이 되어야 한다. 여기에는 특정 제품에

접촉이 되는 전용 부품 또는 전체 제조시설 전용이 포함될 수 있다.

타당성이 입증된 경우에는, 제조 활동을 다중 제품 제조시설 내에 독립적으로 분리된 생산구역에서만 수행할 수도 있다. 결과는 오염관리전략(CCS)과 연대하여 검토되어야 한다 [4].

오염관리전략의 개발은 세부적인 기술과 공정 지식을 필요로 한다. 잠재적인 오염원은 미생물 및 세포 잔해물(예: 발열성물질, 엔도톡신)과 입자(예: 유리, 기타 육안으로 보이는 입자 및 육안으로 보이지 않는 입자)에서 발생한다. 오염관리전략 내에서 고려해야 할 요소는 다음을 포함해야 한다(다만 이에 국한되지는 않는다) [8].

1) 관련 문서를 포함한 공장과 공정의 설계

2) 시설 및 설비

3) 작업원

4) 제조지원시설

5) 원료 관리 - 공정 중 관리 포함

6) 제품 용기 및 마개

7) 공급자 승인 - 주요 원자재 제조업자, 원자재 및 일회용 시스템(Single Use System)의 멸균 및 중요 서비스 공급자 등

8) 위탁한 서비스 및 계약 당사자 간 중요 정보 가용성 및 이전에 대한 관리(예: 계약 멸균 서비스)

9) 공정 위험 관리

10) 공정 밸리데이션

11) 멸균공정 밸리데이션

12) 예방적 유지관리 - 추가 오염 위험이 없음을 보장하는 기준에 따른 설비, 제조지원설비 및 시설 유지(계획 및 계획되지 않은 유지보수)

13) 세척 및 소독

14) 모니터링 시스템 - 환경오염을 감지하는데 최적화된 과학적으로 타당한 대체 방법 도입의 실행 가능성 평가 포함

15) 예방 메커니즘 - 경향 분석, 세부 조사, 근본 원인 파악, 시정 및 예방조치 및 종합적인 조사 도구 필요성

16) 상기 정보를 토대로 한 지속적인 개선

문서화된 오염관리전략(CCS) 및 품질위험관리(QRM) 원칙에 따라 분리되어야 하는 감염성 바이러스 벡터(예: 종양 용해 바이러스, 복제 가능 벡터)와 관련된 제조 활동의 경우에는 특별한 예방조치를 취해야 한다. 제조업자는 오염관리전략(CCS) 및 품질위험관리(QRM) 원칙에 따라 필요한 분리 수준에 대한 타당성을 증명해야 한다.

품질위험관리(QRM) 과정의 결과로 특정 제품에 전용해야 하는 시설 및 장비의 필요성과 범위를 결정해야 한다. 어떤 경우에는 관련 규정에 따라 전용의 시설, 구역 또는 장비가 요구될 수 있다. 복제 능력이 있는 벡터 · 제품 또는 감염된 물질 · 제품과 다른 물질 · 제품을 동시에 배양하거나 보관해서는 안된다 [4].

의도하지 않은 살아있는 유기체 유출에 대처하기 위한 비상계획이 마련되어 있어야 한다 [4].

1) 차폐, 작업자 보호, 세척, 오염 제거 및 안전한 사용 복귀를 위한 방법과 절차가 다루어져야 한다. 특히, 살아있는 유기체의 우발적 유출은 신속하고 안전하게 처리해야 한다. 품질위험관리(QRM) 절차에 따라 각 유기체 또는 관련 유기체 집단에 대해 오염 제거 조치를 사용할 수 있어야 한다. 오염 제거 조치의 유효성을 밸리데이션 해야 한다.

2) 쏟아진 액체 또는 에어로졸 등에 의한 오염이 명백한 경우 또는 유해 가능성이 있는 유기체가 관련된 경우, 서류를 포함한 생산 및 품질관리 물품을 적절하게 소독하고, 그 정보를 외부로 전달해야 한다. 영향을 받은 지역에서 직접 노출된 제품과 다른 모든 제품에 대한 영향도 평가해야 한다.

3) 교차 오염의 위험은 제품의 특성(예: 출발물질의 생물학적 특성, 정제방법을 견딜 수 있는 가능성) 및 제조 공정(예: 외래성 미생물 오염물이 성장할 가능성이 있는 제조 공정)을 고려하여 평가되어야 한다. 멸균이 불가능한 첨단바이오의약품의 경우, 오염 물질의 유입을 최소화하기 위해 제품이 노출되는 모든 공정(예: 충전)은 무균적으로 수행해야 한다.

4) 원치 않는 에어로졸 형성(예: 원심분리, 진공 상태의 작업, 균질화 및 초음파 처리)으로 이어질 수 있는 모든 제조 단계에서 교차 오염을 방지하기 위해 적절한 완화 조치를 적용해야 한다. 감염성 물질로 작업할 때는 특별한 예방조치를 취해야 한다.

오염관리전략은 지속적이고 정기적인 검토를 통해 모든 오염관리 측면을 고려하여 의약품품질시스템 하에서 적절하게 업데이트 되어야 한다. 기존 시스템의 변경 사항은 시행 전후로 오염관리전략에 미치는 모든 영향에 대해 평가되어야 한다 [8].

교차오염을 방지하기 위한 조치 및 그 효과는 정해진 절차에 따라 주기적으로 점검하여야 한다 [12].

제조업자는 해당 시설에서 제조된 의약품의 무균성을 보장하는데 필요한 모든 절차 및 예방조치를 취해야 한다. 최종공정이나 완제품 시험에만 의존하여 제품의 무균성이나 기타 품질측면을 판단해서는 안 된다 [8].

3-2 무균구역의 작업원

제조소에는 무균의약품의 제조 및 시험과 제조공정 중 사용되는 특정 제조 기술을 적절히 수행할 수 있는 충분한 수의 적절한 인원을 배치하여야 하며, 그 작업원은 담당 업무에 관한 교육·훈련을 받은 경험있는 사람이어야 한다 [8].

청정실에서는 최소한의 필수 인원으로만 작업을 수행해야 한다. 최초 적격성평가 및 무균공정모의시험 등과 같은 작업 중에 청정실 내 허용되는 최대 인원을 결정 및 문서화하고 업무에 고려함으로써 무균성이 보장되도록 해야 한다 [8].

세척, 유지보수, 모니터링을 수행하는 작업원과 청정실에 출입하는 작업원을 포함한 모든 작업원은 무균의약품의 올바른 제조와 관련한 정기적인 교육·훈련, 갱의 적격성평가 및 준수사항에 대한 평가를 받아야 한다.

교육·훈련은 미생물학의 기본 요소, 청정실 내 작업, 오염 관리, 무균 기술, 무균의약품의 보호(B등급 청정실에 출입 또는 A등급 청정실 내 작업에 간섭하는 작업원 대상)에 중점을 둔 위생관리, 그리고 제품이 멸균되지 않은 경우 환자의 안전성에 미칠 수 있는 영향을 포함해야 한다. 교육·훈련의 수준은 작업원 역할의 중대성 및 작업구역에 따라 결정되어야 한다 [8].

A등급 및 B등급 구역의 작업원은 무균 갱의 및 무균 행동 기준에 대해 교육·훈련을 받아야 한다. 무균 갱의 절차에 대한 준수 여부는 평가 및 주기적으로 최소한 1년마다 실시하는 재평가를 통해 확인하여야 하며, 육안 평가 및 미생물학적 평가를 실시하여야 한다(장갑 낀 손가락, 팔, 가슴, 모자(마스크, 이마) 등과 같은 모니터링 부위 사용). 「의약품 제조 및 품질관리에 관한 규정」[별표 1]제9.4호자목 참조). 무균 작업 중이거나 작업 예정인 A등급 및 B등급 구역의 경우, 갱의 평가를 통과하고 적합 판정된 무균공정 모의시험에 참여하여 적절한 자격을 갖춘 직원만이 감독 없이 출입 가능하다 [8].

적절한 자격을 갖추지 않은 작업원은 B등급 청정실 또는 작업 중인 A등급 청정실에 들어가서는 안 된다. 예외적으로 필요한 경우, 제조업체는 자격을 갖추지 않은 작업원의 B등급 및 A등급 구역 출입 절차에 대한 문서화된 절차를 수립해야 한다.

제조업체 책임자는 자격을 갖추지 않은 작업원의 활동을 감독하고 이러한 활동이 구역 내 청정도에 미치는 영향을 평가해야 한다. 해당 작업원들의 출입은 의약품품질시스템에 따라 평가 및 기록되어야 한다.

지속적인 평가, 작업원 모니터링 프로그램에서 나타난 부정적인 경향, 부적합 판정된 무균공정모의시험 참여 등을 포함한 측면에 근거하여, 기존 청정실 작업원을 비롯하여 감독 없이 청정실을 출입하는 작업원을 실격 처리하는 시스템을 갖추어야 한다. 실격 처리된 작업원은 무균공정 활동에 참여하고자 허가받기 이전에 재훈련 및 재적격성평가를 완료하여야 한다.

B등급 청정실을 출입하거나 A등급 내 작업에 간섭하는 작업원의 경우, 해당 재적격성 평가로서 적합 판정된 무균공정모의시험 참여 여부를 추가적으로 고려해야 한다 [8].

과도한 입자 발생(shedding) 또는 미생물 오염 유입에 따른 위험 증가를 방지하기 위해 개인 위생 및 청결 기준을 높은 수준으로 설정해야 한다. 무균의약품 제조와 관련된 작업원은 비정상적인 수 또는 유형의 오염물질을 발생시킬 수 있는 모든 건강상태나 질병을 보고해야 하며 그에 따라 청정실 접근을 제한해야 한다. 부적절한 미생물 위해를 일으킬 소지가 있는 작업원과 관련한 건강상태 및 조치사항은 권한이 있는 지정된 사람이 결정하고 절차서에 명시해야 한다 [8].

현 제조공정에 사용되는 것 이외의 사람 또는 동물의 조직 물질, 미생물 배양 공정 또는 품질에 부정적인 영향을 미칠 수 있는 활동(예: 미생물 오염)에 관여한 직원은 명확히 규정된 효과적인 오염제거 및 출입 절차를 준수하지 않는 한 청정구역에 출입해서는 안 된다 [8].

손목시계, 장신구를 착용하거나 화장을 한 상태로 청청구역에 출입하거나, 휴대폰 등 기타 개인 물품, 그 외 꼭 필요하지 않은 물품을 청정구역에 반입해서는 안 된다. 청정실에서 사용할 목적으로 제조소에서 제공한 휴대폰 및 타블렛 등의 전자기기는 사용구역의 등급에 맞게 세척 및 소독이 가능하도록 설계되었다면 반입할 수 있다. 이러한 장비의 사용 및 소독은 오염관리전략에 포함되어야 한다 [8].

청정실 갱의 및 수세 방법은 청정실 복장 오염 또는 청정구역으로의 오염물질 유입을 최소화하기 위해 규정된 서면 절차를 따라야 한다 [8].

작업원의 움직임으로 인한 입자발생을 방지할 수 있는 작업복을 선택해야 한다 [8].

작업복과 그 품질은 공정 및 작업 구역의 등급에 적절해야 한다. 작업복은 제품을 오염에서 보호할 수 있도록 착용해야 한다. 제품으로부터 작업자를 보호하기 위해 복장을 선택한 경우에도, 제품오염 방지에 영향을 미치지 않아야 한다.

갱의 직전 및 직후에 작업복이 청결하고 완전한지 육안으로 확인해야 한다. 또한 청정실에서 나가는 즉시 작업복의 완전성을 점검해야 한다.

멸균된 작업복과 눈 보호용구의 경우 처리가 완료되었는지, 설정된 멸균 유지 시간 내에 있는지, 사용 전에 포장이 완전한지 육안 검사하도록 특별한 주의를 기울여야 한다. 재사용이 가능한 작업복(눈 보호용구 포함)은 손상된 경우에 교체하거나 적격성평가 시 설정한 주기에 따라 교체하여야 한다. 작업복 적격성평가 시 육안검사만으로 식별할 수 없는 작업복 손상 등을 포함하여 필요한 모든 작업복 시험 요건을 고려해야 한다 [8].

작업원은 청정구역과 작업의 종류에 따라 규정된 작업복, 신발, 모자, 마스크 등을 착용하여야 한다 [6]. 청정등급별로 요구되는 작업복에 대한 설명은 다음과 같다 [8].

B등급 (A등급 내 출입 및 간섭 포함)	멸균된 작업복 안에 적절한 전용 작업복을 입어야 한다. 멸균된 작업복 착용 시 적절히 멸균된 비분말형 고무 또는 플라스틱 장갑을 착용해야 한다. 멸균된 일체형모자는 머리카락 전체(얼굴 털 포함)를 가려야 하고 해당 작업복 나머지 부분과 분리되는 부분은 멸균 작업복의 목 부분 안으로 밀어 넣어야 한다. 얼굴 전체를 감싸고, 비말 및 입자가 배출되지 않도록 멸균된 안면 마스크 및 눈 보호용구(예: 고글)를 착용해야 한다. 적절하게 멸균된 신발(오버부츠 등)을 착용해야 한다. 바지 하단은 신발 안으로 밀어 넣어야 한다. 작업복 소매는 갱의 시 착용한 첫 번째 멸균 장갑 위에 착용한 두 번째 멸균 장갑 안으로 밀어 넣어야 한다. 보호용 작업복은 섬유나 입자의 발생을 최소화하고, 몸에서 떨어진 입자가 바깥으로 배출되지 않도록 차단할 수 있어야 한다. 작업복 적격성평가 시 작업복의 입자 발생 및 차단 효율성을 평가해야 한다. 작업자가 작업복의 외부표면에 접촉 없이 갱의하고 작업복이 바닥에 닿지 않도록 작업복을 포장하고 접어야 한다.
C등급	머리카락, 턱수염 및 콧수염을 가려야 한다. 목 부분이 길고 손목 부분을 조일 수 있는 일체형 또는 투피스형 바지 작업복과 적절하게 소독된 신발 또는 덧신을 착용해야 한다. 해당 복장은 섬유 및 입자 발생을 최소화해야 한다.
D등급	머리카락, 턱수염 및 콧수염을 가려야 한다. 일반 보호용 작업복과 적절하게 소독된 신발 또는 덧신을 착용해야 한다. 청정구역 외부로부터 오염물질 유입을 방지하기 위해 적절한 조치를 취해야 한다.
C등급 및 D등급	C등급 및 D등급 구역에서 오염관리전략에서 규정한 오염 위험성이 있다고 간주되는 활동을 수행하는 경우 장갑과 안면 마스크 등 추가 갱의가 필요할 수 있다.

작업복의 청결을 유지하기 위해 적절한 청정 등급의 갱의실에서 청정실 작업복을 갱의해야 한다. 양말을 포함한 외부 의류(개인 속옷 제외)를 B등급 및 C등급 구역으로 직접 이어지는 갱의실 내에 반입해서는 안 된다. B등급 및 C등급 갱의실 출입 전, 팔과 다리 전체를 덮는 일체형 또는 투피스 작업복과 발을 덮는 작업용 양말을 착용해야 한다. 작업복과 작업용 양말은 갱의 구역 또는 공정에 오염 위험성이 없어야 한다 [8].

A등급 또는 B등급 구역에 출입하는 모든 작업원은 출입 시마다 적절한 치수의 청결하고 멸균된 보호복(눈 보호용구 및 마스크 포함)을 착용해야 한다. 교대 근무 중 멸균 작업복을 교체 전까지 착용할 수 있는 최대 기간은 작업복 적격성평가의 일환으로 규정되어야 한다 [8].

장갑은 작업 중에 정기적으로 소독해야 한다. 작업복 및 장갑이 손상되었거나 제품을 오염시킬 위험이 있는 경우 즉시 교체해야 한다 [8].

재사용 가능한 청정구역 작업복은 생산공정과 적절히 분리된 세탁 시설에서 세탁해야 하며, 반복 세탁 중 의류가 손상되거나 섬유 또는 입자로 인해 오염되지 않도록 검증된 공정으로 해야 한다. 세탁 시설은 오염 또는 교차 오염 위험이 없어야 한다. 작업복을 부적절하게 취급하면 섬유에 손상을 입혀 입자가 떨어질 위험을 높일 수 있다. 작업복을 세탁한 뒤 포장하기 전에 손상 여부와 청결도를 육안으로 검사해야 한다. 작업복 관리 절차는 작업복 적격성평가의 일부로 평가 및 결정되어야 하며 최대 세탁 횟수 및 멸균 주기를 포함해야 한다 [8].

특히 무균공정을 수행 중인 경우 청정구역 내 중요하지 않은 생산공정 관련 작업을 최소화해야 한다. 작업원은 격렬한 활동으로 인해 입자 및 유기체가 과도하게 발생되지 않도록 통제되고 체계적인 방식으로 천천히 움직여야 한다. 무균 작업을 수행하는 작업원은 청정도가 낮은 공기가 중요 구역으로 유입될 수 있는 공기흐름 변화가 발생하지 않도록 하기 위해 항상 무균작업 기술(aseptic techniques)을 준수하여야 한다. 중요 구역에 인접하여 이동하는 것은 제한되어야 하며 단일방향(퍼스트에어) 공기흐름을 방해하지 않아야 한다. 공기흐름 시각화 연구 검토를 교육•훈련 프로그램의 일부로 고려해야 한다 [8].

3-3 시설 및 생산구역

설비 설계에 대한 문서화된 상세 기술서를 구비해야 한다(해당되는 경우 공정 및 기기 도면 포함). 이는 최초 적격성평가의 일부이며, 최신 상태를 유지해야 한다 [8].

설비 모니터링 요건은 개발 초기 단계에 "사용자 요구 규격서"에 명시하고 적격성평가 시 확인해야 한다. 공정 및 설비의 경보가 발생한 사례를 인지하고 경향을 분석해야 한다. 경보 발생에 대한 평가 주기는 그 중요도에 따라 결정해야 한다(중대 경보는 즉시 검토한다). [8]

살아있는 유기체와 세포를 취급할 때 사용하는 장비(검체 채취 목적 포함)는 공정 중에 살아있는 유기체와 세포에 대한 오염을 예방할 수 있도록 설계해야 한다 [4].

원자재 준비 및 의약품 조제, 충전 등 여러 작업은 혼입 및 오염을 방지하기 위해 청정실이나 시설 내에서 적절한 기술적 및 운영적 분리 조치들을 갖추어 수행해야 한다 [8].

제조시설을 적절하게 설계하고 운영하여 모든 제품의 교차 오염을 방지해야 한다. 교차 오염 방지 조치는 제품 품질에 대한 위험에 상응해야 한다. 위험을 평가하고 관리하기 위해 품질위험관리(QRM) 원칙을 사용해야 한다. 일부 첨단바이오의약품과 그 생산에 관련된 물질(예: 바이러스)이 지닌 위험 수준에 따라 전용시설 및 장비가 필요할 수 있으며 만약, 그 위험을 운영 및 기술적 조치로 충분히 관리할 수 없는 경우에는 전용제조시설을 갖추고 있어야 한다 [4].

동일한 구역에서 두 개 이상의 다른 첨단바이오의약품 또는 제조단위를 동시에 생산하는 것은 전체 제조 단계 절차에 걸쳐 적용되는 품질위험관리(QRM) 원칙에 따라 정당화되는 적절한 운영적 또는 기술적 제어가 가능할 때 허용될 수 있다. 예를 들면 다음과 같다 [4].

1) 교차 오염 또는 물질의 혼입을 방지하기 위해 적절한 완화조치를 취한 경우 동일한 공간에서 동시에 두 개 이상의 폐쇄형 아이솔레이터(또는 다른 폐쇄식 시스템)를 사용할 수 있다.

2) 동일한 작업실에서 서로 다른 바이러스 벡터를 처리하는 데 두 개 이상의 아이솔레이터를 사용하는 경우 작업실과 장비에서 공기는 100% 배출되어야 하며 재순환되어서는 안된다. 또한 바이러스 벡터들을 동시에 생산하는 경우 각각 폐쇄적이고 분리된 단일방향 흐름의 폐기물 처리가 이루어져야 한다.

3) 작업을 분리하기 위해 효과적인 기술적 및 조직적 조치가 실행된 경우에만 동일한 작업실에서 두 개 이상의 생물안전작업대(Biosafety cabinet, BSC)을 사용할 수 있다. 여러 개의 생물안전작업대(BSC)를 동시에 사용하면 추가 위험이 수반되므로 실행된 조치가 제품의 품질에 대한 위험과 혼입을 방지하는 데 효과적이라는 것을 입증하여야 한다. 근거는 품질위험관리(QRM) 원칙에 따라 정당화되어야 한다.

4) 폐쇄 상태를 입증할 수 있는 경우, 동일한 구역에서 여러 개의 폐쇄식 시스템을 사용할 수 있다.

무균의약품 제조는 적절한 청정실에서 수행되어야 하며, 이 청정실은 작업원의 경우 에어락 역할을 하는 갱의실을 통해 이동해야 하며 장비와 원자재는 에어락을 통해 이동해야 한다. 청정실 및 갱의실은 적절한 청정도 기준에 따라 유지되고 적절한 효율성을 가진 필터를 통과한 공기가 공급되어야 한다.

관리 및 모니터링은 과학적으로 타당성이 있어야 하며, 청정실, 에어락, 이송 해치의 환경 조건 상태를 효과적으로 평가해야 한다 [8].

무균의약품 제조의 경우 청정실은 4개의 청정등급(구역)으로 나뉜다 [8].

A등급	고위험 작업을 위한 중요 구역(예: 무균조작라인, 충전구역, 스토퍼바울(stopper bowl), 개방형 일차 포장 또는 퍼스트 에어(first air)로 보호되는 무균연결조작을 위한 작업). 일반적으로 이러한 조건은 랍스(RABS) 또는 아이솔레이터 내 단일방향 공기흐름 작업대와 같은 국소적 기류 보호를 통해 제공된다. 단일방향 공기흐름의 유지 관리는 A등급 구역 전반에서 입증되고 검증되어야 한다. A등급 구역으로 작업자가 직접 개입(예: 배리어(barrier) 및 글러브 포트(glove port) 기술의 보호 없이)하는 것은 시설, 설비, 공정 및 절차 상의 설계를 통해 최소화해야 한다.
B등급	무균 조제 및 충전을 위한, A등급의 주변 청정실(아이솔레이터가 아닌 경우). 차압은 지속적으로 모니터링해야 한다. 아이솔레이터 기술을 사용하는 경우 B등급보다 낮은 등급의 청정실을 고려할 수 있다.
C등급 및 D등급	무균 충전된 무균의약품 제조에 있어 중요도가 낮은 작업단계를 수행하는데 사용되는 청정실이거나, 아이솔레이터의 배경이다.

청정실과 중요 구역 내에 노출된 모든 표면은 미립자 또는 미생물의 방출이나 축적을 최소화하기 위해 매끈하고 불침투성이며 파손된 부분이 없어야한다. 먼지가 쌓이는 것을 막고 청소를 용이하게 하기 위해 청소하기 힘든 구석진 부분이 없도록 돌출 부분, 선반, 벽장 및 설비를 최소화하여야 한다. 문도 청소하기 어려운 부분이 없도록 설계하여야 한다. 이러한 이유로 미닫이문은 바람직하지 않을 수 있다. 작업실의 건축 자재 및 해당 작업실 내에서 사용되는 물품을 포함하여 청정실에서 사용되는 재료는 미립자 생성을 최소화하고 세정제, 소독제 및 살포자제를 반복적으로 사용할 수 있도록 선택해야 한다. 천장은 그 위 공간으로부터 오염을 방지하도록 설계 및 밀폐되어야 한다 [8].

A등급 및 B등급 구역 외부에서 생산 활동을 관찰할 수 있는 시설(예: 입실 없이 관찰과 감독이 가능하도록 해당 구역 및 공정의 전체를 보여주는 창문 또는 원격 카메라)을 설계하여야 한다. 이 요건은 새로운 시설을 설계하거나 기존 시설을 정비할 경우 고려되어야 한다 [8].

환경 및 작업원의 안전 등을 위한 차폐에 필요한 조치 및 절차는 제품의 안전성을 위한 조치 및 절차와 상충되어서는 안된다.

1차 차폐는 생물학적 인자가 바로 인접한 작업 환경으로 유출되는 것을 막을 수 있도록 설계되어야 하며 정기적으로 검증되어야 한다 [4].

공기조화장치는 각기 다른 제조구역 간의 교차 오염 위험을 최소화하기 위하여 설계, 시공, 유지되어야 하며, 특정 구역에 특별히 요구되는 것이 있을 수 있다. 품질위험관리(QRM) 원칙에 근거하여 단방향 공기시스템 사용을 고려해야 한다 [4].

유지보수와 관련하여 다음의 사항을 고려한다 [8].

1) 멸균기, 공조 시스템(공기 여과기 등), 용수 시스템 등 모든 설비는 적격성평가, 모니터링, 계획된 유지보수가 필요하다. 유지보수가 완료되면 승인받은 후 사용해야 한다.

2) 설비, 부품 및 기타 시설은 실행가능한 범위에서 가동, 유지보수 및 수리를 청정실 밖에서 수행할 수 있도록 설계하고 설치해야 한다. 만약 청정실 내에서 유지보수를 해야 하나, 청정도 또는 무균에 요구되는 기준을 유지할 수 없는 경우에는, 특정 작업원으로 제한된 작업장 출입 허가, 명확히 규정된 업무 계획서 및 유지보수 절차서 마련 등의 예방조치를 고려해야 한다. 추가적인 세척, 소독 및 환경 모니터링도 고려해야 한다. 설비 멸균이 필요한 경우, 가능한 완전히 재조립한 후에 실시해야 한다.

3) 제품의 무균성에 중요한 설비에 대해 계획에 없는 유지보수를 수행해야 할 경우, 제품 무균성에 대한 잠재적 영향 평가를 수행하고 기록해야 한다.

컨베이어벨트는 벨트 자체가 연속해서 멸균되는 경우(예: 멸균터널)가 아니면 A 또는 B 등급 구역과 이보다 낮은 공기청정도 작업 구역 사이를 관통해서는 안 된다 [8].

다음 사항을 위해 세척 절차를 검증해야 한다 [8].

1) 사용된 소독제의 효과에 부정적인 영향을 미칠 수 있는 모든 잔류물이나 잔해 제거

2) 공정 중 및 소독 전에 제품에 대한 화학물질, 미생물 및 미립자 오염 최소화

작업자 또는 장비를 거쳐서 공기가 이동하는 등 낮은 등급의 구역에서 높은 등급의 구역으로 공기가 유입되지 않아야 하며, 청정실 및 청정지역 내의 공기흐름 패턴은 시각적으로 입증하여야 한다. 단일방향공기흐름이 요구되는 경우, 적합성 여부를 결정하기 위해 시각화 연구를 수행해야 한다. 충전되고 밀봉된 제품을 작은 출구 지점을 통해 더 낮은 등급의 인접한 청정실로 이송하는 경우, 공기흐름 시각화 연구를 통해 낮은 등급 청정실에서 B등급 구역으로 공기가 유입되지 않는다는 것을 입증하여야 한다. 공기의 흐름이 청정구역 또는 중요구역에 오염 위험이 있는 것처럼 보이는 경우 설계 개선 등 시정조치를 이행하여야 한다. 공기흐름 패턴 시험은 "비 작업 시" 및 "작업 시 "(예: 작업자 개입 모의작업)에 모두 실시되어야 한다. 공기흐름 패턴에 대한 녹화 기록을 보관하여야 한다. 시설의 환경 모니터링 프로그램을 확립할 때 공기흐름 시각화 연구 결과를 문서화하고 고려하여야 한다 [8].

무균제품의 제조 시에는 양압을 유지해야 하나 병원체가 노출되는 특정 구역에서는 차폐 목적으로 음압을 사용할 수 있다. 특정 위험 물질(예: 병원체)의 무균공정에 음압 또는 생물안전작업대(BSC)를 사용하는 경우 그 주변 구역은 양압의 적절한 청정등급을 유지해야 한다. 차압 흐름은 「의약품 제조 및 품질관리에 관한 규정」[별표 1]에 정의된 대로

명확하게 규정되고 적절한 경보 장치를 갖추어 지속적으로 확인해야 한다. 이러한 구역의 설계는 물질이 주변 환경으로 방출되는 것을 방지하기 위한 조치가 무균보증 수준(Sterility assurance level, SAL)을 손상시키지 않아야 한다. 그 반대의 경우도 마찬가지이다 [4, 8].

청정실에는 모든 작업 조건 하에서 상대적으로 낮은 청정 등급의 주변 환경에 대하여 양압 및 필요한 경우 기류를 유지할 수 있도록 여과된 공기가 공급되고 해당 구역으로 효과적으로 흘러나와야 한다. 서로 다른 청정등급의 인접한 작업실은 최소 10 파스칼(참고치) 이상의 차압을 유지하여야 한다. 중요 구역을 보호하기 위해 특별한 주의를 기울여야 한다. 급기 및 차압 관련 권고사항은 특정 물질(예: 병원성, 고독성, 방사능, 생바이러스 또는 세균성 물질)을 억제하기 위해 필요한 경우 수정될 수 있다. 수정 사항에는 위해 물질이 주변 지역을 오염시키는 것을 방지하는 양압 또는 음압 에어락이 포함될 수 있다. 일부 작업의 경우, 시설(예: 청정실 및 공기조화장치(HVAC))에 대한 오염제거작업 및 청정구역에서 배출되는 공기의 처리가 필요할 수 있다. 공기가 중요 구역으로 흐르도록 봉쇄(containment)하여야 하는 경우 해당 공기는 청정등급이 같거나 더 높은 구역으로부터 공급되어야 한다 [8].

청정실 및 필요한 경우 아이솔레이터와 주변 구역 사이에 차압계가 설치되어야 한다. 오염관리전략에서 차압에 대한 설정값 및 중요도를 고려하여야 한다. 중요하다고 확인된 차압은 연속적으로 모니터하고 기록하여야 한다. 공기 공급의 문제 또는 차압 감소(중요하다고 확인된 차압이 설정 한계 이하로 감소하는 경우)를 즉시 작업자에게 경고할 수 있는 경고 시스템이 마련되어 있어야 한다. 평가 없이 경고 신호를 무시하지 않아야 하며 경고 신호를 받았을 때 취해야 하는 조치들이 서술된 절차서가 있어야 한다. 경보 지연이 설정되는 경우 이에 대해 오염관리전략에서 평가되고 타당성이 입증되어야 한다. 기타 차압은 정기적으로 모니터하고 기록하여야 한다 [8].

폐쇄식 제조 시스템의 완전성 유지에서 주요 관리 대상이며 제품의 무균성에 직접적인 영향을 미치는 배기 필터는 소수성이어야 하며, 가능한 경우에는 사용 중 압력(차압) 모니터링을 실시하고 품질위험관리(QRM) 원칙에 따라 적절하게 설정한 주기별로 필터 완전성 시험과 같은 밸리데이션을 통해 필터 사용 수명을 사전에 설정해야 한다. 만약에 필터를 사용함에 있어 필터 압력 모니터링 또는 완전성 시험이 기술적으로 불가능한 경우에는 필터의 제조사에서 제공하는 사용 조건, 규격 등의 정보에 따라 사용하는 것을 고려할 수도 있다. 다만, 이 경우 사용기한이 짧아서 환자 투여 목적의 제품 출하승인 전까지 무균시험과 같은 미생물학적 품질시험 결과를 확인할 수 없는 첨단바이오의약품의 오염관리전략(CCS)에는 이러한 사항이 추가적인 위험 요소로 포함되어야 한다 [4].

A등급 및 B등급 구역에 싱크대와 배수시설을 설치해서는 안 된다. 기타 청정실 내 기계 또는 싱크대와 배수시설 사이에는 에어브레이크(air break)를 설치해야 한다. 낮은 등급의

청정실 내 바닥 배수시설에는 역류 방지를 위해 트랩 또는 용수밀봉(water seal)을 설치하고 정기적으로 세척, 소독 및 유지관리 하여야 한다 [8].

배수 시스템은 폐수가 효과적으로 중화 또는 정화될 수 있도록 설계되어야 하며 교차 오염의 위험을 최소화할 수 있어야 한다. 폐기 물질이 지닌 생물위해 특성 관련 위험성을 고려하여 외부 환경의 오염을 최소화할 수 있도록 관련 규정을 따라야 한다 [4].

제조시설의 미립자 및 미생물 오염에 대한 환경관리 수준은 출발물질의 오염정도와 제품에 미치는 위험도를 고려하여 제품과 제조 단계에 따라 조정해야 한다. 미생물 환경모니터링 프로그램은 「의약품 제조 및 품질관리에 관한 규정」[별표 1]에 추가적으로 품질위험관리(QRM) 원칙에 따라 제시된 특정 미생물(예: 숙주 유기체, 효모, 곰팡이, 혐기성 미생물 등)의 존재 여부를 감지하는 방법을 포함해야 한다 [4, 8].

폐쇄식 공정이 아닌 공정에서 제품이 환경에 노출되는 경우에 다음 사항이 고려되어야 한다.

1) 폐쇄식 공정이 아닌 후속 미생물 불활화 공정 없이 제품이 직접적으로 환경에 노출되는 경우(예: 보충제, 배지, 완충액, 가스, 장비 연결을 추가하는 동안) 적절한 환경조건을 적용해야 한다. 무균 조작의 경우 「의약품 제조 및 품질관리에 관한 규정」[별표 1]에 따른 조건 (즉, 주변 환경이 B등급인 A등급)을 적용해야 한다. 환경모니터링 프로그램에는 미립자 오염, 미생물 오염과 차압에 대한 시험 및 모니터링을 포함해야 한다. 모니터링 위치는 품질위험관리(QRM) 원칙을 고려하여 결정해야 한다. 검체의 수, 양, 모니터링 빈도, 경고 및 조치 기준은 품질위험관리(QRM) 원칙을 고려하여 적절하게 설정해야 한다. 검체채취 방법은 제조작업에 오염 위험을 초래해서는 안된다. 공정에서 적절한 제어가 필요한 경우, 온도와 상대습도를 모니터링 해야 한다. 주요 환경모니터링 결과는 경향 분석이 이루어져야 한다 [4, 8].

2) 품목허가증에 따르거나 관련 규정에 따라 식품의약품안전처장이 승인한 경우에는 적절한 제조환경을 사용할 수 없는 예외적인 상황에서 1)에 지정된 것보다 덜 엄격한 환경에서 폐쇄식이 아닌 공정이 허용될 수 있다. 그러나, 이 조건은 예외적인 것으로 간주해야 하며 대체 치료 방안이 없는 생명을 위협하는 상태를 치료하기 위한 제품인 경우에만 적용할 수 있다. 덜 엄격한 환경에서의 제조로 인해 발생하는 중대한 위험을 상회하는 환자 이익을 제공하려면 환경을 특정하고 정당화 해야 한다. 식품의약품안전처장이 승인한 경우라도 제조업자는 기술적 향상이 이루어진 경우 적절한 환경을 갖추도록 해야 한다 [4].

폐쇄식 시스템의 경우 품질위험관리(QRM) 평가 결과에 따라 주변 환경이 B등급인 A등급 환경을 구축하는 것보다 낮은 등급 구역이 허용될 수 있다. 제품의 특성, 제조 공정 및 사용된 장비를 고려한 특정 위험을 염두에 두고 적절한 수준의 청정등급 분류 및 모니터링 수준을 결정해야 한다. 특히 모니터링 작업이 오염의 원인이 되는 경우에, 사용된 기술이 모니터링을 약화시키는지는 않는지 품질위험관리(QRM) 원칙을 사용하여 판단해야 한다 [4].

1) 미생물 오염 및 교차 오염의 위험을 피하기 위해 적절한 통제조치(예, 물질, 작업자 동선 및 청결에 대한 적절한 통제)가 적용되어 있다면, C등급에서의 일회용 무균장치 내 공정 또는 폐쇄식 및 자동화 생산 플랫폼을 이용한 공정 또는 폐쇄식 플라스크, 백(bags), 발효기에서의 배양 기술의 사용은 허용될 수 있다. 원자재가 이후 더 높은 등급의 청정 구역으로 이동하는 경우 특히 주의를 기울여야 한다.

2) 폐쇄식 시스템이 전체 사용기간 동안 완전한 상태로 유지되는 것으로 보여줄 수 있는 경우 주변 환경 D등급이 허용될 수 있다.

폐쇄식 시스템이 첨단바이오의약품 생산에 사용되는 경우, 장비의 모든 부품이 폐쇄된 상태를 보장하기 위해 올바른 방식으로 연결되었는지 확인해야 한다. 자동화 시스템에 이러한 시험을 적용하려면 특별한 주의를 기울여야 한다. 예를 들어, 공급자가 수행한 시험을 고려하는 것과 같이, 적용 가능하고 품질위험관리(QRM) 원칙을 기반으로 한다면, 일회용 시스템(single use system)의 완전성은 사용 전과 잠재적으로 사용 후 자동으로 적절한 빈도로 확인되어야 한다. 재사용된 장비의 완전성은 세척과 멸균 후, 사용하기 전에 입증되어야 한다. 무균적 기술이 없이(예: 무균 연결기 또는 무균적 연결 필터를 사용하지 않고) 물질을 투입하거나 제거하는 시스템은 폐쇄된 것으로 간주되지 않는다 [4].

폐쇄형 시스템 사용 시 인접한 환경에서 유입된 미생물, 미립자, 화학적 오염의 위험성을 줄일 수 있다. 폐쇄형 시스템은 항상 수동적 조작의 필요성과 관련 위험을 줄이도록 설계되어야 한다 [8].

1) 무균 작업에 사용되는 폐쇄형 시스템의 모든 제품 접촉 표면에 대한 무균성을 보장하는 것이 중요하다. 무균 작업에 사용되는 폐쇄형 시스템을 설계하고 선택할 경우 무균성의 유지를 보장해야 한다. 최종 멸균등급필터 사용 이후 멸균된 제품 통로에 멸균 설비(예: 튜빙, 배관)를 무균적으로 연결하도록 설계해야 한다(예: 무균연결장치).

2) 무균 연결장치에 사용된 자재의 완전성을 보장하도록 적절한 조치를 이행해야 한다. 완전성을 달성하는 방법을 확정하고 이를 오염관리전략에 포함해야 한다. 제품 무균성 침해 위험이 있는 경우 적절한 시스템의 완전성 시험을 고려해야 한다. 공급자 평가에는 시스템의 무균성 손상을 유발할 수 있는 잠재적 고장모드와 관련된 데이터 수집 분석을 포함해야 한다.

3) 폐쇄형 시스템이 위치하는 주변 환경은 시스템 설계 및 수행한 공정에 근거해야 한다. 무균공정 및 폐쇄형 시스템의 완전성이 손상될 위험이 있는 경우, 폐쇄형

시스템은 A등급에 위치해야 한다. 해당 시스템이 모든 용법(예: 압력 시험 및 모니터링 또는 각각)에서 완전성을 유지한다면 더 낮은 등급의 구역에 위치할 수 있다. 청정구역 간 이동은 철저히 평가되어야 한다(제4호차목 참조). 폐쇄형 시스템을 개방할 경우(예: 벌크 제조 라인 유지관리를 위해) 원자재에 적절하게 등급 분류된 구역(예: 최종멸균공정의 경우 C등급, 무균공정의 경우 A등급)에서 공정을 수행하거나 추가 세척 및 소독(무균 공정의 경우 멸균)을 실시해야 한다.

크로마토그래피 장비가 사용되는 경우, 캠페인 생산 및 다품목 제조환경에서 사용될 때 충진재(matrix), 하우징 및 관련 장비에 대한 적절한 통제(위험에 맞게 조정) 전략을 실행하여야 한다. 전이(carry-over) 오염의 위험으로 인해 다른 공정 단계에서 동일한 충진재(matrix)를 재사용하는 것은 권장되지 않는다. 그러한 재사용은 적절한 밸리데이션 자료가 뒷받침되어야 한다. 크로마토그래피 칼럼의 허용기준, 작동 조건, 재생 방법, 수명 및 소독 또는 멸균 방법을 정해야 한다 [4].

제조 장비는 제품에 어떠한 위해도 끼치지 않아야 한다. 제품과 접촉하는 제조 장비 부품은 제품의 품질에 위해를 끼칠 수 있는 반응성, 첨가성, 흡수성이 없어야 한다. 또한, 일회용 시스템(single use system, SUS)이 사용된다면 제조업자는 그런 시스템에서 파생된 용출물, 침출물, 불용성 미립자 및 불용성 이물이 제품에 미치는 영향을 고려하고 확인해야 한다 [4].

일회용 시스템은 재사용 설비 대체품으로 사용되는 무균의약품의 제조 시에 활용하는 기술이다. 이 시스템은 개별 구성 요소 혹은 백, 필터, 튜빙, 연결장치, 밸브, 보관용 병, 센서 등과 같이 여러 자재들로 구성될 수 있다. 일회용 시스템은 수동개입의 복잡성과 조작의 필요성을 줄이도록 설계되어야 한다 [8].

1) 일회용 시스템과 연관된 특정 위험성은 오염관리전략의 일부로 평가되어야 한다. 이러한 위험성은 다음을 포함하되 이에 국한되지 않는다.

- 제품과 제품이 접촉하는 표면 사이에 상호작용(흡착 또는 침출물 및 추출물)
- 고정형 재사용 시스템과 비교한 시스템의 취약성
- 수동 작업(시스템 검사 및 처리 포함) 및 제작된 연결장치 수와 복잡성 증가
- 조립의 복잡성
- 멸균 등급 필터에 대한 사용 전 사용 후 완전성 시험 수행
- 구멍 및 누출의 위험
- 외부 포장 개봉 시점에 시스템을 침해할 가능성
- 미립자 오염의 위험성

2) 일회용 시스템에 대한 멸균 공정은 검증되어야 하며 시스템 성능에 부정적인 영향을 미치지 않음을 증명해야 한다.

3) 멸균 등 일회용 시스템을 선택 및 사용하는 경우 해당 시스템 공급자의 평가가 중요하다. 무균 일회용 시스템의 경우, 공급자 적격성평가의 일환으로 무균성을 확인해야 하며 각 장치 수령 시 멸균 증거를 확인해야 한다.

4) 제품 접촉 표면과 제품의 흡착 및 반응성은 공정 조건에서 평가되어야 한다.

5) 특히 시스템이 고분자 기반 물질로 형성된 경우 일회용 시스템의 추출 및 침출 프로파일과 제품 품질에 미치는 영향을 평가해야 한다. 추출물 프로파일 데이터의 적용 가능성을 평가하도록 각 자재에 대한 평가를 시행해야 한다. 가공 물질을 흡수할 수 있는 물질 또는 물질 접촉 시간이 장시간인 물질을 포함하여 침출물로 인해 위험이 높은 것으로 고려되는 자재의 경우, 안전성 문제 등을 포함하여 침출물 프로파일 연구 평가를 고려해야 한다. 모의 시험을 거친 처리 조건을 적용하는 경우 실제 처리 조건을 정확하게 반영하고 과학적 근거를 기반으로 해야 한다.

6) 일회용 시스템은 의도된 작업 조건 하에서 공정처리를 통해 완전성을 유지하도록 설계되어야 한다. 정기적인 공정이나 운송 중에 일회용 자재가 더 극한적인 조건(예: 냉동 및 해동 공정)에 노출될 수 있는 경우 해당 자재의 구조적 완전성에 주의를 기울여야 한다. 또한 상기 조건 하에서 무균연결장치(열로 밀봉된 장치 및 기계적으로 밀봉된 장치 모두)의 완전성이 유지됨을 입증해야 한다.

7) 제품 및 공정의 위험성 또는 중요도에 해당하는 일회용 시스템에 대한 허용 기준을 확립하고 이행해야 한다. 일회용 시스템의 각 부품이 승인된 규격에 따라 제조, 공급, 발송되었는지를 수령 즉시 확인해야 한다. 또한 사용 전에 외부 포장에 대한 육안 검사(예: 상자(carton) 외형, 제품 파우치), 라벨 프린트, 첨부 문서 검토(예: 적합 증명서 및 멸균 증명서)를 실시하고 문서화해야 한다.

8) 조립, 연결 등 일회용 시스템의 중요 수동 처리 작업은 무균공정모의시험 중에 적절히 관리되고 확인되어야 한다.

제조를 지원하는 데 사용되는 전자 시스템은 「의약품 제조 및 품질관리에 관한 규정」 [별표 9] 및 [별표 13]에 따라 적격성평가가 되어 있어야 한다. 제조에 사용되지 않지만 제조 공정을 알려주는 생물학적 정보를 지원하는 물질(예: 환자 유전자 염기 서열)에 대해 수행된 모든 분석적 시험은 밸리데이션이 되어야 한다. 그러한 분석 장비는 사용 전에 적격성평가가 이루어져야 한다 [4, 9-10].

제조용수공급시스템 및 공기조화장치시스템 등 의약품 제조를 지원하는 시스템에 대하여 검증하고 문서화하는 밸리데이션으로서 기계 · 설비별로 실시하여야 한다 [6].

컴퓨터시스템의 자료를 정확하게 분석 · 관리 · 기록하고 미리 정해진 기준에 맞게 자료를 처리한다는 것을 고도의 보증수준으로 검증하고 문서화하는 밸리데이션으로서 기계 · 설비 · 시스템별로 실시하여야 한다 [6].

3-4 배리어 기술(아이솔레이터 또는 랍스(RABS))

랍스(RABS) 또는 아이솔레이터는 필요한 조건을 보장하고 중요 구역에서 사람의 직접적인 개입으로 인한 미생물 오염을 최소화하는데 유용하다. 오염관리전략은 해당 시스템 사용에 대한 사항을 포함해야 한다. 랍스(RABS) 또는 아이솔레이터 사용을 대체하는 방안들은 타당성이 있어야 한다 [8].

서로 다른 기술인 아이솔레이터나 랍스(RABS)와 관련된 공정은 A등급 환경을 주변 청정실의 환경과 분리하여 보호할 수 있도록 설계되어야 한다. 공정 중 물품의 반입이나 반출로 인한 위험을 최소화하여야 하며, 오염을 강력히 방지하고 각 기술에 적합한 고성능 이송 기술이나 검증된 시스템을 통해 지원되어야 한다.

사용되는 기술과 공정의 설계는 작업 중 노출된 제품을 보호하기 위해 중요 구역에서 적절한 조건이 유지됨을 보장하여야 한다 [8]

아이솔레이터	가) 개방형 아이솔레이터의 설계는 중요 구역의 퍼스트에어 보호와 공정 중 노출된 제품에서 흘러나가는 단일방향의 공기흐름으로 A등급 조건을 보장하여야 한다.
	나) 폐쇄형 아이솔레이터의 설계는 공정 중 노출된 제품에 대한 적절한 보호로 A등급 조건을 보장하여야 한다. 간단한 작업을 수행하는 폐쇄형 아이솔레이터에서는 공기흐름이 완전히 단일방향이 아닐 수 있다. 그러나 어떠한 난기류가 흐르더라도 노출된 제품의 오염 위험을 높이지 않아야 한다. 공정 라인이 폐쇄형 아이솔레이터에 포함되는 경우, 중요 구역의 퍼스트에어 보호와 공정 중 노출된 제품을 휩쓸고 지나가는 단일방향의 공기흐름으로 A등급 조건이 보장되어야 한다.
	다) 음압 아이솔레이터는 제품의 봉쇄가 반드시 필요한 경우에만 사용하고 중요 구역이 오염되지 않도록 보장하기 위해 특화된 위험관리 방안을 적용하여야 한다.
랍스(RABS)	랍스(RABS)의 설계는 단일방향 공기흐름과 중요 구역의 퍼스트에어 보호를 통해 A등급 조건을 보장하여야 한다. 중요 구역에서 주변 환경으로의 양압 기류가 유지되어야 한다.

아이솔레이터 또는 랍스(RABS)의 주변 환경은 오염 전달 위험이 최소화 되도록 보장하여야 한다 [8].

아이솔레이터	가) 개방형 아이솔레이터의 주변 환경은 일반적으로 최소한 C등급에 해당하여야 한다. 폐쇄형 아이솔레이터의 주변 환경은 최소한 D등급에 해당하여야 한다. 주변 환경의 등급 분류에 대한 결정은 위험평가에 기반하여야 하며 오염관리 전략에서 그 타당성을 입증해야 한다.
	나) 아이솔레이터의 오염관리전략에 대한 위험 평가 수행 시 고려해야 할 주요 사항은 다음을 포함한다(단 이에 국한되지 않음). 생물 오염제거(bio-decontamination) 프로그램, 자동화의 범위, 중요 공정 포인트의 '퍼스트 에어' 보호를 저해할 가능성이 있는 글러브 조작의 영향, 배리어 및 글러브 완전성의 잠재적 손실이 미칠 영향, 사용된 이송 메커니즘 및 아이솔레이터의 최종 생물 오염제거 전에 문을 열어야 할 수 있는 설치나 유지보수 등의 활동. 추가적인 공정 위험이 파악되는 경우, 오염관리 전략에서 적절하게 타당성이 입증되지 않는 한 더 높은 등급의 주변 환경을 고려해야 한다.
	다) 공기 유입이 없다는 것을 증명하려면 개방형 아이솔레이터의 인터페이스에서 공기흐름 패턴 시험이 수행되어야 한다.
랍스(RABS)	무균공정에 사용되는 랍스의 주변 환경은 최소한 B등급이어야 한다. 또한 공기흐름 패턴 시험을 수행하여 문을 여는 경우(해당하는 경우) 등 간섭이 진행되는 동안 공기 유입이 없음을 증명해야 한다.

글러브 시스템(랍스(RABS) 및 아이솔레이터 모두)에 사용되는 재질은 적절한 기계적 및 화학적 내성이 있음을 증명하여야 한다. 오염관리전략에 글러브 교체 주기를 명시하여야 한다 [8].

아이솔레이터	가) 아이솔레이터의 경우 작업 및 중요도에 적합하다고 입증된 방법을 사용하여 글러브 시스템의 누출시험을 수행해야 한다. 시험은 정해진 간격으로 수행해야 한다. 일반적으로 글러브 완전성 시험은 최소한 각 제조단위 또는 캠페인 생산의 시작과 종료 시 수행되어야 한다. 검증된 캠페인 생산 기간에 따라 추가적인 글러브 완전성 시험이 필요할 수 있다. 글러브 완전성 모니터링은 각 사용 및 시스템 완전성에 영향을 미칠 수 있는 차후의 모든 조작과 관련된 육안검사를 포함하여야 한다. 단일 제조 단위 또는 소규모 제조단위의 수동 무균공정 작업의 경우, 각 제조 세션의 시작 및 종료와 같은 다른 기준에 따라 완전성 검증의 빈도를 정할 수 있다. 나) 아이솔레이터 시스템의 완전성 시험 및 누출 시험은 정해진 간격으로 수행해야 한다.
랍스(RABS)	랍스(RABS)의 경우, A등급 구역에서 사용되는 글러브는 설치 전에 멸균처리되고 각 캠페인 생산에 앞서 멸균처리 되거나 검증된 방법을 통해 효과적으로 생물오염이 제거되어야 한다. 작업 중 주변 환경에 노출되는 경우, 각 노출 후 승인된 방법을 사용하여 소독을 완료해야 한다. 글러브는 매 사용 시 마다 육안검사를 하여야 하고, 완전성 시험은 주기적으로 수행하여야 한다.

오염제거 방법(세척 및 생물 오염제거, 해당되는 경우 생물학적 물질의 불활성화)을 적절하게 정의하고 관리해야 한다. 생물학적 오염제거 전에 세척 공정이 필수적인데, 이는 남아있는 잔류물이 오염제거 공정의 효과성을 저해할 수 있기 때문이다. 또한 사용된 세척제와 생물 오염제거제가 랍스(RABS)나 아이솔레이터 내에서 생산된 제품에 부정적인 영향을 미치지 않는다는 사실을 입증할 증거가 있어야 한다 [8].

3-5 장비와 물질 이송 관리

청정실과 중요구역 내부 및 외부로 장비와 물질을 이송하는 것은 가장 큰 잠재적 오염원 중 하나이다. 청정실 또는 중요구역의 청정등급을 저해할 수 있는 모든 활동은 평가되어야 하고 해당 활동을 실행할 수 밖에 없는 경우 적절한 관리를 수행하여야 한다 [8].

아이솔레이터	내부의 생물 오염제거 공정은 정해진 주기 변수 내에서 자동화되고, 밸리데이션되고, 관리되어야 한다. 또한 적절한 형태(예: 가스 또는 기화된 형태)의 살포자제를 포함해야 한다. 글러브는 살포자제와 접촉할 수 있도록 손가락이 적절하게 펼쳐지고 분리되어야 한다. 사용된 방법(세척 및 살포자 생물오염제거)은 아이솔레이터 내부 표면 및 중요 구역에 살아있는 미생물이 없도록 만들어야 한다.
랍스(RABS)	살포자 소독은 완건하게 내부 표면의 모든 구역과 무균공정에 적절한 환경을 보장하도록 검증되고 입증된 방법으로 살포자제를 정기적으로 사용하는 소독 방법이 포함되어야 한다.

교차 오염의 위험을 최소화하기 위해 장비의 이동은 제한해야 한다. 일반적으로, 장비를 고위험 구역에서 다른 구역으로 이동시키거나, 또는 고위험 구역 간에 이동시켜서는 안된다(예: 감염된 공여자의 세포 처리 또는 종양 용해성 바이러스 처리에 사용되는 장비). 장비의 재배치가 불가피한 경우, 공학적 또는 기술적인 사항을 먼저 검토한 후 품질위험관리(QRM) 원칙에 따라 위험을 평가하고, 효과적인 교차 오염 방지를 위해 위험은 최소화 및 관리되어야 하며, 이동된 장비의 적격성평가 여부도 고려되어야 한다 [4].

물질, 장비 및 구성 물품을 A등급 또는 B등급 구역으로 이송하는 경우 단일방향 공정을 통해 수행하여야 한다. 가능한 경우, 물품은 멸균되어야 하며 벽에 봉인된 양단 구조의 멸균기(예: 양쪽 끝에 문이 달린 구조의 오토클레이브, 발열성물질 제거용 오븐 또는 터널)를 통해 A등급 또는 B등급 구역으로 이송하여야 한다. 물품의 이송 시 멸균 처리가 불가능한 경우 오염원이 유입되지 않도록 하는 절차를 검증하고 해당 절차를 이행하여야 한다(예: 효과적인 이송 소독 공정, 아이솔레이터를 위한 신속이송시스템(RTP) 또는 가스나 액체 물질을 위한 박테리아제거필터 사용 등). A등급 또는 B등급 구역의 물품(예: 원자재, 폐기물, 환경 검체 등)을 반출하는 것은 별도의 단일방향 공정을 통해 수행하여야 한다. 만약 이러한 단일방향 공정이 가능하지 않은 경우, 절차에 따른 시간 차이를 통해 물품의 이동(물품의 반입 및 반출)을 분리하는 것을 고려하여야 하며, 유입된 물품의 잠재적 오염 가능성을 방지하기 위한 관리사항이 적용되어야 한다 [8].

에어락은 물리적 분리를 제공하고 다른 구역의 미생물 및 미립자 오염을 최소화하도록 설계 및 사용되어야 하며, 원자재 및 작업원이 다른 청정등급 사이를 이동하기 위해 설치되어야 한다. 가능한 작업원의 이동에 사용되는 에어락은 원자재의 이동에 사용되는 것과 분리되어야 한다. 이 방법의 적용이 어려운 경우, 절차에 따른 시간 차이를 통해 작업원과 원자재의 이동 분리를 고려하여야 한다. 에어락은 해당 청정실의 등급이 유지됨을 보증할 수 있도록 효과적으로 여과된 공기로 씻어 내려야 한다. 에어락의 최종 단계는 "비 작업 시" 상태에서, 이어지는 청정실과 동일한 청정등급(미생물, 총 미립자)이어야 한다. B등급 구역 출입을 위한 별도의 입구용 및 출구용 갱의실을 사용하는 것이 바람직하다. 이 방법의 적용이 어려운 경우, 절차에 따른 시간 차이를 통해 출입 활동을 분리하는 것을 고려해야 한다. 오염관리전략에 따라 오염가능성이 높은 것으로 나타나는 경우 생산 구역 출입을 위한 갱의실을 서로 분리하여 사용해야 한다. 에어락은 다음과 같이 설계되어야 한다 [8].

작업원 에어락	작업원 입구 구역은 청정도를 점차 높이는 방식을 사용하여야 한다(D등급 구역에서 C등급 구역을 거쳐 B등급 구역으로). 일반적으로 수세시설은 갱의실의 첫 단계에서만 설치되고 B등급 구역으로 바로 연결되는 갱의실에는 설치되지 않아야 한다.

물품 에어락	물품 및 장비 이동에 사용한다. 가) 승인된 목록에 포함되고 이송공정 밸리데이션 중에 평가된 물품 및 장비만 에어락 또는 이송 해치를 통해 A등급 또는 B등급 구역으로 이송해야 한다. A등급 구역에서 사용하기 위한 장비 및 물품이 B등급 구역을 통과할 때 보호되어야 한다. 허가되지 않은 물품의 이송은 예외사항으로 사전 승인이 되어야 한다. 제조업자의 오염관리전략에 따라 적절한 위험평가 및 위험 경감 조치가 적용되고 기록되어야 하며, 품질보증부서에 의해 승인된 특정 소독 및 모니터링 프로그램을 포함하여야 한다. 나) 이송 해치는 여과된(active filtered) 공기 공급을 통해 효과적인 씻어내림(flushing)과 같은 방법으로 더 높은 등급의 환경을 보호하도록 설계되어야 한다. 다) 더 낮은 청정등급 또는 분류되지 않는 구역에서 높은 등급의 청정등급 구역으로 물품 또는 장비가 이동하는 경우 오염관리전략에 따라 위험도에 맞게 세척 및 소독하여야 한다.

이송 해치 및 에어락(물품 및 작업원용)의 경우 입구용과 출구용 문이 동시에 열려서는 안 된다. A등급과 B등급 구역으로 연결되는 에어락의 경우 인터락 시스템을 사용해야 한다. C등급과 D등급 청정실로 연결되는 에어락의 경우, 최소한 시각 경고 시스템 및 필요한 경우 음성 경고 시스템을 운영해야 한다. 구역을 분리된 상태로 유지하여야 할 경우 인터락 문이 열리고 닫히는 시간 사이에 시간 간격을 설정하여야 한다 [8].

3-6 지원설비

지원설비와 관련된 제품 품질에 대한 위험도에 따라 지원설비 시스템에 적용되는 관리 속성과 정도를 달리해야 한다. 오염관리전략의 일환으로 문서화된 위험평가를 통해 해당 영향을 파악해야 한다 [8]

일반적으로 고위험 지원설비는 다음과 같다.

1) 제품과 직접적으로 접촉하는 것(예: 세척 용수, 멸균용 가스 및 증기 등)

2) 궁극적으로 제품의 일부가 될 접촉 물질

3) 제품과 접촉하는 표면

4) 그 외 제품에 직접적으로 영향을 미치는 것

지원설비는 해당 지원설비 시스템 기능이 의도한 대로 잘 수행될 수 있도록 설계, 설치, 적격성평가, 작동, 유지보수 및 모니터링되어야 한다.

고위험 지원설비의 중요매개변수 및 중요품질특성에 대해 정기적인 경향분석을 실시하여 적절한 시스템 성능을 유지하도록 해야 한다.

시스템 전주기에 걸쳐 지원설비 시스템 설치에 관한 기록을 유지해야 한다. 현재 도면과 계통도, 건축물 자재 목록 및 시스템 규격도 해당 기록에 포함되어야 한다. 일반적으로 중요한 정보는 다음과 같은 요소를 포함한다.

1) 배관 흐름 방향, 경사, 직경 및 길이

2) 탱크와 용기 세부사항

3) 밸브, 필터, 배수시설, 검체 채취 및 사용 지점

배관, 덕트(duct)와 기타 지원설비는 청정실에 두지 않아야 한다. 불가피한 경우, 후미진 부분, 밀폐되지 않은 개구부, 세척하기 어려운 표면이 없도록 설치하여야 한다. 배관은 외부 표면의 세척과 소독이 가능하도록 설치하여야 한다.

제조용수의 처리 장치 및 분배 시스템은 미생물 오염을 방지하고 적절한 품질의 신뢰할 수 있는 제조용수원을 확보할 수 있도록 설계, 구축, 설치, 시운전(commissioned), 적격성평가, 모니터링 및 유지보수되어야 한다. 미생물 오염 및 증식, 미립자, 엔도톡신, 발열성물질이 발생할 위험을 최소화하기 위한 조치를 취해야 한다(예: 완벽한 배수를 제공하고 데드레그(dead leg)를 방지하기 위한 배관 경사(sloping of piping)). 시스템에 필터가 포함된 경우 필터의 모니터링과 유지관리에 특별히 주의해야 한다.

제조용수 시스템은 계절 변화의 영향을 고려하여 적절한 물리, 화학 및 미생물 관리 수준을 유지하도록 적격성평가를 하고 검증해야 한다.

제조용수의 흐름은 미생물 흡착과 이에 따른 바이오필름 형성 위험을 최소화하도록 제조용수 분배 시스템 배관 내에서 난류로 유지되어야 한다. 유속은 적격성평가를 수행하는 동안 설정하고 정기적으로 모니터링해야 한다.

주사용수는 적격성평가 중 설정된 규격을 충족하는 제조용수로부터 생산되며, 미생물 성장 위험성을 최소화하는 방식(예: 70℃ 이상의 온도로 연속 순환)으로 저장 및 분배되어야 한다. 주사용수는 증류 또는 증류와 대등한 정제 방법으로 생산해야 한다. 이러한 공정에는 전기탈이온(EDI), 초미세여과 또는 나노여과와 같은 적절한 기술과 결합된 역삼투압이 포함될 수 있다.

주사용수 저장 탱크에 소수성 벤트필터가 장착된 경우, 필터가 오염의 원인이 되어서는

안되며, 설치 전과 사용 후에 필터 완전성 시험을 실시해야 한다. 필터에 응결이 형성되지 않도록 하는 관리 조치가 있어야 한다(예: 가열).

바이오필름 형성 위험성을 최소화하기 위해, 미리 정해진 일정에 따라 제조용수 시스템의 멸균이나 소독 또는 재생산을 실시해야 하고 추가적으로 기준일탈이 발생한 경우에도 실시해야 한다. 용수 시스템을 화학약품으로 소독 시 검증된 헹굼 절차를 따라야 하며, 소독 및 재생산 후 제조용수를 시험해야 한다. 제조용수시스템 사용을 재개하기 전에 이화학시험 결과가 승인되어야 한다. 또한, 해당 시스템에서 생산한 제조용수를 사용하여 제조된 제조단위의 출하 승인 전에, 미생물 및 엔도톡신 시험 결과가 정해진 기준에 적합한지 검증되고 승인되어야 한다.

제조용수시스템에 대한 지속적인 화학적 및 미생물 모니터링을 정기적으로 시행하여 제조용수가 정해진 기준의 기대요건을 충족할 수 있도록 해야 한다. 경고 수준은 초기 적격성평가 데이터를 기반으로 해야 하며, 이후 재적격성평가, 일상적인 모니터링 및 조사 중에 얻은 데이터에 기초하여 정기적으로 재평가해야 한다. 시스템 성능의 부정적인 경향을 파악할 수 있도록 지속적인 모니터링 데이터를 검토하여야 한다. 검체채취 프로그램은 오염관리전략 요건을 반영하고, 제조용수의 검체는 정기적으로 정해진 주기에 따라 모든 배출구와 사용점에서 채취해야 한다. 검체채취 계획은 적격성평가 데이터를 기반으로 해야 하며 잠재적인 최악의 검체채취 지점을 고려해야 한다. 또한 제조공정에 사용되는 용수는 매일 하나 이상의 검체가 포함되도록 해야 한다.

경고수준 이탈은 문서화하고 검토해야 하며, 이탈이 단일(고립된) 사례인지 또는 결과가 부정적인 경향 또는 시스템 악화를 의미하는지 확인하는 조사를 포함해야 한다. 개연성 있는 근본 원인과 용수의 사용으로 인해 제품품질 및 제조공정에 미치는 잠재적인 영향을 파악하기 위해 각 조치 한계기준 이탈을 조사해야 한다.

주사용수 시스템은 총유기탄소(TOC) 및 전도도 등에 대한 연속적 모니터링시스템을 포함해야 하며, 이는 개별 검체 채취보다 전반적인 시스템 운영을 더 잘 확인할 수 있는 지표가 된다. 위험성평가를 통해 센서의 위치를 정해야 한다 [8].

청정증기 생성기용 급수(feed water)는 적절히 정제해야 한다. 청정증기 생성기는 생산된 증기의 품질이 설정된 화학 및 엔도톡신 수치를 충족할 수 있도록 설계, 검증 및 작동되어야 한다.

직접 멸균제로 사용되는 증기는 적합한 품질이어야 하며 제품 또는 설비 오염을 유발할 수 있는 첨가제를 포함해서는 안 된다. 자재 또는 제품과 접촉하는 표면(예: 침투성 내구재 오토클레이브 적재물(porous hard-goods autoclave loads))의 직접적인 멸균에 사용되는 청정증기를 공급하는 생성기의 경우, 증기 응축수는 관련 공정서에 수재된 주사용수의 최신 기준을 충족해야 한다(증기 응축수의 경우 미생물 시험은 필수가 아님).

정기적인 청정증기 분석이 가능하도록 적절한 검체채취 일정을 확립해야 한다. 멸균에 사용되는 청정증기의 다른 품질 측면을 검증된 매개변수와 대비하여 정기적으로 평가해야 한다. 별도의 타당한 사유가 없는 한 이러한 매개변수는 불응축 가스, 건조도(건조 분획) 및 과열도(superheat) 등을 포함해야 한다 [8].

제품 및 1차 용기의 표면과 직접적으로 접촉하는 가스는 적절한 화학적 · 미립자 · 미생물 품질을 갖추어야 한다. 유분과 수분 등 모든 관련 매개변수는 가스의 사용 및 유형, 가스 발생 시스템 설계를 고려하여 설정하고, 해당하는 경우 관련 공정서 항목 또는 제품 품질 요건을 준수해야 한다.

무균공정에서 사용되는 가스는 최종 사용점에서 멸균등급필터(최대 0.22 ㎛의 공극 크기)를 통해 여과되어야 한다. 해당 필터가 제조단위 마다 사용되는 경우(예: 무균충전된 제품의 충전(overlay)에 사용된 가스의 여과) 또는 조제탱크 벤트필터로서 사용되는 경우 해당 필터의 완전성을 시험하고 그 결과는 제조단위 출하 과정의 부분으로 검토되어야 한다. 최종 멸균등급필터 뒤에 위치한 모든 이송배관 또는 튜빙은 멸균해야 한다. 가스가 공정 중 사용된 경우, 사용 지점에서 해당 가스에 대한 미생물 모니터링을 정기적으로 시행해야 한다.

진공 또는 압력 시스템에서 역류가 발생하여 제품에 위험을 초래할 가능성이 있는 경우, 진공 또는 압력 시스템을 중단했을 때 역류를 방지할 수 있는 메커니즘을 마련해야 한다 [8].

유압, 가열 및 냉각 시스템과 연관된 주요 설비 요소는 가능한 한 충전실 밖에 위치해야 한다. 시스템 유체와 연관된 모든 유출 또는 교차오염 방지를 위해 적절히 관리해야 한다. 제품에 위험성을 초래하는 이러한 시스템의 누출들은 감지될 수 있어야 한다(예: 누출표시 시스템) [8].

3-7 청정실 소독

청정실의 소독은 특히 중요하다. 문서화된 절차에 따라 철저히 세척 및 소독되어야 한다. 소독을 효과적으로 하려면 표면 오염을 제거하기 위한 사전 세척이 수행되어야 한다. 세척 프로그램은 소독 잔류물을 효과적으로 제거해야 한다. 두 종류 이상의 소독제를 사용하여 그에 대한 다양한 작용기전이 있는 경우 혼합 사용이 세균 및 곰팡이에 효과적이라는 점을 입증해야 한다. 소독은 정기적인 살포자제 사용을 포함해야 한다. 소독 프로그램의 효과성을 평가하고 미생물군집의 유형(예: 현재 사용 중인 소독 체계에 내성이 있는 미생물)에서의 변화를 확인하기 위해 정기적인 모니터링을 수행해야 한다 [8].

소독 절차는 검증되어야 한다. 밸리데이션 연구에서는 소독제의 사용 방식과 표면 재료의 종류나 타당한 경우 대표성이 있는 재료에서의 소독제의 적합성과 효과성을 입증하고 조제된 용액의 유효기한에 대한 근거를 뒷받침해야 한다 [8].

A등급 및 B등급 구역에서 사용되는 소독제 및 세정제는 사용 전 멸균되어야 한다. C등급 및 D등급에서 사용되는 소독제 또한 오염관리전략에서 결정된 경우 멸균이 필요할 수 있다. 소독제 및 세정제가 무균의약품 제조업체에 의해 희석 및 조제되는 경우 이는 오염을 방지하는 방식으로 수행되어야 하며 미생물오염에 대해 모니터링되어야 한다. 희석제는 미리 세척(및 해당되는 경우 멸균)된 용기에 보관하고 정해진 기간 동안만 보관해야 한다. 소독제와 세정제가 기성품으로 공급되는 경우 적절한 공급업체 적격성평가가 성공적으로 완료되면 시험성적서나 적합성 결과가 인정될 수 있다 [8].

청정실과 관련 표면의 훈증 또는 증기 소독(예: 과산화수소증기)을 사용하는 경우 훈증제 및 분산 시스템의 효과를 이해하고 검증해야 한다 [8].

3-8 멸균 작업 등

멸균, 소독, 바이러스 제거 또는 불활화에 사용되는 방법은 밸리데이션 되어야 한다. 제조 중에 바이러스 불활화 또는 제거 공정을 수행하는 경우, 재오염 위험을 방지하기 위한 조치를 취해야 한다 [4].

멸균에 사용되는 설비의 선정, 설계 및 설치 위치와, 멸균주기(프로그램)은 멸균 공정의 반복성과 신뢰성을 입증하는 과학적 원리 및 데이터를 기반으로 한다. 모든 매개변수를 정의해야 하고, 중요한 경우 이러한 매개변수를 관리하고, 모니터링하며, 기록해야 한다 [8].

무균공정의 경우, 직접적 또는 간접적으로 접촉하는 부품은 멸균해야 한다. 직접적으로 접촉하는 부품은 충전 바늘 또는 펌프와 같은 부품을 의미한다. 간접적으로 접촉하는 부품은 제품과 접촉하지는 않지만 다른 멸균된 표면과 접촉할 수 있는 장비의 부품을 의미하며, 이 부분의 무균성은 전체 제품 무균성에 매우 중요하다(예: 스토퍼바울 및 가이드 등 멸균된 물품, 멸균된 자재 등).

모든 멸균공정은 검증해야 한다. 멸균 공정은 해당 처리작업이 달성되었는지 보증할 수 있도록 설계해야 한다 [8].

1) 모든 멸균공정에 대해 검증된 적재 패턴을 구축하고, 적재패턴은 주기적으로 재검증해야 한다. 전반적인 적재 밸리데이션 전략의 일부로 최대 및 최소 적재량도 고려해야 한다.

2) 멸균공정의 타당성은 위험성을 기반으로 미리 정한 주기마다 검토 및 입증해야 한다. 가열 멸균주기는 최악의 경우로 간주되는 적재 패턴에 대해 최소한 1년에

한번씩 주기적으로 재검증 되어야 한다. 기타 적재 패턴은 오염관리전략에서 타당한 주기로 검증되어야 한다.

3) 일상적인 운영 매개변수를 설정하고 모든 멸균 공정에 적용해야 한다(예: 물리적 매개변수 및 적재 패턴).

4) 검증된 매개변수에 적합하지 않은 멸균 주기를 감지하기 위한 메커니즘을 구축해야 한다. 실패한 멸균공정 또는 검증된 공정에서 벗어난 멸균(예: 가열주기가 더 길거나 짧은 경우)공정은 조사해야 한다.

5) 적절한 곳에 적합한 생물학적 지표를 위치해 놓는 것은 멸균공정 밸리데이션 지원을 위한 부가적인 방법으로 고려할 수 있다. 제조사의 지침에 따라 생물학적 지표를 보관하고 사용해야 한다. 멸균공정 밸리데이션 지원이나 멸균공정(예: 에틸렌 옥사이드) 모니터링에 생물학적 지표를 사용하는 경우 각 멸균 주기에 대해 양성 대조군으로 검사해야 한다. 생물학적 지표를 사용하는 경우 이로 인해 제조 공정이나 다른 검사 과정에서 미생물 오염이 발생하지 않도록 엄격한 주의를 기울여야 한다. 다른 중요 매개변수 및 공정 설계 요소를 무시하고 생물학적지표 결과만 별개로 사용해서는 안 된다.

6) 생물학적 지표의 신뢰성은 중요하다. 공급자는 적절한 자격을 갖춰야 하며 생물학적 지표의 품질을 저하시키지 않도록 운송조건 및 보관조건이 관리되어야 한다. 생물학적 지표의 새로운 제조단위 또는 로트를 사용하기 전에 해당 제조단위의 지표 생물 개체군, 순도 및 특성을 확인해야 한다. 다른 주요 변수(예: D값, Z값 등)에 대해서는 일반적으로 자격을 갖춘 공급자가 제공한 제조단위 성적서로 갈음할 수 있다.

7) 제품, 장비, 구성품에 대해 멸균되지 않은 것과 멸균된 것을 구분할 수 있는 명확한 방법이 있어야 한다. 제품, 기타 장비 또는 구성품을 운반하는 바구니나 트레이 같은 운반 장비는 제품명, 제조번호, 멸균 여부를 명확하게 표시하거나 전자시스템으로 추적할 수 있어야 한다. 제조단위(또는 나누어진 작은 제조단위(sub lot), 구성품, 장비)가 멸균공정을 거쳤는지 여부를 나타내기 위해 적절한 경우 오토클레이브 테이프 또는 방사선 조사 표시기와 같은 지표를 사용할 수 있다. 그러나 해당 지표는 멸균공정을 거쳤는지 여부를 나타낼 뿐 제품이 무균인지 여부나 요구되는 무균성 보증 수준에 도달했는지 여부를 표시하지는 않는다.

8) 각 멸균 작업마다 멸균 기록을 사용할 수 있어야 한다. 각 멸균주기에는 고유 식별코드가 있어야 한다. 제조단위 출하 절차의 일부로서 그 적합성을 검토 및 승인해야 한다.

9) 요구되는 경우, 특정 물질에 적합하게 검증된 방법으로 물질, 장비 및 구성품을

멸균해야 한다. 재오염을 방지하기 위해 멸균 이후 적합한 보호가 이루어져야 한다. 멸균된 물품을 멸균한 즉시 사용하지 않는 경우 해당 물품은 적절하게 밀봉 포장을 하여 보관해야 하며 최대 유지시간을 설정해야 한다. 작업원이 A등급으로 물품을 이송하는 동안 멸균된 포장팩의 완전성과 구성이 보장되어 지속적으로 제품의 무균성이 유지되는 경우(예: 낮은 등급에서 높은 등급으로 제품을 이송할 때 마다 제거할 수 있는 여러 겹의 멸균 포장 커버를 사용) 등의 타당성이 입증된 경우, 여러 겹의 멸균 포장재로 포장된 물품은 청정실에 보관하지 않아도 된다. 멸균된 물품을 밀봉 포장을 하여 보관하려는 경우 해당 포장 공정은 멸균 전에 수행해야 한다.

10) 물질, 장비, 구성품 및 부속품을 밀봉포장을 하여 멸균한 후 A등급 구역으로 이송하려는 경우 적절하고 검증된 방법(예: 에어락 또는 이송 해치)을 사용해야 하며 밀봉포장 외부에 대한 소독을 실시해야 한다. 신속이송시스템(RTP)을 사용하는 것도 고려해야 한다. 이러한 방법들이 A등급 및 B등급 구역의 오염 위험을 효과적으로 관리할 수 있음을 입증해야 하며, 해당 소독 절차는 A등급 및 B등급 구역으로 이송하는 물품의 포장에 대한 오염을 허용 가능한 수준으로 낮출 수 있음을 입증해야 한다.

11) 물질, 장비, 구성품 및 부속품이 밀봉포장이나 밀봉용기에 담겨 멸균되는 경우, 이러한 포장 시스템은 입자, 미생물, 엔도톡신/발열성물질 또는 화학적 오염 위험을 최소화하고 선택한 멸균 방법에 적합한지 적격성평가를 거쳐야 한다. 포장 시스템을 밀봉하는 공정은 검증되어야 한다. 검증 시 멸균 보호용 포장 시스템의 완전성과 멸균 전 최대 유지 시간 및 멸균된 물품의 최대 사용기한을 고려해야 한다. 사용 전에 각 멸균된 물품에 대한 멸균 보호용 포장 시스템의 완전성을 확인해야 한다.

12) 제품에 직접적 또는 간접적으로 접촉하는 부분이 아니며 무균 공정에 필요하지만 멸균 작업을 수행할 수 없는 물질, 장비, 구성품 및 부속품에 대해서는, 효과적이고 검증된 소독 및 이송 절차를 마련해야 한다. 해당 물품에 소독을 한 경우 다시 오염되지 않도록 보호되어야 한다. 이러한 물품 및 잠재적인 오염 경로에 상당하는 기타 물품은 환경모니터링 프로그램에 포함되어야 한다.

밀봉용기에 담긴 제품을 제외한 멸균처리 대상 물품은 건조시키고, 공기 제거와 증기 침투가 가능하고 멸균공정 이후 재오염을 방지할 수 있는 보호 포장 시스템으로 포장해야 한다. 모든 적재 물품은 멸균기에서 제거한 직후 건조시켜야 한다. 적재물품의 건조 상태는 멸균공정 허용기준의 일부로서 육안검사를 통해 확인해야 한다.

다공성 멸균주기(내구재)의 경우 공정을 모니터링하기 위해 시간, 압력, 온도를 사용하고 이를 기록해야 한다. 오토클레이브에서 꺼낸 후 멸균된 각 물품의 손상 여부, 포장재의 완전성 및 습기 여부를 검사해야 한다. 목적에 부합하지 않은 모든 물품은 제조 구역에서 제거하고 조사를 수행해야 한다.

사전 진공 멸균주기를 실시할 수 있는 오토클레이브의 경우 전체 멸균 기간 동안 챔버 배수구의 온도를 기록해야 한다. 적절한 경우 적재 탐침을 사용할 수 있으나 제어 시스템은 적재 밸리데이션과 관련된 상태를 유지해야 한다. 증기멸균장치 시스템의 경우 전체 멸균 기간 동안 적절한 응축수 배수 위치에서 온도를 기록해야 한다.

다공성 멸균주기의 검증은 평형 시간, 노출 시간, 압력 및 온도의 연관성, 노출 중 최소 및 최대 온도 범위에 대한 계산을 포함해야 한다. 유체 멸균주기의 검증은 온도, 시간 및 F0 또는 이 중 하나를 포함해야 한다. 주요 공정 변수는 명시된 한계기준(적절한 허용치 등)이 있어야 하며, 멸균 검증 및 일상적인 멸균주기 허용 기준의 일부로 확인되어야 한다.

멸균주기 중 진공 단계가 있거나 시스템이 멸균 후에 멸균기 주변 환경보다 낮은 압력으로 다시 돌아가는 경우, 멸균기에 대한 누출시험을 주기적으로 실시(일반적으로 매주)해야 한다.

멸균 공정이 공기 제거(예: 다공성 오토클레이브 적재물, 동결건조기 챔버)를 포함하는 경우 멸균 전과 멸균하는 동안 공기 제거를 적절히 보증해야 한다. 오토클레이브의 경우 공기 제거 시험 사이클(일반적으로 매일 시행됨)이 포함되거나 공기 감지 시스템 사용이 포함되야 한다. 멸균 처리 대상 적재물은 효과적인 공기 제거를 지원하도록 설계되고 응축수 축적을 방지하도록 자유 배수 방식이어야 한다.

멸균을 위해 증기멸균장치 시스템을 사용하는 경우(예: 고정형 배관, 용기, 동결건조기 챔버용), 시스템의 모든 부분이 요구되는 처리 과정을 거치도록 해당 시스템을 적절히 설계 및 검증해야 한다. 모든 구역이 효과적으로 재현성 있게 멸균되는 것을 보장하도록 일상적 사용 중에 적절한 위치에서 해당 시스템의 온도, 압력, 시간을 모니터링 해야 한다. 최초 및 정기 밸리데이션 중에 이러한 위치가 가열 속도가 가장 느린 위치를 대표하는지와 서로 관련되어 있는지를 입증해야 한다. 증기멸균장치로 시스템을 멸균한 경우 완전성을 유지해야 하며, 필요한 경우 양압 상태를 유지하거나 사용 전에 멸균 환기 필터가 장착되어 있어야 한다.

과열된 용수가 열전달 매체로 사용되는 유체 적재 주기에서 가열된 용수는 필요한 모든 접촉 지점에 일관되게 도달해야 한다. 최초 적격성평가 연구는 전체 적재물의 온도 맵핑을 포함해야 한다. 노즐이(용수가 나오는 곳) 차단되지 않고 배수장치에 잔여물이 남지 않도록 설비를 정기적으로 검사해야 한다.

과열된 용수 오토클레이브에서 유체 적재물의 멸균 밸리데이션은 전체 적재물의 온도 맵핑과 열 침투 및 재현성 연구를 포함해야 한다. 적재물의 모든 부분은 균일하게 가열되어야 하고 지정된 시간 동안 원하는 온도에 도달해야 한다. 정기적인 온도 모니터링 탐침은 적격성평가 중에 확인된 최악의 위치와 연관되어야 한다 [8].

건열 멸균은 공기 또는 기체의 고온을 활용하여 물품을 멸균한다. 건열 멸균은 특히 엔도톡신 및 발열성물질과 같은 제거하기 어려운 열에 강한 오염물질의 제거에 사용되며,

무균 충전을 위한 자재 준비 시에 자주 사용된다. 자재 또는 설비가 노출되는 시간-온도 조합은 확립된 한계 기준 내에서 정기적으로 작동할 때 적절하고 재현 가능한 수준의 치사율 및 엔도톡신/발열성물질 제거(또는 비활성화) 또는 이 중 하나를 유발해야 한다. 건열 멸균 공정은 멸균기 또는 연속 터널 공정에서 작동할 수 있다(예: 유리 용기의 멸균 및 발열성물질 제거용).

터널을 통해 적절한 차압과 공기흐름을 유지하여 공기흐름이 A등급 무균 구역의 완전성 및 성능을 보호하도록 멸균 터널 및 발열성물질 제거 터널을 구성해야 한다. 공기 차압 프로파일을 평가해야 한다. 모든 공기흐름 변화의 영향을 평가하여 가열 프로파일 유지를 보장해야 한다. 터널로 공급되는 모든 공기는 적어도 헤파필터를 거쳐야 하고 필터 완전성을 증명하도록 정기적(최소한 반년마다) 시험을 시행해야 한다. 멸균된 자재와 접촉하는 터널의 모든 부분은 적절히 멸균 또는 소독해야 한다. 밸리데이션이나 일상적인 공정 중에 고려해야 할 중요 공정 매개변수는 다음을 포함하지만 이에 국한되지 않는다.

1) 멸균 구역 내 벨트 속도 또는 머무르는 시간(dwell time)

2) 온도-최소 및 최대 온도

3) 원자재 및 물품의 열 침투

4) 열 분포 및 균일성

5) 공기 차압 프로파일에 의해 결정되는 공기흐름 - 열 분포 및 침투 연구와 관계됨

구성품이 접촉하는 장비 및 물품의 발열성물질 제거 공정의 일부로 열 공정이 사용된 경우 해당 공정이 적합한 F_h 값을 제공하고 엔도톡신 농도에서 최소 3 log 감소를 초래한다는 사실을 입증하기 위해 밸리데이션 연구를 수행해야 한다. 상기 연구를 통해 이 사실을 입증할 경우, 멸균 여부를 확인하기 위한 추가 요건은 없다.

엔도톡신을 첨가한 용기는 밸리데이션 중에 사용해야 하고 완전히 밀봉된 상태로 주의 깊게 관리해야 한다. 용기는 일반적으로 가공된 재료를 대표해야 한다(포장 자재의 구성, 다공성, 치수, 이론상 부피와 관련하여). 엔도톡신 정량화 및 회수 효율성도 입증되어야 한다.

일반적으로 건열 오븐은 1차 포장자재를 멸균하거나 발열성물질을 제거하는 데 활용되지만 다른 공정에도 사용될 수 있다. 포장의 완전성이 유지되지 않는 한 건열 멸균기 내부는 전체 멸균공정 중과 멸균 후 유지공정 중에 더 낮은 등급의 청정구역과 관련된 양압으로 유지되어야 한다. 건열 멸균기로 유입되는 모든 공기는 헤파필터를 거쳐야 한다. 적격성 평가 및 일상적 공정 또는 각각에서 고려해야 할 중요 공정 변수는 다음을 포함하지만 이에 국한되지 않는다.

1) 온도

2) 노출 기간(시간)

3) 챔버 압력(과압력이 유지되는 경우)

4) 공기 속도

5) 건열 멸균기 내 공기 품질

6) 원자재 및 물품의 열 침투(스팟 가열이 느림)

7) 열 분포 및 균일성

8) 최소 및 최대 적재물을 포함하여, 멸균처리 대상이거나 발열성물질 제거 대상인 물품의 적재 패턴 및 구성

방사선 멸균은 열에 민감한 원자재 및 제품의 멸균에 주로 사용된다. 자외선 조사는 허용가능한 멸균 방법이 아니다. 전리방사선 멸균에 관한 구체적인 사항은 「의약품 제조 및 품질관리에 관한 규정」 [별표 10]을 따른다. 밸리데이션 절차는 제품 및 포장재의 밀도 차이에 따른 영향을 고려해야 한다 [8].

공정 밸리데이션을 수행할 때, 에틸렌 옥사이드(EO) 멸균이 물품에 해로운 영향을 전혀 미치지 않는다는 것과 가스 제거를 위해 허용된 조건 및 시간 내에 해당 물품 별로 정해진 허용 한계기준 이내로 에틸렌 옥사이드(EO) 잔류 가스와 반응 산물을 제거할 수 있다는 것을 증명하여야 한다.

1) 가스와 미생물 세포 간 직접 접촉은 필수적이다. 결정이나 건조 단백질과 같은 물질에 둘러싸인 생물체가 없도록 주의해야 한다. 포장물질의 특성, 다공성, 양이 이 공정에 중대한 영향을 미칠 수 있다.

2) 가스에 노출시키기 전에 물품을 에틸렌 옥사이드(EO) 멸균공정에 필요한 습도 및 온도에 일치시켜야 한다. 멸균을 위한 적재에 증기가 사용되는 경우 적절한 품질을 갖춰야 한다. 이에 필요한 시간은 멸균 처리 이전까지의 시간을 최소화하는 요구와 균형을 맞추어야 한다.

3) 각 멸균주기는 밸리데이션 시행 중에 최악의 위치로 확인된 지정 위치에서 적재물 전체에 걸쳐 분배된 적절한 수의 시험 장치를 사용하고, 적합한 생물학적 지표로 모니터링해야 한다.

멸균공정 밸리데이션 및 정기적인 모니터링의 일부로 고려할 수 있는 중요 공정 변수는 다음을 포함하지만 이에 국한되지 않는다.

1) 에틸렌 옥사이드(EO) 가스 농도

2) 압력

3) 사용한 에틸렌 옥사이드(EO) 가스의 양

4) 상대적 습도

5) 온도

6) 노출 시간

멸균 이후, 에틸렌 옥사이드(EO) 가스 및 반응산물 또는 각각을 포장된 제품에서 정해진 수준으로 제거할 수 있도록 적재물에 공기가 통하게 해야 한다. 환기는 멸균기 챔버나 분리된 환기 챔버 또는 환기실 안에서 발생할 수 있다. 전반적인 에틸렌 옥사이드(EO) 멸균공정 밸리데이션의 일부로 환기 단계를 검증해야 한다 [8].

4 환경 모니터링

제조소의 환경 모니터링 프로그램은 전반적인 오염관리전략(CCS)의 일부분으로 관리되어야 하고, 미생물 및 미립자 오염의 위험을 최소화하도록 설계된 관리 절차를 모니터링하기 위해 사용된다. 모니터링 시스템의 개별 요소(생물성 입자 및 비생물성 입자)별 신뢰성은 제한적이다. 따라서 개별 요소만으로 (제조 환경의) 무균성 지표를 판단하지 않도록 유의해야 한다. 개별 요소들을 종합적으로 고려할 때, 해당 결과는 모니터링 중인 시스템의 설계, 밸리데이션, 운용의 신뢰성을 확인하는 데 도움이 된다 [8].

4-1 환경 모니터링

일반적으로 환경 모니터링 프로그램은 다음 요소로 구성된다 [8].

1) 환경 모니터링 - 총 입자

2) 환경 및 작업원 모니터링 - 생물성 입자

3) 온도, 상대적 습도 및 기타 특성

모니터링 시스템에서 얻은 정보는 일상적인 제조단위 출하를 위해 사용되야 하며, 주기적인 공정 검토 또는 조사 시 평가를 위해 사용되어야 한다. 이는 무균공정 모두에 적용되나, 그 영향의 중요성은 제품 및 공정 유형에 따라 다를 수 있다 [8].

환경 모니터링 프로그램을 확립하고 문서화해야 한다. 환경 모니터링의 목적은 다음과 같다 [8].

1) 청정실 및 청정공기장치가 설계 및 규제 요건에 따라 적절한 공기 청정도를 지속적으로 제공한다는 것을 보장한다.

2) 제품 품질 위험에 대한 조사 및 평가가 필요한 환경모니터링 한계기준의 이탈

검체 채취 위치, 모니터링 빈도, 모니터링 방법 및 배양 조건(예: 시간, 온도, 호기성 조건 및 혐기성 조건 또는 각각의 조건) 등에 대한 종합적인 환경 모니터링 프로그램을 확립하기 위해 위험평가를 수행해야 한다. 이러한 위험평가는 공정 투입물 및 최종 제품, 시설, 설비, 특정 공정 및 단계의 중요도, 관련 작업, 정기 모니터링 자료, 적격성평가 중에 확보한 모니터링 자료, 환경에서 확인된 일반 미생물군집에 대한 지식을 기반으로 실시해야 한다.

위험평가는 중요 모니터링 위치, 즉 공정 중 미생물의 존재가 제품 품질에 영향을 미칠 수 있는 위치(예: A등급, 무균공정 구역 및 A등급과 바로 인접한 B등급 구역)에

대한 확인을 포함해야 한다. 공기 시각화 연구와 같은 다른 정보도 고려할 수 있다. 이러한 위험평가를 정기적으로 검토하여 제조소 환경 모니터링 프로그램의 효과성을 확인해야 한다. 제조소에 대한 경향 분석 및 오염관리전략의 전반적인 맥락에서 모니터링 프로그램을 고려해야 한다 [8].

1) 청정실, 청정공기장치, 작업원에 대한 정기적인 모니터링은 설비 설치 등 공정의 모든 중요 단계에 걸쳐 작업 중에 실시해야 한다.

2) 온도 및 상대습도와 같은 다른 특성들은 제품, 공정, 작업원 요건에 부합하고 규정된 청정도 기준(예: A 또는 B등급)의 유지관리를 뒷받침하는 범위 내에서 관리되어야 한다.

3) A등급 모니터링 시에는 중요 작업 중에 무균공정 조건이 유지되는지를 입증해야 한다. 모니터링은 무균 장비 표면, 용기, 마개, 제품이 가장 높은 오염 위험에 노출되는 위치에서 실시한다. 모니터링 위치 선정과 검체 채취 장치의 방향 및 배치에 대한 타당성이 입증되어야 하고 중요 구역에서 신뢰성 있는 데이터 확보에 적절해야 한다.

4) 검체 채취 방법은 제조공정에 대한 오염 위험을 초래하지 않아야 한다.

5) 생물성 입자 및 총 입자 모니터링의 결과에 대한 적절한 경고 수준 및 조치 한계를 설정해야 한다. 총 입자에 대한 최대 조치 한계는 [표 4]에, 생물성 입자에 대한 최대 조치 한계는 [표 5]에서 제시하고 있다. 그러나 데이터 경향 분석, 공정 특성을 고려하거나 오염관리전략 내의 결정에 따라 더욱 엄격한 조치 한계가 적용될 수 있다. 총 입자 및 생물성 입자에 대한 경고 수준은 청정실 적격성평가 결과를 기반으로 확립하고, 지속적인 경향 데이터를 기반으로 주기적으로 검토해야 한다.

6) A등급(총 입자만 해당), B등급, C등급, D등급의 경고 수준은 이상 경향(예: 환경관리 저해가 나타나는 여러 사건 또는 개별 사건)이 감지 및 조치될 수 있도록 설정되어야 한다.

미립자 계수장치(검체채취 튜빙 포함)에 대한 적격성평가를 해야 한다. 튜브 지름 및 구부러진 부분의 반경은 제조업체의 권장 규격을 고려해야 한다. 튜브의 길이는 정당성이 있는 경우가 아니면 일반적으로 1m를 넘지 않아야 하며, 구부러진 부분의 개수는 최소화해야 한다. 등급 분류 시에는 검체 튜빙의 길이가 짧은 휴대용 미립자 계수 장치를 사용한다. 단일방향공기흐름 시스템에서는 등속성 검체채취 헤드가 사용되어야 한다. 검체가 대표성을 가지도록 적절한 방향을 정하고 중요 지점에 가능한 한 근접하게 위치해야 한다 [8].

모니터링 절차는 경향 분석의 접근 방식을 규정해야 한다. 경향 분석은 다음을 포함하되 이에 국한되지 않는다 [8].

1) 조치 한계 또는 경고 수준의 이탈 횟수 증가

2) 연속적인 경고 수준 이탈

3) 주기적이지만 비연속적으로 발생하는 조치 한계 이탈이며 공통 요인이 있는 경우 (예: 계획된 예방적 유지관리 이후에 항상 발생하는 개별 이탈)

4) 미생물군집의 변화 및 특정 미생물에 대한 수와 우세종의 변화. 관리가 되지 않고 청정도 저하 시 나타낼 수 있는 미생물 또는 포자 형성 미생물 및 곰팡이 등 관리가 어려울 수 있는 유기체에 특히 주의해야 한다.

효과적인 경향 분석을 위해 C등급 및 D등급 청정실의 공정 중 모니터링은 적격성평가 중에 수집된 데이터와 정기 데이터를 기반으로 수행한다. 주의 수준 및 조치 한계의 요건은 시행하는 작업의 특성에 따라 달라진다. 조치 한계는 [표4] 환경 모니터링 시 허용가능한 총 부유입자 농도 한계기준과 [표5] 생물성입자 오염에 대한 조치 한계기준에서 제시하는 기준보다 더 엄격할 수 있다 [8].

조치 한계를 초과한 경우 작업 절차의 근본 원인 조사, 제품(모니터링과 결과보고 사이에 제조된 제조단위를 포함하여)에 미치는 잠재적 영향 평가, 시정 및 예방 조치 요건을 규정해야 한다. 경고 수준을 초과한 경우 더 이상 환경을 저해하지 않도록 조사 및 필요한 경우 시정조치에 대한 고려사항을 포함하여 작업 절차의 평가 및 후속조치를 규정해야 한다 [8].

4-2 환경 모니터링 - 총 입자

총 입자 모니터링 프로그램은 오염 위험성 평가를 위한 데이터를 확보하고 검증된 상태의 무균 작업 환경을 유지관리하기 위해 확립되어야 한다 [8].

1) A등급에서는 설비 조립을 포함한 중요 공정의 전체 공정 시간 동안 입자 모니터링을 이행해야 한다.

2) A등급 구역은 적합한 검체 유속(최소 분당 28리터)으로 연속적으로 모니터링 (0.5㎛ 이상 및 5㎛ 이상의 입자에 대해)하여 모든 간섭, 일시적 사건과 시스템 저하를 포착한다. 해당 시스템은 잠재적 이탈을 확인하고 시의적절하게 대응할 수 있도록 주기적으로 각 개별 검체 결과를 경고 수준 및 조치 한계와 비교한다. 경고 수준을 초과하는 경우 알람이 작동해야 한다. 추가적인 미생물 모니터링 고려 등 알람에 대한 대응 조치를 작업 절차서에 명시해야 한다.

3) 샘플링 빈도는 줄이더라도 B등급 구역에 유사한 시스템을 사용할 것을 권고한다.

B등급 구역에서는 적합한 검체 크기를 가지고 모니터링을 빈번히 수행하여 프로그램이 모든 오염 수준의 증가와 시스템 저하 수준을 포착하도록 한다. 경고 수준을 초과하는 경우 알람이 울려야 한다.

4) 모니터링 시스템 선택 시 생물학적, 화학적 또는 방사선 위해 요소를 유발할 수 있는 제조 작업에 사용되는 물질(예: 살아있는 유기체, 파우더 제품 또는 방사성 의약품)로 인한 위험성을 고려해야 한다.

5) 공정으로 인해 오염물질이 발생되고 미립자 계수기가 잠재적으로 손상되거나 위해 요소(예: 살아있는 유기체, 파우더 제품 및 방사선 위해)가 유발되는 경우 사용 빈도 및 전략은 위험에 노출되기 전후로 환경 분류를 보장해야 한다. 공정의 포괄적 모니터링을 확실히 하기 위해 생물성 입자 모니터링 빈도를 증가시키는 것을 고려해야 한다. 뿐만 아니라 모니터링은 모의작업 공정 진행 중에도 실시한다. 이러한 작업은 적절한 간격을 두고 시행해야 한다. 이 접근방식은 오염관리전략에 명시해야 한다.

6) 자동화 시스템을 이용한 모니터링 검체 크기는 일반적으로 그 시스템의 샘플링 속도와 관계가 있다. 일반적 검체량은 청정실과 청정공기장치의 공식적 분류 시에 사용했던 검체량과 동일할 필요는 없다. 모니터링 검체량에 대한 타당성이 입증되어야 한다.

[표4] 환경 모니터링 시 허용가능한 총 부유입자 농도 한계기준

등급	m^3당 최대 허용 총 입자 수 (입자의 크기는 표에 명시된 각 입자의 크기와 같거나 더 크다)			
	비 작업 시		작업 시	
	0.5㎛	5㎛	0.5㎛	5㎛
A	3,520	29	3,520	29
B	3,520	29	352,000	2,930
C	352,000	2,930	3,520,000	29,300
D	3,520,000	29,300	근거에 따라 설정 (Not predetermined)주1)	근거에 따라 설정 (Not predetermined)주1)

주1) D등급에 대한 "작업 시" 한계 기준은 미리 정하지 않았다. 제조자는 필요한 경우 위험평가 및 일상적인 데이터를 토대로 해당 기준을 설정해야 한다.

참조1) "비 작업 시" 상태에 대해 표에 제공된 총 입자 한계기준은 작업원이 없는 상태에서 적격성평가 동안 정해진 단기 "정화" 기간(참고치는 20분 미만) 이후에 달성되어야 한다.

참조2) A등급 내에서 특히 5μm 이상인 매크로 입자 수는 전기적 노이즈, 미광(stray light), 우발적 손상(coincidence loss) 등으로 인해 종종 잘못 측정될 수 있다. 그러나 연속적이거나 주기적으로 해당 입자가 낮은 수준으로 나타나면 이는 잠재적 오염의 징후일 수 있으므로 조사를 실시한다. 이러한 현상들은 작업실 공기 공급 여과시스템의 초기 이상, 장비의 고장, 기계 준비 및 일상적인 작업 동안 불안정한 실행의 징후일 수 있다.

4-3 환경 및 작업원 모니터링 - 생물성 입자

무균작업이 실시되는 곳에서는 장갑, 작업복, 표면에 대한 검체 채취(예: 스왑, 표면균), 낙하균, 부유균(volumetric air sampling) 등과 같은 방법을 혼합 사용하여 미생물 모니터링을 자주 실시한다. 사용한 검체 채취 방법은 오염관리전략에서 타당성이 입증되어야 하고 해당 방법이 A 등급과 B 등급의 공기흐름 패턴에 부정적인 영향을 미치지 않다는 것을 입증해야 한다. 청정실 및 설비 표면은 작업이 끝난 후에 점검해야 한다 [8].

청정실 내부 관리에 영향을 미칠 수 있는 잠재적인 오염 사례를 감지하기 위해 일상적인 생산 작업을 수행하고 있지 않는 청정실(예: 소독 이후, 제조 시작 전, 제조단위 생산 완료 시, 셧다운 기간 이후) 및 사용한 적이 없는 관련 작업실에서도 생물성 입자 모니터링을 수행해야 한다. 사건이 발생한 경우 검체 채취 위치를 추가하여 시정 조치(예: 청소 및 소독)의 효과성을 입증하는데 사용될 수 있다 [8].

A등급 구역의 연속적인 공기 중의 생물성 입자 모니터링(예: 부유균 또는 낙하균)은 장비(무균적 설치)의 조립 및 중요 작업 등 중요 공정의 전체 기간 동안 진행해야 한다. B등급 청정실도 무균공정에 미치는 위험성을 기반으로 유사한 접근방법을 고려해야 한다. 모니터링 작업은 모든 간섭, 일시적 사건, 시스템 저하를 포착해야 하며, 모니터링 작업의 간섭으로 유발되는 모든 위험을 피할 수 있는 방법으로 수행해야 한다 [8].

작업원 모니터링의 위치, 종류 및 빈도는 수행하는 작업과 중요 구역에 대한 근접성을 기반으로 위험성 평가를 하여 정한다 [8].

1) 공정 중에 주기적으로 작업원에 대한 검체 채취를 통해 모니터링 한다. 작업원에 대한 검체 채취는 공정을 방해하지 않는 방식으로 실시해야 한다. 특별히 중요 간섭(최소한 장갑, 그러나 해당하는 공정에 따라 갱의 구역 모니터링이 필요할 수 있음)에 참여한 이후 및 B 등급 청정실에서 나갈 때마다 작업원(장갑과 작업복)을 모니터링해야 한다. 중요 간섭 후 장갑 모니터링을 수행하는 경우, 작업을 계속하기 전에 바깥쪽 장갑은 교체한다. 중요 간섭 후 작업복 모니터링을 수행하는 경우, 청정실에서 추가 작업을 진행하기 전에 작업복을 교체한다.

2) A등급과 B등급 구역에서 작업원에 대한 미생물 모니터링을 실시한다. 공정이 수작업으로 진행되는 경우(예: 무균 혼합 또는 충전), 오염관리전략에서 위험 증가에 대해 타당성을 입증하고 작업복 미생물 모니터링을 강화해야 한다.

제조부서 작업원이 모니터링을 일상적으로 수행하는 경우, 품질부서가 주기적으로 감독을 수행한다 [8].

제조업체는 미생물 오염 문제를 신속하게 감지하고 제품에 대한 위험성을 줄이기 위해 신속 측정법과 같은 적절한 대체 모니터링 시스템 채택을 고려할 수 있다. 이러한 신속하고 자동화된 미생물 모니터링 방법은 이미 확립된 방법에 대한 동등성 또는 우월성을 입증한 뒤에 채택할 수 있다 [8].

검체 채취 방법과 사용하는 장비를 완전히 이해해야 하고, 올바른 작업 및 수집된 결과 해석을 위한 절차서를 마련해야 한다. 선정한 검체 채취 방법의 회수 효율성을 뒷받침하는 데이터가 있어야 한다 [8].

[표5] 생물성입자 오염에 대한 조치 한계기준

등급	부유균 CFU/m^3	낙하균 (지름 90mm) CFU/4hours[주1)]	표면균 (지름 55mm) CFU/plate[주2)]	글러브 프린트 다섯 손가락 CFU/glove
A	균 생장 없음(No growth)[주3)]			
B	10	5	5	5
C	100	50	25	-
D	200	100	50	-

주1) A등급 및 B등급 구역에서는 작업 시간(장비 설치 포함)동안 낙하균을 측정해야 하며 최대 4시간 후 필요에 따라 교체해야 한다.(노출 시간은 회복 시험 등 밸리데이션을 기반으로 하고, 사용한 배지의 적합성에 부정적인 영향을 미쳐서는 안됨). C 등급 및 D 등급 구역의 경우, 노출 시간(최대 4시간) 및 노출 빈도는 품질위험관리에 기반해야 한다. 각 낙하균은 4시간 미만 동안 노출시킬 수 있다.

주2) 표면균 기준은 A 등급과 B 등급 구역 내 장비, 작업실과 무균복 표면에 적용된다. 일반적으로 주기적인 작업복 모니터링은 구역의 용도에 따라 C등급과 D등급 구역에서는 요구되지 않을 수 있다.

주3) A등급에서 미생물 성장이 있을 경우 조사를 수행해야 한다.

참조1) 상기 표에 명시된 모니터링 방법의 유형은 예시이며, 제품에 오염 가능성이 있는 경우 전체 중요 공정(예: 무균 라인 설치, 무균 공정, 충전 및 동결건조기 적재)에 걸쳐 정보를 적절한 의도로 제공하는 경우 다른 방법을 사용할 수 있다.

참조2) 문서 전반에 CFU를 사용한 기준이 적용된다. CFU가 아닌 방식으로 결과가 나타나는 새로운 기술을 사용한 경우, 제조업체는 적용한 기준을 과학적으로 입증하고 가능한 경우 CFU와 연관지어야 한다.

A등급과 B등급 구역에서 검출되는 미생물은 '종(species)' 수준까지 확인해야 하고 이러한 미생물이 제품 품질에 미치는 잠재적인 영향(영향을 받은 각 제조단위마다)과

전반적인 관리 상태를 평가해야 한다. C등급 및 D등급 구역에서 검출된 미생물에 대한 확인도 고려해야 한다(예: 조치 한계 및 경고 수준을 초과하는 경우 또는 관리가 되지 않음을 보여주는 미생물의 검출 이후, 청정도 저하를 나타내거나 관리가 어려운 포자 형성 미생물 및 곰팡이의 경우와 해당 구역의 전형적인 생물군에 대한 최신의 이해도를 유지하기에 충분한 빈도로 수행) [8].

5 검체 관리

5-1 일반 사항

첨단바이오의약품 시험관리에서 다음의 사항을 고려한다 [20].

1) 출발물질 및 완제품의 보관용 검체는 제조단위 또는 관리번호별로 채취하고, 보관용 검체 중 출발물질은 투입된 완제품의 마지막 제조단위, 완제품은 해당 제조단위의 유효기한 또는 사용기한 경과 후 1년간 보관하여야 한다. 다만, 과학적으로 타당성을 입증하는 경우 출발물질은 반제품 등으로 보관할 수 있다.

2) 주성분의 보관용 검체는 시판용 제품과 포장형태는 동일하거나 동등 이상이어야 한다.

3) 완제품의 보관용 검체와 시판용 제품의 포장형태는 동일하여야 하며, 규정된 시험항목(무균시험, 발열성물질시험은 제외할 수 있다)을 2회 이상 시험할 수 있는 양을 규정된 보관조건에서 보관하여야 한다. 이 경우 시판용 제품이 대형 포장인 경우에는 대형포장에 소량 검체를 보관하거나 대형포장과 동일한 재질의 소형 포장에 보관할 수 있다. 다만 사용기간이 짧고 온도에 따라 경시변화(시간의 흐름에 따라 물리·화학적 성질 등이 변화하는 것을 말한다)가 급격히 진행되는 경우에는 그 사유를 명확히 정하고 검체의 시험항목, 보관기간, 수량 등을 별도로 규정할 수 있다.

4) 출발물질 및 반제품의 특성 및 제조공정 상의 특수성에 따라 시험에 필요한 충분한 검체 채취량을 채취하지 못하거나 검체 채취 시점이나 방법이 제품 품질에 영향이 있거나 사용기간이 시험에 필요한 기간보다 짧은 경우에는 제품의 품질을 확인할 수 있도록 과학적으로 타당한 근거를 마련하여 그 시험방법에 따라 평가할 수 있다.

5-2 검체채취

검체는 혼동 또는 교차오염을 방지하기 위하여 적절한 식별표시를 하고 구분하여 보관하여야 한다 [7].

시험용 검체는 오염되거나 변질되지 아니하도록 채취하여야 하고, 채취 과정에서 원자재 및 반제품이 오염되지 않도록 관리하여야 한다. 채취한 후에는 원상태와 동등하게 포장하여야 하며, 시험용 검체가 채취되었음을 표시하는 절차를 포함한 검체채취 절차를 마련하여야 한다 [6].

검체는 채취한 물품 또는 제품의 제조단위를 대표해야 한다. 공정의 최악조건 부분(예: 공정의 시작 또는 종료)을 모니터링하기 위해 추가 검체를 채취할 수도 있다. 사용된 검체채취 계획은 적절하게 정당화되어야 하며 위험관리 접근방식을 기반으로 해야 한다. 특정 유형의 세포(예: 첨단바이오의약품에서 사용되는 자가 세포)는 제한된 수량으로 제공될 수 있으며, 품목허가증에서 허용되는 경우에 수정된 시험 및 검체 보관 전략을 개발하여 문서화할 수 있다 [4].

검체 용기에는 제조번호, 검체 채취일자 및 검체를 채취한 해당 용기와 함께 내용물을 표시하는 라벨이 있어야 한다. 검체 용기는 혼동위험을 최소화하고 부적합한 보관 조건으로부터 검체를 보호하는 방식으로 관리해야 한다. 검체 용기가 너무 작을 경우, 적격성평가 된 바코드 또는 이러한 정보에 대한 접근이 가능한 다른 수단의 사용을 고려해야 한다 [4].

검체채취는 다음 사항을 포함한 승인된 문서화된 절차에 따라 실시하고 기록하여야 한다 [12].

1) 검체채취 방법

2) 사용 기계 및 기구

3) 검체채취량

4) 필요한 검체분배에 대한 지시사항

5) 검체용기의 종류 및 조건

6) 검체용기의 식별표시

7) 무균물질 또는 유독물질을 고려한 검체채취 시 특별하게 준수하여야 할 주의사항

8) 보관조건

9) 검체채취 기구의 세척 및 보관에 대한 지시사항

5-3 검체보관

「의약품 제조 및 품질관리에 관한 규정」[별표 16] 요구사항에 따라 출발물질, 원자재, 포장재 및 완제품 제조단위의 참조검체를 보관해야 한다. 일반적으로, 참조검체는 품목허가증에서 예상되는 제조단위에 대해 전 항목 분석시험을 두 번 이상 수행할 수 있는 충분한 양이어야 한다. 첨단바이오의약품 유효성분이 곧바로 첨단바이오의약품으로 변환되는 연속공정의 경우, 첨단바이오의약품의 참조 검체만 보관하면 된다. 다만 물질이

부족하거나 제조단위의 제한된 크기로 인해 참조 검체를 취하는 것이 항상 가능하지 않을 수 있다(예: 자가 이식 제품, 공여자 적합 동종 제품, 희귀의약품). 이러한 경우, 해당 품목허가증에서 대체 접근방식의 타당성을 입증하고 승인받아야 한다 [4].

출발물질의 검체는 일반적으로 제조단위 출하승인 후 2년 동안 보관해야 한다. 그러나, 물량의 부족으로 인해 검체 보관이 어려울 수 있다. 이러한 본질적인 제한으로 인해 자가 이식 첨단바이오의약품 및 특정 동종 첨단바이오의약품(즉, 공여자 적합 제품)의 경우, 출발물질로 사용된 세포 · 조직의 참조 검체를 보관하지 아니할 수 있다. 원자재의 희소성이 우려되는 경우에는 위험평가 및 적절하게 적용된 완화조치를 기반으로 검체 채취 전략을 조정할 수 있다. 출발물질이 구축된 세포은행 시스템인 경우, 참조 검체를 위해 별도로 세포은행 바이알을 보관할 필요가 없다 [4].

원료의약품의 보관용 검체는 제조단위 또는 관리번호별로 채취하고, 해당 제조단위의 유효기한 또는 사용기한 경과 후 1년간 보관하여야 한다. 원료의약품의 보관용 검체는 시판용 제품과 포장형태는 동일하거나 동등 이상이어야 하며, 규정된 시험항목(무균시험, 발열성물질시험은 제외할 수 있다)을 2회 이상 시험할 수 있는 양을 규정된 보관조건에서 보관하여야 한다 [14]. 다음과 같이 보관용 검체를 관리하여야 한다 [11].

1) 보관용 검체의 포장과 보관은 원료의약품 제조단위의 품질에 대한 앞으로 있을 수 있는 평가를 위한 것이며, 추후 안정성시험을 목적으로 하지 않는다.
2) 각 원료의약품 제조단위별로 적절하게 식별된 보관용 검체는 제조업자가 부여한 제조단위의 사용(유효)기한 경과 후 1년간 또는 제조단위 출하 후 3년간 중 더 긴 기간 동안 보관하여야 한다. 재시험일자가 부여된 원료의약품의 경우, 보관용 검체는 제조업자가 해당 제조단위를 완전히 출하시킨 후 3년간 보관되어야 한다.
3) 보관용 검체는 원료의약품이 보관되는 것과 동일한 포장형태 또는 시판용 포장형태와 동등하거나 보호 능력이 더 뛰어난 포장형태로 보관하여야 한다. 공정서 상 모든 시험을 최소한 2회 이상 또는 공정서에 해당사항이 없는 경우 2회의 모든 규격시험을 수행할 수 있도록 충분한 양을 보관하여야 한다.

주성분 및 완제품의 보관용 검체는 제조단위 또는 관리번호별로 채취하고, 보관용 검체 중 주성분은 투입된 완제품의 마지막 제조단위, 완제품은 해당 제조단위의 유효기한 또는 사용기한 경과 후 1년간 보관하여야 한다 [6].

주성분의 보관용 검체는 시판용 제품과 포장형태는 동일하거나 동등 이상이어야 하고 완제품의 보관용 검체와 시판용 제품의 포장형태는 동일하여야 하며, 규정된 시험항목(무균시험, 발열성물질시험은 제외할 수 있다)을 2회 이상 시험할 수 있는 양을 규정된 보관조건에서 보관하여야 한다. 다만, 시판용 제품이 대형포장인 경우에는 대형포장에 소량 검체를 보관하거나 대형포장과 동일한 재질의 소형 포장에 보관할 수 있다 [6].

「의약품 제조 및 품질관리에 관한 규정」[별표 16]의 요구사항에 따라, 완전 포장된 단위의 검체(보관 검체)를 사용기한 경과 후 최소 1년 동안 제조단위별로 보관해야 한다. 그러나, 환자의 조직 · 세포로 생산된 제품이 그 환자에게 투여되어야 하는 것으로 타당성이 입증되는 경우(예: 공여자 적합 제품), 자가 제품 또는 동종 제품의 보관 검체는 요구되지 않을 수 있다. 보관 검체를 보관할 수 없는 경우, 라벨의 사진 또는 사본을 제조기록서에 포함할 수 있다 [4].

다음의 ① 및 ②에 언급된 보다 짧은 보관기간은 제품의 안정성 및 사용기한을 기반으로 정당화될 수 있다 [4].

---

① 출발물질의 검체는 일반적으로 제조단위 출하승인 후 2년 동안 보관해야 한다. 그러나, 물량의 부족으로 인해 검체 보관이 어려울 수 있다. 이러한 본질적인 제한으로 인해 자가 이식 첨단바이오의약품 및 특정 동종 첨단바이오의약품(즉, 공여자 적합 제품)의 경우, 출발물질로 사용된 세포 • 조직의 참조 검체를 보관하지 아니할 수 있다. 원자재의 희소성이 우려되는 경우에는 위험평가 및 적절하게 적용된 완화조치를 기반으로 검체 채취 전략을 조정할 수 있다. 출발물질이 구축된 세포은행 시스템인 경우, 참조 검체를 위해 별도로 세포은행 바이알을 보관할 필요가 없다.

---

② 「의약품 제조 및 품질관리에 관한 규정」[별표 16]의 요구사항에 따라, 완전 포장된 단위의 검체(보관 검체)를 사용기한 경과 후 최소 1년 동안 제조단위별로 보관해야 한다. 그러나, 환자의 조직 • 세포로 생산된 제품이 그 환자에게 투여되어야 하는 것으로 타당성이 입증되는 경우(예: 공여자 적합 제품), 자가 제품 또는 동종 제품의 보관 검체는 요구되지 않을 수 있다. 보관 검체를 보관할 수 없는 경우, 라벨의 사진 또는 사본을 제조기록서에 포함할 수 있다.

사용기한이 짧은 경우, 제조업자는 사용기한을 연장하는 조건(예: 동결보존)에서 검체를 보관하는 것이 의도한 목적에 적합한지 고려하여야 한다.

예를 들어, 신선한 세포의 동결보존이 검체의 특성화 시험 목적에는 부적합하지만 검체의 무균 또는 바이러스 안전성 시험 목적에 적합할 수 있다(검체의 양은 의도하는 목적에 따라 감소될 수 있음). 검체의 동결보존이 의도한 목적에 부적절하다고 판단되면 제조업자는 과학적으로 타당한 대체 접근방식을 고려해야 한다.

6 위탁업무 활동

6-1 계약서

첨단바이오의약품의 품질 확보를 위한 제조 및 시험이 수행될 수 있도록 의약품 제조 및 품질관리기준에 따른 모든 위탁업무는 정확하게 규정하고 협약하여 관리하여야 한다.

위탁자와 수탁자의 역할과 책임을 명확하게 확립한 계약서가 있어야 한다. 위탁자의 의약품품질시스템에는 제조단위 출하 승인 권한이 있는 책임자가 관련된 모든 책임을 이행하는 방식을 명확하게 기술하여야 한다.

1) 계약 및 계약과 관련된 모든 기술협약에서 합의된 위탁업무, 제품 또는 공정에 대한 사항을 다룬 계약서가 있어야 한다.

2) 기술 또는 기타 협약에서 변경사항을 포함한 위탁업무에 대한 모든 합의사항은 관련 규정과 해당 제품의 의약품 품목허가(신고)사항에 따라야 한다.

3) 품목허가(신고)를 받은 자와 제조업자가 동일하지 않은 경우 상호 적절한 합의가 있어야 하며, 이 호에서 규정하는 원칙을 고려한다 [12].

위탁자와 수탁자는 위탁업무와 관련된 각자의 책임과 의사소통 절차를 상세하게 규정한 계약서를 작성하여야 한다. 계약서의 기술적인 부분은 관련된 위탁업무, 의약품 제조 및 품질관리기준에 대해 적합한 지식을 보유한 역량있는 자가 작성하여야 한다.

위탁업무에 대한 모든 협약은 관련 규정과 의약품품목허가(신고)사항에 따라야하며 위탁자와 수탁자간 합의되어야 한다. 계약서에 위탁업무의 각 단계별 위탁자와 수탁자간 책임을 명확히 기술하여야 한다. 예를 들어 지식 관리, 기술 이전, 공급망, 원자재의 품질 및 구매, 원자재의 시험 및 출하, 제조 및 품질관리(공정 중 시험, 검체 채취, 시험 포함) 등을 명확하게 기술한다.

위탁업무와 관련된 모든 기록(예: 제조기록서, 시험기록서), 참조검체는 위탁자가 보관하거나 사용할 수 있어야 한다. 불만의 제기 또는 결함이 있거나 위조제품으로 의심되는 경우 제품 품질을 평가하거나 조사하기 위해 관련된 모든 기록서가 활용 가능하여야 하고, 이 기록서는 위탁자의 관련된 절차서 등에 명시되어 있어야 한다. 계약서에는 위탁자가 위탁업무에 대한 평가를 실시할 수 있도록 명시하여야 한다 [12].

6-2 위탁자와 수탁자

위탁자는 위탁한 업무에 대한 기록과 결과를 검토하고 평가할 책임이 있다. 위탁자는 직접 또는 수탁자의 권한 있는 책임자의 확인을 기초로 수탁자로부터 납품받은 모든 제품과 원자재가 의약품 제조 및 품질관리기준과 의약품품목허가(신고) 사항에 따라 생산되었음을 보장한다.

위탁자의 의약품품질시스템은 위탁업무 관리 및 검토에 관한 사항을 포함한다. 위탁자는 위탁업무 관리를 위한 절차를 마련할 책임이 있다. 이러한 절차에는 품질위험관리 원칙과 다음 사항을 포함한다.

1) 위탁 이전에 수탁자가 위탁 업무를 성공적으로 수행할 합법성, 적합성 및 능력이 있는지 평가할 책임이 있으며, 이 규정에서 정한 의약품 제조 및 품질관리기준이 준수되는지 계약으로 보증할 책임이 있다.

2) 위탁자는 수탁자가 위탁업무를 의약품품목허가(신고)사항 및 기타 법적 요건에 따라 정확하게 수행하기 위해 필요한 모든 정보를 수탁자에게 제공하여야 한다. 위탁자는 위탁한 제품 또는 위탁한 업무가 수탁자의 시설, 설비 및 기계(기기), 작업원, 다른 원자재 또는 다른 제품에 부정적인 영향을 미칠 수 있는 모든 문제점에 대해 수탁자가 완전히 인지하고 있음을 보장하여야 한다.

3) 위탁자는 수탁자의 수탁업무와 개선이 필요한 사항에 대한 확인 및 시행을 점검하고 검토한다 [12].

수탁자는 위탁자가 요구한 업무를 적합하게 수행하기 위한 적절한 시설, 설비 및 기계(기기), 지식 및 경험, 역량있는 작업원을 갖추어야 한다. 수탁자는 제공받은 모든 제품, 원자재 또는 지식이 사용목적에 적합한지 확인한다.

수탁자는 협약사항에 대하여 계약서상의 위탁된 업무를 제 3자에게 위탁하지 않아야 한다. 수탁자는 수탁업무의 품질에 부정적 영향을 미칠 수 있거나 계약 조건을 벗어나는 변경을 무단으로 하지 않아야 한다. 시험의 수탁을 포함한 수탁업무는 식품의약품안전처의 실태조사 대상이 될 수 있다 [12].

7 용어

이 안내서에서 사용되는 용어만 해당되며 타 법령에 이미 정의된 용어의 경우 병행하여 참고한다 [1, 4, 6-11, 20].

1차 표준품 (Reference Standard, Primary)	광범위한 분석시험에 의해 고순도의 성분임이 증명된 물품을 말한다. 1차 표준품은 (1) 공인된 출처에서 확보하거나, (2) 별도의 합성으로 조제하거나, (3) 고순도의 기존 생산 물품에서 확보하거나, (4) 기존 생산 물품을 추가로 정제하여 조제할 수 있다 [11].
2차 표준품 (Reference Standard, Secondary)	1차 표준품과 비교를 통해 일상적인 시험실 분석의 표준품으로 사용될 수 있도록 수립된 품질과 순도를 갖춘 물질을 말한다 [11].
갱의 적격성평가 (Gowning qualification)	작업자 개인이 작업복을 정해진 기준에 맞게 착용할 수 있는 능력을 최초 또는 주기적으로 확립하는 프로그램을 말한다 [8].
격리 (Quarantine)	후속 승인 또는 부적합처리에 대한 결정이 내려질 때까지 물리적으로 또는 기타 효과적인 수단으로 분리하여 놓은 물품의 상태를 말한다 [11].
경고 수준 (Alert level)	정상 작업 조건과 검증된 상태로부터 벗어날 수 있는 추이에 대해 조기 경고를 주기 위해 설정된 조치(예: 미생물 또는 부유 입자 수치)로, 시정 조치를 반드시 이행해야 하는 근거가 되지는 않지만 잠재적인 문제를 해결하기 위해 적절한 정밀조사 및 후속조치를 실시하여야 한다. 경고 수준은 정기 데이터와 적격성평가 경향 자료를 기반으로 설정하며 정기적으로 검토되어야 한다. 경고 수준은 이상 경향, 설정 기준을 초과한 개별 이탈 및 반복 사례 등 여러 매개변수에 근거할 수 있다 [8].
공정 밸리데이션 (Process Validation)	확립된 변수 내에서 작동되는 공정이 미리 설정된 규격 및 품질 속성에 부합하는 의약품을 생산하기 위해 효과적이고 재현성 있게 수행될 수 있다는 문서화된 검증을 말한다 [10].

공정 보조물 (Processing aids)	유효성분 및 최종 완제품 제조에 사용되는 물질을 말한다. 최종 제품에 존재할 수도 있다. (예 : 소포제, 완충제 및 배지 첨가제(소금, pH 지표), 원자재로 간주하지 않는 효소 등) [4]
	용매를 제외하고 중간체 또는 원료의약품 제조에 보조물로 사용되나 화학적 또는 생물학적 반응에 관여하지 않는 물품 (예: 필터 보조물, 활성탄소 등)을 말한다 [11].
공정 중 관리 [In-Process Control (or Process Control)]	공정을 점검하거나 적절한 경우 공정을 조정 또는 중간체 또는 원료의약품이 규격에 적합한지 보증하기 위하여 생산 중에 수행되는 확인을 말한다 [11].
공정 책임자 (Process owner)	업무 공정을 책임지는 사람을 말한다 [9].
관리번호 (Control number)	제조단위를 부여할 수 없는 자재 등을 관리하기 위하여 부여한 번호로서 숫자 · 문자 또는 이들을 조합한 것을 말한다 [6].
관리상태 (State of Control)	일련의 관리 항목이 공정 성능 및 제품 품질의 적합성을 일관되게 보증하는 상태를 말한다 [10].
관리전략 (Control Strategy)	공정 성능과 제품 품질을 보증하는 현재의 제품 및 공정에 대한 이해로부터 얻은 일련의 계획된 관리를 말한다. 관리 항목은 의약품 원료, 물품 및 구성품과 관련된 변수 및 속성, 시설, 설비의 운전 조건, 공정 중 관리, 완제품 규격, 점검 및 관리의 방법과 주기를 포함할 수 있다 [10].
교정 (Calibration)	계측기, 시험기기 또는 기록계가 나타내는 값과 표준기기의 참값을 비교하여 오차가 허용범위 내에 있음을 확인하고, 허용오차범위를 벗어나는 경우 허용범위 내에 들도록 조정하는 것을 말한다 [6].
	특정 장치 또는 기기를 적절한 측정 범위에 걸쳐 참조 또는 추적 가능한 표준과 비교하여 이와 같은 특정장치와 기기가 규정된 범위 내에 있는 결과값을 나타낸다는 것을 증명하는 것을 말한다 [11].

교차오염 (Cross-Contamination)	물품 또는 제품이 다른 물품 또는 제품에 의해 상호 오염되는 것을 말한다 [11].
구역 (Area)	공조기를 공동으로 사용하며 하나 혹은 여러 제품을 제조하는 건물 내의 일련의 작업실 전체를 말한다 [4].
규격 (Specification)	시험, 시험절차 및 기재된 시험에 대한 수치로 표현된 한도와 범위가 있는 적절한 허용 기준 또는 다른 기준의 목록을 말한다. 규격은 물품이 용도에 적합하다고 간주되기 위해 부합하여야 하는 일련의 기준을 설정하고 있다. '규격 적합' 은 시험절차에 따라 시험했을 때 허용 기준에 부합됨을 의미한다 [11].
기준일탈 (Out of specification)	시험의 결과가 미리 정하여진 시험기준을 벗어난 경우를 말한다 [6].
난기류 (Turbulent airflow)	단일방향이 아닌 공기흐름을 말한다. 청정실 내 난류 공기는 적절하게 청정실을 씻어내리고 적합한 공기 품질의 유지관리를 보장해야 한다 [8].
내재적 간섭 (Inherent interventions)	무균공정에서 설치(셋업), 일상적인 작업 및 필요한 경우 모니터링에 필연적으로 수반되는 간섭(예: 무균 조립, 용기 보충, 환경 검체채취)을 말한다. 내재적 간섭은 무균공정을 수행하기 위해서 절차서 또는 작업 지시서에 따라 이루어져야 한다 [8].
다품목 제조시설 (Multi-product facility)	동시적 또는 캠페인 방식으로 각기 다른 첨단바이오의약품 유효성분(원료의약품) 및 완제의약품을 제조하는 시설로서, 해당 시설 내 일련의 장비는 특정 원료나 제품에 전용으로 사용될 수도 있고 그렇지 않을 수도 있다 [4].
단일방향 공기흐름 (Unidirectional airflow)	중요 공정 또는 시험 구역으로부터 입자를 지속적으로 제거하도록, 확실하고 균일한 방식으로 충분한 속도로 한 방향으로 이동하는 공기흐름을 말한다 [8].
단일방향 공기흐름장치 (Unidirectional Airflow Unit, UDAF)	여과된 단일방향 공기흐름이 제공되는 캐비닛(이전에는 공기흐름장치(Laminar Airflow Unit 또는 LAF)라고 함)을 말한다 [8].

데드레그 (Dead leg)	배관 내부 직경의 3배를 초과하는 순환되지 않는(유체가 정체될 수 있는) 배관의 길이를 말한다 [8].
동물유래원료 (Animal-origin raw material)	동물의 장기 또는 조직을 추출, 여과, 농축, 건조 등의 방법으로 제조한 완제의약품의 원료를 말한다 [6].
동시적 밸리데이션 (Concurrent Validation)	「의약품 등의 안전에 관한 규칙」 [별표1] 15.1항 나목에 따라 동시적 밸리데이션을 실시할 수 있는 의약품에 대해 실시하는 밸리데이션이며, 밸리데이션 제조단위를 시판용으로 제조 판매하면서 밸리데이션 계획서에 따라 실시하는 것을 말한다 [10].
등급 분류 구역 (Classified area)	여러 개의 청정실이 있는 구역을 말한다 [8].
등속성 검체채취 헤드 (Isokinetic sampling head)	검체채취 시 공기흐름 방해를 최소화하도록 설계된 검체채취 헤드를 말한다. 해당 구역에서 노즐이 없을 경우 지나가는 것과 동일한 속도의 입자가 노즐로 들어갈 수 있다. (즉, 검체 탐지장치 입구(sample probe inlet)로 유입되는 평균 공기흐름 속도가 해당 위치의 평균 공기흐름 속도와 거의 동일하게 나타나는(오차범위 ±20%) 검체채취 조건을 가진다.) [8]
디자인 스페이스 (Design Space)	품질 보증과의 연관성이 증명된 공정변수와 투입 변수(예: 물질 속성)의 다차원적 조합과 상호 작용을 말한다 [10].
랍스 (Restricted Access Barrier System, RABS)	설정된 공기 품질 조건(무균 공정의 경우 A등급)을 충족하는 밀폐형이지만 완전히 밀봉되지 않은 환경을 제공하며, 단단한 벽과 그 벽에 완전히 결합된 장갑을 사용하여 그 내부를 주변 청정실 환경과 분리하는 시스템을 말한다. 랍스(RABS)의 내부 표면은 살포자제로 소독 및 오염제거를 한다. 작업원은 조작 수행 또는 랍스(RABS) 내부로 물품을 이송하기 위해 장갑, 하프수트, 신속이송시스템(RTP) 및 기타 통합된 이송 포트를 사용한다. 설계에 따라 문은 거의 열리지 않고 사전에 엄격하게 결정된 조건에서만 열린다 [8].
룩백	동물 또는 사람에서 유래한 오염물질이 명백하거나 이러한

(Look-back)	오염물질로 인해 출하시험에서 부적합한 원료를 사용하여 제조한 부적합 첨단바이오의약품 유효성분 또는 완제품을 추적할 수 있도록 문서화된 절차를 말한다 [4].
마스터세포은행 (Master cell bank, MCB)	특성이 규명된 세포주를 동일한 조건에서 단일 배양으로 얻은 균질한 세포 부유액을 여러 개의 용기에 같은 양으로 분주한 것을 말한다. 마스터 세포은행은 모든 제조용 세포은행을 만드는 데 사용된다. "마스터형질전환은행(Master transgenic bank)"이란 마스터세포은행과 같은 의미이나 형질 변환 식물 또는 동물과 관련 있는 것을 말한다. "마스터바이러스시드(Master virus seed, MVS)" 란 마스터세포은행과 같은 의미이나 바이러스에 관련 있는 것을 말한다 [4].
맞춤/주문형 컴퓨터화 시스템 (Bespoke/customised computerised system)	특정 업무에 맞추어 개별적으로 설계된 컴퓨터화 시스템을 말한다 [9].
멸균등급필터 (Sterilizing grade filter)	적절한 검증을 거쳐, 유체 또는 가스에서 정해진 미생물 챌린지를 제거해 무균상태의 여과액을 생산하는 것이 증명된 필터를 말한다. 일반적으로 이러한 필터는 0.22 μm 이하의 공극 크기를 가진다 [8].
모의 물질 (Simulated Agents)	밸리데이션 대상 제품의 물리적 특성 및 가능한 경우 그 화학적 특성이 매우 유사한 물질(예: 점도, 입자 크기, pH 등)을 말한다 [10].
무균구역 (Sterile area)	무균작업을 위한 무균물질 또는 멸균처리된 용기가 노출되는 장소, 무균제제를 채워 넣거나 밀봉하는 작업을 하는 장소 및 무균시험 등의 무균조작을 하는 장소를 말한다 [6].
무균공정모의시험 (Aseptic Process Simulation, APS)	제품 무균성을 보장하는 공정 능력을 검증하기 위한 전체 무균 제조 공정의 모의시험을 말한다. 일상적인 제조와 관련된 모든 무균조작 작업을 포함한다(예: 필요한 경우 장비 조립, 조제, 충전, 동결건조 및 밀봉) [8].
무균성	무균 작업구역에서 노출된 무균 제품의 미생물 오염을

(Asepsis)	방지하는 방법으로 활동을 수행하여야 달성되는 관리 상태를 의미한다 [8].
무균연결장치 (Intrinsic Sterile Connection device)	연결 공정 중에 오염 위험성을 줄이는 장치로, 이는 기계적으로 밀봉하거나 녹여서(fusion) 밀봉할 수 있다 [8].
무균제품 (Sterile Product)	무균조건에 노출된 하나 또는 그 이상의 요소와 최종적으로 완성된 무균 원료의약품 또는 완제의약품을 말한다. 여기에는 완제품의 용기, 마개 및 구성품이 포함된다. 혹은 최종 멸균 공정을 거쳐 멸균된 제품을 말한다 [8].
물품 (Material)	원료약품(출발물질, 시약, 용매), 공정 보조물, 중간체, 원료의약품과 포장 및 표시자재를 지칭하는 일반적인 용어를 말한다 [11].
무균작업준비/무균공정 (Aseptic preparation/processing)	미생물, 엔도톡신/발열성물질 및 입자 오염을 방지하기 위해 급기, 물품, 작업원을 규제하는 통제된 환경에서 무균의약품, 용기 또는 장비를 취급하는 작업을 말한다 [8].
밀폐식 사용 (Contained use)	유전자변형생물체의 배양, 보관, 사용, 운송, 폐기 또는 처분과 관련된 작업에 있어 물리적, 화학적, 생물학적 장벽을 사용하여 그 외 구역 및 환경과 유전자변형생물체의 접촉을 제한하는 것을 말한다 [4].
바이러스 벡터 (Viral vector)	바이러스에서 유래되었으며, 전부는 아니지만 일부 모(母) 바이러스 유전자를 보유할 수 있도록 분자생물학적 기술로 변형된 벡터를 말한다. 만일 바이러스 복제 능력을 갖는 유전자가 제거되는 경우, 벡터는 복제 능력을 잃게 된다 [4].
바이오버든 (Bioburden)	원자재, 배지, 생물학적 성분, 반제품 또는 완제품 내의 미생물 수준 및 유형을 말하며, 각각의 미생물 수준과 유형이 기준을 초과하면 오염으로 간주한다 [4].
	작업원, 제조 환경(공기 및 표면), 설비, 제품 포장, 원료(용수 포함), 공정 중 물질 또는 완제품 등 특정 물품과 관련된 총 미생물 수를 말한다 [8].

	원료약품, 원료의약품 출발물질, 중간체 또는 원료의약품 내의 미생물 존재 수준 및 유형(예: 특정 미생물 여부). 바이오버든은 규정 수준을 초과하지 않는 한 또는 규정된 특정 미생물이 검출되지 않는 한 오염으로 간주하여서는 아니 된다 [11].
박테리아 제거 성능 시험 (Bacterial retention testing)	필터가 기체 또는 액체에서 박테리아를 제거할 수 있음을 검증하기 위하여 실시하는 시험을 말한다. 이 시험은 일반적으로 표준 균주(예: *Brevundimonas diminuta*)를 최소 107 CFU/cm2의 농도로 사용하여 실시한다 [8].
반제품 (Half-finished product)	제조공정 단계에 있는 것으로서 필요한 제조공정을 더 거쳐야 완제품이 되는 것을 말한다 [6].
발열성물질 (Pyrogen)	환자에게 주사 시 발열 증상을 유발하는 물질을 말한다 [8].
발열성물질 제거 (Depyrogenation)	발열성물질(예: 엔도톡신)을 지정된 최소량으로 제거하거나 불활화하도록 설계된 공정을 말한다 [8].
배리어 (Barrier)	주변 환경에서 무균 작업 공간(일반적으로 A등급)을 분리함으로써 해당 공간을 보호할 수 있도록 하는 물리적인 장벽을 말한다. 배리어 시스템은 랍스(RABS) 또는 아이솔레이터로 알려진 배리어 기술을 부분적 또는 전체적으로 빈번하게 사용한다 [8].
배양기 (Fermenter)	포유류(mammalian) 세포주에서는 생물반응기(bioreactor)를 말한다 [4].
배양보조세포 (Feeder cells)	주세포를 유지시키기 위해 함께 배양에 사용되는 세포를 말하며, 인간 배아줄기세포 배양의 경우 세포분열이 방지된 마우스 섬유아세포(MEFs) 혹은 인간의 배아 섬유아세포 등을 사용할 수 있다 [4].
밸리데이션 (Validation)	특정한 공정, 방법, 기계설비 또는 시스템이 미리 설정되어 있는 판정기준에 맞는 결과를 일관되게 도출한다는 것을 검증하고 이를 문서화하는 것을 말한다 [6].

	구체적인 공정, 방법 또는 시스템이 사전에 정해진 허용기준에 부합하는 결과를 지속적으로 나타내는 것을 고도로 보증하는 문서화된 프로그램을 말한다 [11].
밸리데이션 계획서 (Validation Protocol)	밸리데이션 실시 방법을 서술하고 허용 기준을 규정한 문서화된 계획을 말한다. 예를 들어, 제조공정에 대한 계획서는 공정 설비, 중요 공정 변수, 운전범위, 제품 특성, 검체 채취, 수집대상 시험 데이터, 밸리데이션 실시 횟수 및 허용 가능한 시험 결과를 규정한다 [11].
벡터 (Vector)	플라스미드, 리포좀, 바이러스 등 하나의 세포 또는 유기체에서 다른 개체로 유전 정보를 전달하는 전달자를 말한다 [4].
변경관리 (Change Control)	적절한 훈련을 받은 자격을 갖춘 자가 시설, 시스템, 설비 또는 공정의 검증된 상태에 영향을 줄 수 있는 변경 안 또는 변경된 사항을 검토하는 공식적인 시스템을 말한다. 변경 관리의 목적은 시스템이 검증된 상태로 유지 관리되고 있음을 보증하고 문서화하는 조치에 대한 필요성을 결정하는 것이다 [10].
병원미생물	제조과정에서 직접 취급하는 미생물로서 사람에게 병원성이 있는 세균, 바이러스 등을 말한다 [7].
복제 무능 · 불능 바이러스 벡터 (Viral Vector replication incompetent/devoid)	복제할 능력이 없는 벡터를 말한다 [4].
복제 제한 · 결함 · 조건부 복제 바이러스 벡터 (Viral Vector replication limited/defective/ conditional replication)	의도하는 곳에서 벡터의 복제하는 제한된 능력은 유전자 요법의 임상적 효능에 필요한 계획된 적용으로 특정 조직 또는 표적 세포 유형을 표적으로 하는 것일 수 있다 [4].
불순물 (Impurity)	중간체 또는 원료의약품에 존재하는 바람직하지 않은 모든 성분을 말한다 [11].

불순물 프로파일 (Impurity Profile)	원료의약품에 존재하는 확인 및 미확인 불순물에 대한 기술을 말한다 [11].
브래케팅 방법 (Bracketing Approach)	공정 밸리데이션 동안 사전에 정한 타당성이 입증된 디자인 요소(예: 함량, 제조단위 크기나 포장단위 크기 또는 모두) 중 최악조건에 해당하는 제조단위만을 시험하는 과학 및 위험 기반의 밸리데이션 방법이다. 이 방법은 최악조건의 밸리데이션이 모든 중간 수준의 밸리데이션을 대표한다고 가정한다. 여러 함량을 밸리데이션하려는 경우 조성이 동일하거나 매우 유사한 경우에 브래케팅 방법을 적용할 수 있다. (예: 유사한 기본 과립을 중량만 다르게 타정한 정제, 동일한 조성을 중량만 다르게 여러 크기의 캡슐에 충전한 캡슐제) 동일한 용기 마개 시스템이면서 용기 크기나 충전량만 다른 경우에도 적용할 수 있다 [10].
사용(유효)기한 [Expiry Date (or Expiration Date)]	원료의약품 용기 또는 표시재료에 표기된 일자로 규정된 조건에서 보관되는 경우 원료의약품이 보관기간 동안 설정된 규격 내에 있을 것으로 예상되는 일자로, 이 일자가 지났을 경우 사용하지 않아야 한다 [11].
사용자요구사항규격서 (User Requirements Specification, URS)	시스템의 사용목적에 부합하는 실현 가능한 설계를 만들기 위해 필요하고 충분한 요구사항을 말한다 [10].
사용정지 (Decommission)	공정, 설비 또는 청정실을 다시 사용하지 않기 위해 닫은 것을 말한다 [8].
사인(서명) [Signed(Signature)]	특정 활동 또는 검토를 수행한 개인의 기록을 말한다. 이 기록은 이름의 머리글자, 이름 전체를 쓴 수기 서명 또는 인증된 보안 전자 서명으로 가능하다 [11].
살포자제 (Sporicidal agent)	특정 접촉 시간 동안 충분한 농도로 사용할 때 박테리아 및 곰팡이 포자를 파괴하는 제제를 말한다. 모든 영양(vegetative) 미생물을 사멸하는 데에 사용된다 [8].
상용 소프트웨어 (Commercial off the shelf software)	시판되는 소프트웨어로 넓은 범위의 사용자들에 의해 사용 적합성이 입증된 것을 말한다 [9].

생물안전등급 (Biosafety level, BSL)	BSL1(최저 위험, 사람에게 질병을 유발시킬 가능성이 없는 경우)부터 BSL4(최고 위험, 심각한 질병을 유발시키고 전염될 가능성이 있으며 효과적인 예방 또는 치료 방안이 없는 경우)까지의 각기 다른 위험을 지닌 유기체를 안전하게 다루는 데 필요한 차폐 수준을 말한다 [4].
생물 오염제거 (Bio-decontamination)	살포자 화학 제제를 사용하여 생존가능한 바이오버든을 제거하는 공정을 말한다 [8].
생물유래의약품 (바이오의약품, Biological medicinal product)	생물학적 원료에 의해 생산되거나 생물학적 원료에서 추출된 생물학적 물질을 유효성분으로 하는 의약품을 말한다 [4].
생물학적 지표 (Biological Indicator, BI)	물리적 또는 화학적 방법으로 실시하는 멸균공정 또는 소독 주기의 유효성을 확인하기 위해 적합한 배지(예: 용액, 용기 또는 마개)에 접종하여 멸균기 또는 적재물 또는 작업실 위치에 두는 미생물 개체군을 말한다. BI로 사용되는 미생물은 해당 공정에 대한 저항력에 근거하여 선정되고 검증되어야 한다. 입고되는 로트의 D값, 미생물 수, 순도는 생물학적 지표의 품질을 규정한다 [8].
생산 (Production)	물품 입고에서 원료의약품의 공정 및 포장에 이르는 원료의약품 조제에 관련된 모든 작업을 말한다 [11].
생체 내 (In-vivo)	살아있는 생물체 내에서 이루어지는 절차를 말한다 [4].
생체 외 (Ex-vivo)	생체 외부에서 처리된 조직 또는 세포를 생체로 다시 되돌려 놓는 절차를 말한다 [4].
설계기반 품질고도화 (Quality by Design, QbD)	과학적 접근법과 품질위험관리(QRM)에 근거하여 제품 및 공정에 대한 이해와 공정관리를 강조하는 체계적인 접근법을 말한다 [10].
설계적격성평가 (Design Qualification, DQ)	시스템 및 설비의 예정된 설계가 사용목적에 적합하다는 문서화된 입증을 말한다 [10].

설치적격성평가 (Installation Qualification, IQ)	설치 또는 변경된 시설, 시스템 및 설비가 승인된 설계 및 공급업체의 권고사항에 부합한다는 문서화된 입증을 말한다 [10].
성능적격성평가 (Performance Qualification, PQ)	시스템, 설비가 승인된 공정 방법 및 제품 규격에 근거하여 효과적이고 재현성 있게 작동할 수 있다는 문서화된 검증을 말한다 [10].
세척 (Cleaning)	제품 잔류물, 소독제 잔류물 등의 오염을 제거하기 위한 절차를 말한다 [8].
세척 밸리데이션 (Cleaning Validation)	세척 밸리데이션은 승인된 세척 절차가 설비에 사용된 이전 제품이나 세척제를, 과학적으로 설정한 허용할 수 있는 최대 전이(carry-over) 수준 이하로 재현성 있게 제거할 수 있음을 문서화한 증거를 말한다 [10].
세포은행 (Cell bank)	특성이 규명된 세포주를 동일한 조건에서 단일 배양으로 얻은 균질한 세포 부유액을 여러 개의 용기에 같은 양으로 분주한 것을 말한다 [20].
소독 (Disinfection)	미생물의 구조 또는 대사에 대하여 비가역적으로 작용하는 제품으로 미생물의 수를 명시된 목적에 적절하다고 여겨지는 수준으로 줄이는 과정을 말한다 [8].
수율 (Yield)	이론 생산량에 대한 실생산량의 백분율을 말한다 [6].
수율관리기준 (Expected yield with acceptable limit)	제조공정이 정상적으로 진행되었을 경우 얻어지는 제품별 연간 평균생산수율 범위를 말한다 [6].
수탁제조업자 (Contract Manufacturer)	원제조업자를 대신하여 제조의 일부분을 수행하는 제조업자를 말한다 [11].
스캐폴드 (Scaffold)	지지체, 운반체 또는 기질을 말하며, 세포 및 생체활성분자의 이동, 결합, 운송을 위한 구조물로 사용되거나 이를 용이하게 한다 [4].
시스템 책임자	컴퓨터화 시스템의 가용성과 유지보수 그리고 해당 시스템에

(System owner)	저장된 데이터 보안을 책임지는 사람을 말한다 [9].
시정간섭 (Corrective intervention)	무균공정 중에 공정을 시정하거나 조정하기 위해 시행하는 간섭을 말한다. 이러한 간섭은 일상적인 무균공정에서는 정해진 빈도로 발생하지 않을 수 있다. 예시로는 끼인 자재 처리, 누수 차단, 센서 조정, 설비 구성품 교체 등이 있다 [8].
신속이송시스템 (Rapid Transfer System/Port, RTP)	물품을 랍스(RABS) 또는 아이솔레이터로 이송하기 위해 사용하는 시스템으로, 중요 구역에 대한 위험성을 최소화시킨다. 예시로서 알파/베타 포트가 있는 신속이송 용기가 있다 [8].
실생산량 (Actual yield)	제조공정에서 실제로 얻은 양을 말한다 [6].
아이솔레이터 (Isolator)	내부 작업 구역이 외부환경(예: 주변 청정실 공기 및 작업원)으로부터 저해받지 않고 지속적으로 격리되도록 하는 A등급 조건을 충족하며, 반복적인 내부 생물 오염제거의 대상이 될 수 있는 밀폐장치를 말한다. 아이솔레이터는 크게 두 종류로 나눌 수 있다 [8]. 1) 폐쇄형 아이솔레이터 시스템은 주변 환경으로 개구부를 사용하는 대신 보조 장비에 무균적으로 연결하여 물질을 이송시킴으로써 아이솔레이터 내부가 외부 오염에 노출되지 않도록 한다. 폐쇄형 시스템은 작업 전반에서 밀봉된 상태를 유지한다. 2) 개방형 아이솔레이터 시스템은 작업 중 하나 이상의 개구부를 통해 물품이 연속적으로 또는 반연속적으로 유입되거나 반출되도록 설계된다. 개구부는 외부 오염원이 아이솔레이터 내로 유입되지 않도록 설계(예: 연속적인 과압력 사용)되어야 한다.
에어락 (Airlock)	근접한 작업실(일반적으로 서로 다른 공기 청정도 기준을 가진) 사이의 기압 조절을 유지하기 위해 인터락 출입문(interlocked door)이 설치된 밀폐 공간을 말한다. 에어락의 목적은 덜 통제되는 구역으로부터 입자 물질의 유입 및 미생물 오염을 방지하기 위한 것이다 [8].

엔도톡신 (Endotoxin)	그람 음성균 세포벽에 존재하는 발열성물질(예: 지질다당류)을 말한다. 엔도톡신은 주사제를 투여한 환자에서 발열부터 사망에 이르는 반응을 나타낼 수 있다 [8].
연속적 공정 검증 (Continuous Process Verification)	제조공정 성능을 연속적으로 점검하고 평가하는 새로운 공정 밸리데이션 방법을 말한다 [10].
연속배양법 (Continuous culture)	배양조(培養槽) 안에서 연속적으로 배지(培地)를 공급하고, 연속적으로 배양액을 배출하면서 배양하는 방법을 말한다 [7].
예상수율 (Yield, Expected)	이전 실험, 파일럿 규모 또는 제조 데이터에 근거한 적절한 생산 단계에서 예상되는 물품의 양 또는 이론적 수율의 백분율을 말한다 [11].
예측적 밸리데이션 (Prospective Validation)	의약품을 판매하기 전에 실시하는 밸리데이션을 말한다 [10].
오염 (Contamination)	생산, 검체채취, 포장 또는 재포장, 보관 또는 운송 중 원재료, 중간체, 활성물질 또는 의약품에 미생물학적 성질의 불순물(미생물, 발열성물질) 또는 외인성 입자가 원치 않게 유입되는 것으로서 제품 품질에 부정적인 영향을 미칠 가능성이 있다 [8].
	생산, 검체 채취, 포장 또는 재포장, 보관 또는 운송 중에 원료약품, 중간체 또는 원료의약품에 화학적 또는 미생물적 불순물 또는 이물질이 의도하지 않게 유입되는 것을 말한다 [11].
오염관리전략 (Contamination Control Strategy, CCS)	제품의 품질과 공정 성능을 보장하기 위하여 현재 제품 및 공정 이해를 기반으로 수립한 미생물, 엔도톡신/발열성물질, 입자에 대한 관리대책을 말한다. 이 관리대책은 원료의약품, 첨가제, 의약품 제조에 사용되는 물품(직접자재) 및 구성품과 관련된 매개변수 및 속성, 시설 및 설비 작동 조건, 공정 중 관리, 완제품 규격, 모니터링 및 관리와 관련된 방법과 빈도가 포함될 수 있다 [8].
오염제거 (Decontamination)	구역, 물품 또는 사람으로부터 유입된 오염물질(화학물질, 폐기물, 잔류물 또는 미생물)을 제거하거나 줄이기 위해

	시행하는 전반적인 공정을 말한다. 사용할 오염제거 방법(예: 세척, 소독, 멸균)은 대상 물품의 용도에 적합한 청정도 수준이 달성될 수 있도록 선택되고 검증되어야 한다 [8].
완제의약품 (Drug(Medicinal) Product)	모든 제조공정이 완료되어 최종적으로 인체에 투여할 수 있도록 일정한 제형으로 제조된 의약품을 말한다 [6].
	시판용 최종 직접 용기에 포장된 제형을 말한다 [11].
완제품 (Final product)	의약품 제조에서 모든 제조공정이 완료된 원료의약품 또는 완제의약품을 말한다 [6].
외부업체 (Third Party)	제조 및 수입업자 또는 각각에 의해 직접적으로 관리되지 않는 대상을 말한다 [9].
운전적격성평가 (Operational Qualification, OQ)	설치 또는 변경된 시설, 시스템 및 설비가 예상 운전 범위 내에서 의도된 대로 작동된다는 문서화된 입증을 말한다 [10].
용매 (Solvent)	중간체 또는 원료의약품 제조에서 용액 또는 현탁액을 조제하기 위한 수단으로 사용되는 무기 또는 유기 액체를 말한다 [11].
원료약품 [6, 11, 20] (Raw materials)	완제품의 제조에 사용되는 물질(자재는 제외한다)을 말하며, 완제품에 남아있지 않은 물질을 포함한다 [6].
	중간체 또는 원료의약품 생산에 사용하는 출발물질, 시약 및 용매를 지칭하는 일반적인 용어를 말한다 [11].
	완제품의 제조에 사용되는 주성분, 시약, 유기용매 등 모든 물질(단, 자재는 제외한다)을 말하며, 완제품에 남아있지 않은 물질을 포함한다 [20].
원자재 [4, 6] (Raw materials)	제조공정 중에 제품과 직접 접촉하지만 반드시 최종 제형의 일부는 아닌 모든 물질을 말한다. (예: 동결보호제, 배양 보조세포, 시약, 배양 배지, 완충액, 혈청, 효소, 사이토카인 및 성장 인자 등) [4]
	원료약품 및 자재를 말한다 [6].

용어	정의
원료의약품 (Active Pharmaceutical Ingredient or Drug Substance)	합성, 발효, 추출 등 또는 이 방법들의 조합에 의하여 제조된 물질로서 완제의약품의 제조에 사용되는 것을 말한다 [6]. 의약품 제조에 사용되는 모든 성분 또는 혼합성분으로서 의약품 제조에 사용되면 해당 의약품의 활성성분이 되는 것. 이러한 성분은 약리 활성 또는 질병의 진단, 치료, 경감, 처치, 예방에 직접적인 영향을 제공하거나 인체의 구조 및 기능에 영향을 주기 위한 목적으로 사용되는 것을 말한다 [11].
원료의약품 출발물질 (API Starting Material)	원료의약품 생산에 사용되며 원료의약품 구조의 중요한 부분이 되는 원료약품, 중간체 또는 다른 원료의약품을 말한다. 원료의약품 출발물질은 공급업체 등으로부터 구매하거나, 자사에서 생산할 수 있다. 원료의약품 출발물질은 일반적으로 화학적 특성 및 구조가 정의되어 있다 [11].
유전자 (Gene)	DNA의 배열로 하나(혹은 하나 이상)의 단백질(들)을 만들어내기 위한 암호이다 [4].
유전자 이식 (Gene transfer)	바이러스 또는 비바이러스에서 유래한 벡터라고 알려진 전달 시스템이 포함된 세포 내에 있는 유전자를 이식하는 과정을 말한다. 유전자 이식 후, 유전적으로 변형된 세포는 형질도입 세포(transduced cells)라고도 한다 [4].
유전자변형생물체 (Genetically modified organism, GMO)	유전 물질이 교배 및 자연적 또는 각각의 재조합 등에 의하여 자연 발생적이지 않은 방식으로 변형된 유기체로서 인간은 제외한다. 이 별표의 목적을 위해 GMO는 자연적 사건으로 인해 발생하지 않지만, 사람의 개입으로 인해 생성되는 돌연변이를 다루기 위한 것이다 [4].
이론 생산량	원료약품의 투입량으로부터 이론적으로 계산된 반제품 또는 완제품의 양을 말한다 [6].
이론수율 (Yield, Theoretical)	사용된 물품의 양에 근거하여 실제 생산에서 발생하는 모든 손실 또는 오류가 없는 경우 적절한 생산 단계에서 생산될 양을 말한다 [11].
이송 해치 (Pass-through hatch)	에어락과 동일(에어락 정의 참조)하나 일반적으로 크기는 더 작은 것을 말한다 [8].

일차세포계 (Primary cell lot)	한정된 수의 이용으로 충분한 수를 얻기 위해 최소한으로 확장된 단일세포의 집합체를 말한다 [4].
일회용 시스템 (Single Use Systems, SUS)	스테인리스강 이송 배관 또는 벌크 용기 등 재사용 가능한 설비를 대체할 수 있는, 제품과 접촉하는 구성품이 한 번만 사용되는 시스템을 말한다. 이 별표에 명시된 "일회용시스템(SUS)"은 무균제품의 제조공정에 사용되며, 일반적으로 백, 필터, 튜브, 커넥터, 보관용 병 및 센서 등 일회용 구성품으로 구성된다 [8].
일탈 (Deviation)	제조 또는 품질관리 과정에서 미리 정해진 기준을 벗어나 이루어진 행위를 말한다 [6].
	승인된 지시 또는 설정된 기준으로부터 벗어나는 것을 말한다 [11].
응용프로그램 (Application)	특정 기능을 수행하는 플랫폼/하드웨어에 설치된 소프트웨어를 말한다 [9].
자재 (Material)	포장과 표시작업에 사용되는 용기, 표시재료, 첨부 문서, 포장재료 등을 말한다 [6].
작업원 (Operator)	라인 설치, 충전, 유지보수 등 공정 작업에 참여하는 모든 사람 또는 제조 활동과 관련된 기타 인력을 말한다 [8].
재가공 (Reprocessing)	기준일탈한 제조공정 단계에 있는 반제품에 대하여 이미 설정된 생산공정의 일부 공정을 반복하는 행위를 말한다 [6].
	기준 또는 규격에 부합하지 않는 것을 포함하여 중간체 또는 원료의약품을 다시 공정에 투입하거나 수립된 제조공정의 일부인 결정화 단계 또는 기타 적절한 화학적 또는 물리적 조작 단계(예: 증류, 여과, 크로마토그래피, 분쇄)를 반복하는 것을 말한다. 공정 중 관리 시험에서 그 단계가 불완전하다고 나타난 이후 해당 공정 단계를 계속하는 것은 정상적인 공정의 일부로 간주되고 재가공으로 간주되지 않는다 [11].
재시험일자 (Retest Date)	물품이 계속해서 사용에 적합함을 보증하기 위하여 재검사하여야 하는 일자를 말한다 [11].

재작업 (Reworking)	적합한 품질의 중간체 또는 원료의약품을 얻기 위해 기준 또는 규격에 부합하지 않는 중간체 또는 원료의약품을 수립된 제조 공정과는 다른 하나 이상의 공정 단계에 투입하는 것을 말한다.(예: 다른 용매를 이용한 재결정화) [11]
적격성평가 (Qualification)	기계 · 설비가 설계한 대로 제작, 설치되고 목적한 대로 작동하여 원하는 결과가 얻어진다는 것을 증명하고 이를 문서화하는 것을 말한다 [6]. 설비 또는 부대 시스템이 적절히 설치되고 올바로 작동하며 예상되는 결과를 실제로 얻을 수 있음을 증명하고 문서화하는 행위를 말한다. 적격성평가는 밸리데이션의 일부이나 개별 적격성평가 단계만으로는 공정 밸리데이션이 성립되지 않는다 [11].
전주기 (Life cycle)	디자인, 규격, 프로그래밍, 시험, 설치, 운영, 유지보수를 포함하여, 시스템의 초기 설치에서 제거까지의 시스템 수명의 모든 단계를 말한다 [9]. 제품, 설비, 시설의 초기 개발 또는 사용 시작부터 사용 중단까지 수명 내의 모든 단계를 말한다 [10].
전통적 접근법 (Traditional Approach)	재현성을 보증하기 위하여 공정변수에 대한 설정 값과 운전 범위를 규정하는 제품 개발 접근법을 말한다 [10].
절차 (Procedure)	중간체 또는 원료의약품의 제조와 관련하여 실시할 작업, 지켜야 할 주의사항, 직간접적으로 취해야할 조치가 문서화된 기술을 말한다 [11].
제조 (Manufacture)	포장 및 표시작업을 포함하여 의약품을 생산하기 위하여 하는 모든 작업을 말한다 [6]. 물품의 입고, 원료의약품의 생산, 포장, 재포장, 표시작업, 재표시작업, 품질관리, 출하, 보관, 유통 및 관련된 관리에 대한 모든 작업을 말한다 [11].
제조단위 (또는 로트) Batch (or Lot)	동일한 제조공정으로 제조되어 균질성을 가지는 의약품의 일정한 분량을 말한다 [6].

제조번호(또는 로트번호) [Batch Number (or Lot Number)]	일정한 제조단위분에 대하여 제조관리 및 출하에 관한 모든 사항을 확인할 수 있도록 표시된 번호로서 숫자 · 문자 또는 이들을 조합한 것을 말한다 [6].
	제조단위를 식별할 수 있고 생산 및 유통 이력을 확인할 수 있는 숫자, 문자 및 기호 또는 각각의 고유한 조합을 말한다 [11].
제조 및 보관 중 첨단바이오의약품과 직접 접촉하는 물질 (Material directly in contact with the ATMP during manufacture and storage)	대략적인 예시: 공정용 용기(예: 배양기, 세포 배양 플라스크 및 플레이트, 혈액백 시스템, 자동화된 제조 플랫폼에 사용되는 일회용 장비, 분리 기술을 위한 비드, 크로마토그래피 컬럼 재료), 보관 및 1차 포장용 초저온 용기 [4].
제조관리자(품질) (Authorised Person, AP)	필요한 기본적인 과학적, 기술적 배경과 경험이 있는 자로서 식품의약품안전처에 의해 인정된 사람을 말한다 [4].
제조소 검출균 (Local Isolates)	분류된 구역, 특히 A등급 및 B등급 구역 내에서 환경 모니터링, 작업원 모니터링 또는 양성 무균시험 결과를 통해 빈번하게 회수되는 제조소의 적절한 대표 미생물을 말한다 [8].
제조용세포은행 (Working cell bank, WCB)	마스터 세포은행으로부터 일정한 계대수까지 추가로 배양한 세포은행을 말한다. “제조용형질전환 은행(Working transgenic bank, WTB)” 이란 제조용 세포은행과 같은 의미이나 형질전환 식물 또는 동물과 관련 있는 것을 말한다. “제조용바이러스시드(Working virus seed, WVS)“란 제조용 세포은행과 같은 의미이나 바이러스와 관련 있는 것을 말한다 [4].
제조용수 시스템 (Water system)	제조용수의 생산, 저장, 공급을 위한 시스템으로, 일반적으로 공정서에 명시된 등급을 준수한다(예: 정제수 및 주사용수) [8].
제품구현 (Product Realisation)	환자, 의료 전문가, 규제 기관, 고객의 요구사항에 부합하는 품질 속성을 갖춘 제품에 도달하는 것을 말한다 [10].

제품의 품질 목표사항 (Quality Target Product Profile, QTPP)	의약품의 안전성과 효능을 고려하여 원하는 품질을 보장하기 위해 이상적으로 달성될 의약품의 품질특성에 대한 예측적인 요약을 말한다 [4]. (ICH Q8R2)
조치 한계 (Action limit)	이를 초과하는 경우 적절한 조사 및 조사 결과를 기반으로 한 시정 조치를 실시하도록 설정된 조치(예: 미생물 또는 부유입자 한계)를 말한다 [8].
주성분 (Active substance)	약리활성을 나타내는 유전물질, 세포, 세포주, 조직 등을 말한다 [20].
중간체 (Intermediate)	원료의약품 공정 단계 중에 생산되는 것으로 원료의약품이 되기 전 추가적인 분자적 변화 또는 정제를 거쳐야 하는 것을 말한다. 중간체는 분리될 수도 있고, 분리되지 않을 수도 있다 [11].
중요 (Critical)	원료의약품이 설정 규격에 부합하다는 것을 보증하기 위한 공정단계, 공정조건, 시험 요건 또는 기타 관련 변수로서, 반드시 사전에 설정된 기준 내에서 관리하여야 하는 것을 말한다 [11].
중요 간섭 (Critical intervention)	중요 구역에 대한 간섭(시정간섭 또는 내재적 간섭)을 말한다 [8].
중요공정 (또는 중요 기계 · 설비) (Critical Process)	제품의 품질에 영향을 미치는 공정 또는 기계 · 설비를 말한다 [6].
중요공정변수 (Critical Process Parameter, CPP)	변동성이 중요품질특성(CQA)에 영향을 미치므로 제조 공정이 원하는 품질을 생성하도록 모니터링하거나 제어해야 하는 공정 매개변수를 말한다 [4]. (ICH Q8R2)
	중요품질속성에 영향을 미치는 공정변수이며, 이는 해당 공정이 원하는 품질로 생산하는 것을 보증하기 위하여 점검 또는 관리해야 한다 [10].
중요 구역 (Critical zone)	제품과 중요 표면이 환경에 노출되는 무균공정구역 내부 위치를 말한다 [8].

중요품질특성 (Critical Quality Attribute, CQA)	원하는 제품 품질을 보장하기 위해 적절한 한계 기준, 범위 또는 분포 내에 있어야 하는 물리적, 화학적, 생물학적 또는 미생물학적 속성 또는 특성을 말한다. (ICH Q8R2) [4]
	목표로 하는 제품 품질을 보증하기 위하여 승인된 한계, 범위 또는 분포 이내에 있어야 하는 물리적, 화학적, 생물학적 또는 미생물학적 특징이나 특성을 말한다 [10].
중요 표면 (Critical surfaces)	무균 제품 또는 제품의 용기 또는 마개에 직접적으로 영향을 주거나 접촉할 수 있는 표면을 말한다. 중요 표면은 제조 공정 시작 전 무균 상태가 되도록 하고, 공정 내내 무균성이 유지되어야 한다 [8].
지속적 공정 검증 (Ongoing Process Verification or Continued Process Verification)	시판용 제조가 이루어지는 동안 공정이 관리 상태로 유지되고 있음을 보여 주는 문서화된 검증을 말한다 [10].
집락형성단위 (Colony Forming Unit, CFU)	하나 이상의 미생물로부터 형성된 눈에 보이는 하나의 집락을 뜻하는 미생물학적 용어를 말한다. 일반적으로 집락형성단위는 액체 검체의 경우 ml 당 CFU, 공기 검체의 경우 cm^3 당 CFU, 낙하균 또는 표면균과 같은 고체 배지에서 채취한 검체의 경우 샘플 당 CFU로 표기한다 [8].
첨단바이오의약품 (Advanced Therapy Medicinal Products, ATMP)	"첨단바이오의약품"이란 「약사법」 제2조제4호에 따른 의약품으로서 다음 각 목의 어느 하나에 해당하는 것을 말한다 [1, 20]. 가. 세포치료제: 사람 또는 동물의 살아 있는 세포를 체외에서 배양·증식하거나 선별하는 등 물리적, 화학적 또는 생물학적 방법으로 조작하여 제조한 의약품. 다만, 생물학적 특성이 유지되는 범위에서 단순분리, 세척, 냉동, 해동 등의 최소한의 조작을 통하여 제조된 것으로서 총리령으로 정하는 것은 제외한다.

"총리령으로 정하는 것"이란 「의료법」 제3조에 따른 의료기관(이하 "의료기관"이라 한다)에서 환자의 수술 또는 시술에 사용하기 위해 해당 환자의 세포로 제조한 의약품을 말한다 [5].

나. 유전자치료제: 유전물질의 발현에 영향을 주기 위하여 투여하는 것으로서 유전물질을 함유한 의약품 또는 유전물질이 변형 · 도입된 세포를 함유한 의약품

다. 조직공학제제: 조직의 재생, 복원 또는 대체 등을 목적으로 사람 또는 동물의 살아 있는 세포나 조직에 공학기술을 적용하여 제조한 의약품

라. 첨단바이오융복합제제: 세포치료제, 유전자치료제, 조직공학제제와 「의료기기법」 제2조제1항에 따른 의료기기가 물리적 · 화학적으로 결합(융합, 복합, 조합 등을 포함한다)하여 이루어진 의약품. 다만, 주된 기능이 의료기기에 해당하는 경우는 제외한다.

마. 그 밖에 세포나 조직 또는 유전물질 등을 함유하는 의약품으로서 총리령으로 정하는 의약품

"총리령으로 정하는 의약품"이란 다음 각 호의 어느 하나에 해당하는 의약품을 말한다 [5].

1. 이종이식제제: 동물의 살아있는 장기를 물리적 • 화학적 또는 생물학적 방법으로 조작하여 제조한 의약품
2. 이종이식융복합제제: 제1호에 따른 이종이식제제와 「의료기기법」 제2조제1항에 따른 의료기기가 물리적 또는 화학적으로 결합(융합 • 복합 또는 조합 등을 포함한다)하여 이루어진 의약품. 다만, 주된 기능이 의료기기에 해당하는 것은 제외한다.

다음과 같은 인체용 의약품을 말한다 [4].

1) "유전자치료제(Gene therapy medicinal product, GTMP)"란 유전물질의 발현에 영향을 주기 위하여 투여하는 것으로서 유전물질을 함유한 의약품 또는 유전물질이 변형 · 도입된 세포를 함유한 의약품을 의미한다.

2) "세포치료제(Cell therapy medicinal product)"란 사람 또는 동물의 살아 있는 세포를 체외에서 배양 · 증식하거나 선별하는 등 물리적, 화학적 또는 생물학적 방법으로 조작하여 제조한 의약품. 다만, 생물학적 특성이 유지되는

	범위에서 단순분리, 세척, 냉동, 해동 등의 최소한의 조작을 통하여 제조된 것으로서 의료기관에서 환자의 수술 또는 시술에 사용하기 위해 해당 환자의 세포로 제조한 의약품은 제외한다. 3) "조직공학제제(Tissue engineered product)"란 조직의 재생, 복원 또는 대체 등을 목적으로 사람 또는 동물의 살아 있는 세포나 조직에 공학기술을 적용하여 제조한 의약품을 의미한다. 4) "첨단바이오융복합제제(Combined ATMPs)"란 세포치료제, 유전자치료제, 조직공학제제와 「의료기기법」 제2조 제1항에 따른 의료기기가 물리적 · 화학적으로 결합(융합, 복합, 조합 등을 포함한다)하여 이루어진 의약품을 말한다. 다만, 주된 기능이 의료기기에 해당하는 경우는 제외한다.
첨단바이오의약품 유효성분 (ATMP(Advanced Therapy Medicinal Products) Active substance)	개별 제품의 유효성분은 관련 품목허가증에 정의되어 있으며, 첨단바이오의약품의 유효성분은 원료의약품(Active Pharmaceutical Ingredient, API)과 동등한 것으로 간주한다 [4].
청정구역 (Clean area)	부유입자 및 미생물이 유입되거나 잔류하는 것을 통제하여 일정 수준 이하로 유지되도록 관리하는 구역을 말한다 [6].
	부유입자와 미생물의 청정도 기준이 정해진 구역으로, 일반적으로 다수의 연결된 청정실을 포함한다 [8].
청정등급	청정구역의 관리수준을 정한 등급을 말한다 [6].
청정실 (Cleanroom)	의약품이 입자와 미생물에 오염되는 것을 방지하기 위하여 설계, 유지, 관리되는 작업실을 말한다. 청정실은 지정되어야 하고, 적절한 공기 청정도 수준을 지속적으로 충족하여야 한다 [8].

청정실 분류 (Cleanroom classification)	총 입자 농도를 측정하고 청정실 또는 청정공기장치에 대한 기준과 비교하여 공기 청정도 수준을 평가하는 방법을 말한다 [8].
청정실 적격성평가 (Cleanroom qualification)	용도에 따라 청정등급이 분류된 청정실 또는 청정공기장치의 적합성 수준을 평가하는 방법을 말한다 [8].
체세포 (Somatic cells)	사람이나 동물의 몸을 구성하는 생식(생식계)세포 이외의 세포. 이들 세포는 자가(환자), 동종(다른 사람) 또는 이종(동물) 체세포일 수 있으며, 생체 외에서 조작되거나 변경되어 치료, 진단 또는 예방 효과를 얻기 위해 사람에게 투여된다 [4].
최악 조건 (Worst case)	제조공정 또는 제품의 이상을 유발할 수 있는 가능성(이상적인 조건과 비교 시)에 노출되는 공정 중 한계기준과 상황을 망라하는 일련의 조건들로서, 표준작업절차서(SOP)에 최악조건이 포함된다. 이러한 조건들은 제품 혹은 공정 이상을 초래할 가능성이 가장 높지만 항상 발생시키는 것은 아니다 [8].
	표준작업절차 내에서 상한 및 하한의 공정한도 및 공정상황을 포함하며 이상적인 조건과 비교하였을 때 제품 또는 공정 부적합이 발생할 가능성이 가장 높은 조건 또는 일련의 조건을 말한다. 이러한 조건이 반드시 제품 또는 공정 부적합을 유발하는 것은 아니다 [10].
최종멸균 (Terminal Sterilization)	10^{-6}으로 사전에 설정한 무균보증수준(SAL) 또는 그 이상을 달성할 목적으로 최종 용기 내 제품에 멸균제 또는 멸균 조건을 적용하는 것(예: 멸균된 단위 내외부에 하나의 생존 가능한 미생물이 존재할 이론적 확률은 1×10^{-6} (백만분의 일) 이하이다)을 말한다 [8].
추출물 (Extractables)	극한 조건에서 적절한 용매에 노출될 경우 공정 장비의 표면에서 공정 중인 제품 또는 물질로 이동하는 화학물질을 말한다 [8].
출발물질 (Starting material)	완제품의 제조에 사용되는 유전물질, 세포, 세포주, 조직 등을 말한다 [20].

침출물 (Leachables)	일반적인 사용 또는 보관 조건 하에서, 제품이 접촉하는 공정 장비 또는 용기의 표면에서 제품으로 이동하는 화학물질을 말한다 [8].
캠페인 생산 (Campaign manufacture)	다른 제품으로 교체하기 전까지 적절한 관리 조치를 엄격하게 수행하고 주어진 기간 안에 동일한 제품의 일련의 제조단위를 차례로 제조하는 것을 말하며, 다양한 제품들이 동일한 장비를 이용할 수는 있으나 동시에 사용하지 않는다 [4].
	확립 및 검증된 관리 조치를 엄격히 준수하면서 일정 기간 내에 동일 제품의 일련의 제조단위를 차례로 제조하는 것을 말한다 [8].
컴퓨터 시스템 (Computer System)	특정 기능 또는 기능 군을 수행하기 위해 설계 및 조립된 하드웨어 요소 및 관련 소프트웨어 그룹을 말한다 [11].
컴퓨터화 시스템 (Computerized System)	컴퓨터 시스템과 통합된 공정 또는 작업을 말한다 [11].
퍼스트 에어 (First Air)	노출 제품 및 제품 표면에 접촉하기 전에 방해받은 적이 없는 여과 공기를 말한다 [8].
평형 시간 (Equilibration time)	기준 측정점에서 멸균 온도에 도달하는 시간과 적재물 내의 모든 지점에서 멸균 온도에 도달하는 시간 간의 간격을 말한다 [8].
폐쇄식/폐쇄형 시스템 (Closed system)	유효성분 또는 제품이 제조되는 동안 작업소 환경에 직접적으로 노출되지 않는 제조 시스템을 말한다 [4].
	제품이 주변 환경에 노출되지 않는 시스템을 말한다. 예를 들어, 배관이나 튜브로 서로 연결된 벌크 제품 용기(탱크 또는 백 등)를 사용하여 달성 가능하며, 무균 제품에 사용되는 경우에는 연결 후에 전체 시스템을 멸균하여야 한다. 폐쇄형 시스템의 예시로 원료의약품 제조 시 사용되는 대규모 재사용 가능 시스템이나, 생물의약품 제조 시 사용되는 일회용 백 시스템과 매니폴드(manifold) 시스템이 있으나 이에 국한되지는 않는다. 폐쇄형 시스템은 작업이 완료될 때까지 개방되지 않아야

	한다. 이 별표에서 폐쇄형 시스템이 언급되는 경우 랍스(RABS) 또는 아이솔레이터 시스템과 같은 시스템을 의미하는 것이 아니다 [8].
포장자재 (Packaging Material)	보관 및 운송 중 중간체 또는 원료의약품을 보호하기 위한 모든 물품을 말한다 [11].
품질관리 (QC, Quality Control)	규격 부합여부에 대한 확인 또는 시험을 말한다 [11].
품질보증 (QA, Quality Assurance)	모든 원료의약품이 용도에 필요한 품질을 갖추었으며 품질 시스템이 유지 관리된다는 것을 보증하기 위한 목적으로 이루어진 조직화된 조치의 총합을 말한다 [11].
품질부서 [Quality Unit(s)]	품질보증 및 품질관리 업무를 실행하며 생산과 독립된 조직부서를 말한다. 품질부서는 조직의 크기와 구조에 따라서 품질보증부서와 품질관리부서로 분리된 형태일 수도 있고, 개별 또는 그룹의 형태일 수도 있다 [11].
품질위험관리 (Quality Risk Management, QRM)	전주기에 걸쳐 품질에 대한 위험을 평가, 관리, 공유 및 검토하는 체계적인 방법을 말한다 [10].
플라스미드 (Plasmid)	일반적으로 세균 세포에서 염색체와 별도로 존재하는 원형의 DNA이다. 분자생물학적 기술로 변형이 가능하고 세균 세포에서 분리할 수 있으며 유전자를 다른 세포로 이식하는 데 사용되기도 한다 [4].
필터 완전성 시험 (Filter Integrity test)	필터(제품, 가스 또는 HVAC 필터)가 고유한 기능을 유지하고 취급, 설치 또는 처리 중에 손상되지 않았는지 확인하는 시험을 말한다 [8].
허용 기준 (Acceptance Criteria)	시험 결과의 허용을 위한 수치로 표현된 한도, 범위 또는 기타 적절한 측정값을 말한다 [11].
헤파 필터 (HEPA filter)	관련 국제 표준에 정의된 고효율 미립자 공기 필터를 말한다 [8].
형질전환 (Transgenic)	생물유래의약품의 원료로서 발현되는 일반적인 유전 성분 내에 외래 유전자를 포함하고 있는 생물체를 말한다 [4].

A등급 급기 (Grade A air supply)	A등급의 총 입자 품질 수준의 공기를 배출할 수 있는 필터로 여과된 공기를 말한다. 그러나 총 입자 모니터링을 지속적으로 수행하거나 A등급을 충족하도록 요구되지는 않는다. 특히 바이알 마개가 아직 크림핑(crimping) 되지 않은 경우 마개가 닫힌(stoppered) 바이알을 보호하는 데 사용된다 [8].
D값 (D-value)	생존 가능한 유기체 수를 원래 수의 10%까지 감소시키는데 필요한 멸균매개변수(시간 또는 흡수선량)의 값을 말한다 [8].
Z값 (Z-value)	생물학적 지표의 D값이 10배 변화하는 온도 차이를 말한다 [8].

참고문헌

[1] 「첨단재생의료 및 첨단바이오의약품 안전 및 지원에 관한 법률」

[2] 「의약품 제조 및 품질관리에 관한 규정」

[3] PE 009-15 Annex 2A Manufacture of advanced therapy medicinal products for human use

[4] 「의약품 제조 및 품질관리에 관한 규정」[별표 2의2] 첨단바이오의약품 제조

[5] 「첨단바이오의약품 안전 및 지원에 관한 규칙」

[6] 「의약품 등의 안전에 관한 규칙」[별표 1] 의약품 제조 및 품질관리기준

[7] 「의약품 등의 안전에 관한 규칙」[별표 3] 생물학적제제등 제조 및 품질관리기준

[8] 「의약품 제조 및 품질관리에 관한 규정」[별표 1] 무균의약품 제조

[9] 「의약품 제조 및 품질관리에 관한 규정」[별표 9] 컴퓨터화 시스템

[10] 「의약품 제조 및 품질관리에 관한 규정」[별표 13] 적격성평가와 밸리데이션

[11] 「의약품 제조 및 품질관리에 관한 규정」[별표 15] 원료의약품 제조

[12] 「의약품 제조 및 품질관리에 관한 규정」[별표 17] 완제의약품 제조

[13] 「의약품 제조 및 품질관리에 관한 규정」[별표 16] 참조검체 및 보관검체

[14] 「의약품 등의 안전에 관한 규칙」[별표 1의2] 원료의약품 제조 및 품질관리기준

[15] 「의약품 등의 제조업 및 수입자의 시설기준령」

[16] PE 009-17 Annex 1 Manufacture of sterile medicinal products

[17] 「바이오의약품 제조소 유전자변형생물체(LMO) 관리 가이드라인[민원인 안내서]」

[18] 「첨단바이오의약품 안전 및 지원에 관한 규칙」

[19] 「인체세포등 및 첨단바이오의약품의 허가 및 안전 등에 관한 규정」

[20] 「인체세포등 및 첨단바이오의약품의 허가 및 안전 등에 관한 규정」[별표2]첨단바이오의약품 제조 및 품질관리기준

[21] 「의약품 등의 제조업 및 수입자의 시설기준령 시행규칙」

[22] 「원료의약품 등록에 관한 규정」

개정판 첨단바이오의약품 제조 및 품질관리기준 가이드라인

초판 인쇄 2026년 01월 08일
초판 발행 2026년 01월 15일

저 자 식품의약품안전처
발행인 김갑용

발행처 진한엠앤비
주소 서울시 서대문구 독립문로 14길 66 205호(냉천동 260)
전화 02) 364 - 8491(대) / 팩스 02) 319 - 3537
홈페이지주소 http://www.jinhanbook.co.kr
등록번호 제25100-2016-000019호 (등록일자 : 1993년 05월 25일)

ISBN 979-11-290-6289-5 (93570) [정가 22,000원]